心理咨询操作指南

XINLI ZIXUN CAOZUO ZHINAN

黄凌谊◎主编

副主编　陈南生　刘　勇　王艳花

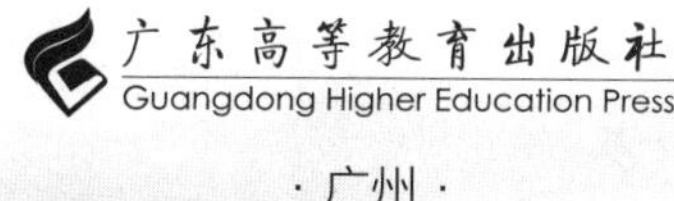
广东高等教育出版社
Guangdong Higher Education Press

·广州·

图书在版编目（CIP）数据

心理咨询操作指南 / 黄凌谊主编. —广州：广东高等教育出版社，2018.12
ISBN 978-7-5361-6261-7

Ⅰ. ①心… Ⅱ. ①黄… Ⅲ. ①心理咨询-指南 Ⅳ. ①R395.6-62

中国版本图书馆 CIP 数据核字（2018）第 195119 号

XINLI ZIXUN CAOZUO ZHINAN

出版发行	广东高等教育出版社 地址：广州市天河区林和西横路 邮编：510500　营销电话：（020）87553335　38493773 http://www.gdgjs.com.cn
印　　刷	佛山市浩文彩色印刷有限公司
开　　本	787 毫米×1 092 毫米　1/16
印　　张	23
字　　数	530 千
版　　次	2018 年 12 月第 1 版
印　　次	2018 年 12 月第 1 次印刷
定　　价	56.00 元

序

新时代，心健康

——用生命陪伴生命，以生命影响生命

大国崛起的故事正在中国上演，在经济快速发展、物质生活水平不断提高的同时，人们感受到更大的心理压力，高效率、快节奏的工作生活和激烈的竞争加重了人们的心理负荷，人们也在不断认识压力、情绪、需要、精神、强迫症等心理现象或心理症状，在健康文化影响及国民综合素质不断提升的现代社会，人们追求心理健康和提高生命质量的意识在加强，并试图通过有效的途径来提高生活与生命的质量。心理和谐是构建和谐社会的心理基础，当个体应对问题能力不足，且得不到社会支持，又不能得到有效及时的专业治疗时，很可能会导致严重的心理问题，甚至导致精神性疾病，诱发离婚、自杀、犯罪、群体性事件等。时至今日，心理健康、心理问题、心理治疗技术、心理服务、心理产品、心理咨询、心理咨询师等概念已进入大众的生活之中。

尤其是进入新时代，在党中央和习近平主席倡导的“健康中国”理念下，现代中国人对健康和幸福的追求，各行各业急增的对心理咨询师的数量要求，使心理咨询师这一新兴职业在我国得到较快发展。人们对心理咨询的需求大致出于两种考虑：一是面对社会的变化，竞争的剧烈，人际关系的复杂，出现比以往任何时候都要多的心理应激，增加了人们适应社会的难度，需要通过心理咨询缓解压力；二是随着社会的发展、生产力水平的提高和人们经济收入的增加，在解决了基本的生活问题后，人们不仅要求食品安全、居住环境美好，更希望身体健康、精神愉快，还希望心理健康和自身潜能的充分开发。心理学科在新世纪、新时代逐渐进入人们的视野。

早在20世纪中叶就有学者预言，21世纪是心理学的世纪。当前，心理学理论及对实践的应用在当今社会已涉及生活工作的各个层面。心理学也从20世纪的“调味品”变成了现在的必需品。主要的原因在于随着物质生活的极大丰富和满足，人们普遍感受到心灵的空泛和无助。物质并不能很好地

使心灵充盈起来。尤其是在经济发达地区，心灵迷茫成了现代社会心理的常态，人们急需获得心理的寄托。心理咨询能够助人是因为心理咨询师掌握了观察、分析和把握自己与他人的心灵，从而获得自我解脱并能使他人获得解脱的智慧和技巧。在心理咨询过程中，心理咨询师观察和分析来访者的心理行为，对深层心理过程、心理结构、身心关系、行为与环境的关系、人格特征、情绪表达等心理内容进行解读，力求通过心灵的帮助技术巧妙地使来访者修通障碍，恢复健康，获得心灵的自由和愉悦。心理学家们研究心理现象，揭示心理规律，医治心理疾病，在当代社会中发挥着越来越重要的作用。

心理咨询业要求心理咨询师具有助人自助的能力，咨询效果中很重要的一条，就是看咨询对象的自助能力提高多少。心理咨询不同于法律咨询、行政咨询、管理咨询、投资理财咨询。心理咨询是心理咨询师和来访者建立的一种人际关系，通过咨询活动过程，旨在帮助来访者产生心理、行为上的改变。显然，心理咨询师是影响他人心理和行为的人，其本人是否是一个有利于社会的人，对来访者是否产生正面影响就显得尤其重要。心理咨询是一种双向信息交流的互动过程，是心理咨询师和来访者两个主体相互发生影响的过程。不仅心理咨询师在影响、改变来访者，来访者也在影响、改变心理咨询师。互动的成功与否，显现着心理咨询师工作的质量和效果。如果说来访者是双脚站在河水中，那么，岸上的心理咨询师只能是一只脚伸进水中，另一只脚站在岸边并向来访者伸出援助的手，而绝不是心理咨询师的双脚走入河水中，与来访者紧拉着手却没有上岸的企图，心理咨询师为了全面深刻地了解来访者，必须走进来访者的内心领域。咨询过程中，心理咨询师耐心聆听，少说多问就是为达此目的，但这还不是最终目的，心理咨询师的任务在于设身处地地了解来访者后，要有能力使自己和来访者一同走出原有的困境，来访者脱开搀扶的手后，自己能面对现实，走进生活。所以，心理咨询过程如同春风化雨，润物无声，全面深入地理解来访者的精神世界，用春风化雨般的咨询技术滋润来访者的心田，这样才能取得较好的咨询效果，在咨询过程中做到游刃有余。

加强助人技术的学习和修炼是心理咨询师自我成长的重要前提。我国的心理咨询业起步虽晚，但发展很快，一些城市的“爱心驿站”“心灵之旅”等机构如雨后春笋般出现在大众面前；同时，无论是传统媒体还是新媒体，关于心理咨询的深度好文也不断被推送，全社会对心理问题的关注日益加深，心理咨询服务产业化似乎渐成气候。然而，我们却又不得不面临一个现实：在心理咨询师的数量增长较快的同时，其专业背景、学历与阅历结构、专业素养却参差不齐，质量不尽如人意。不少城市的心理咨询机构和心理咨询师的管理薄弱，规范性差，心理咨询师的工作热情也超过对咨询专业知识学习的执着，咨询业务水平的提高直接影响咨询成效和咨询事业的发展，从事心理咨询工作的人员专业水平有待提高。心理咨询工作对象是活生生的人，前来咨询的人有着各种心理问题，如果咨询不当，那么不仅解决不了问题，还有可能给来访者造成进一步伤害，甚至给心理咨询师本人也造成伤害。目前，我国接受过心理咨询专业训练的人毕竟只占少数，提高心理咨询从业人员的专业水平是当务之急。

我国开展了10多年的国家心理咨询师职业资格鉴定，规定获得职业资格证书的心理咨询师方可从事心理咨询工作。但是从考试内容来看，大多是理论知识的考核，实际操作非常少，只要能记住就可以通过考试；从考试通过率来看，不少机构不正规，只要交费肯定过，很多高校学生为了能使自己毕业后增加一些竞争力参加此类考试；从培训时间来看，欧美国家要求是不少于2 000小时的培训时间，而我国的心理咨询师的培训大部分都是短期的，接受半年以下的培训约有30%，接受一年以上培训的人约有50%，还有一小部分人从未接受过培训，仅是通过了考试；从从业人员的背景看，部分从业人员的人格品质还存在不少问题，取得资格前并没有严格对其进行考查，且部分从业人员没有相关心理学和教育学的知识背景，但也能通过考试，取得心理咨询师资格证；从督察机制来看，相关机构组织完考试、发完资格证后就一劳永逸，后期却疏于管理和监督，仅仅只有少数人有继续教育学习机会，也没有为每一个心理咨询师建立个人档案，我国处于初创阶段的心理咨询业至今尚无明确的行为规范和管理办法。现代著名心理学家张厚粲教授曾指出："面对低投入、高回报、低经济风险的心理咨询行业，很多缺乏必要心理学素质的人已迈入了这个专业性极强、专业风险高的行业门槛，而这种'闯入'恰恰是极度危险的。"相比较而言，欧美等发达国家对临床心理学家胜任特征的评估，包括督导反馈、资格认证以及对将来胜任能力评估的展望都有一套成熟的机制，对心理咨询师的行为规范都有明确的规定，形成了一套包括证书发放、法律法规、准则或守则在内的管理体系，值得借鉴。

因此，与发达国家高质量、高水平、专业化的心理健康服务相比，我国心理咨询服务形式单一。由于入行"门槛"低、过于求数量，忽视质量，"速成式"的"批量生产"较多，大部分学员不能掌握系统理论和有用技术，无法达到职业要求。心理咨询作为一项复杂、专业性极强的工作，需要进行长期、正规的专业培训，连续教育及持续不断的临床督导。而且作为心理咨询师，重要的不是资格，而是资历，这就要求有丰富的人生阅历、社会实践经验、健康人格素养和一定的沟通技巧。此外，我国心理咨询行业还存在服务形式单一，市场缺乏细分的现状。心理学的"市场化"方面尚处于起步阶段，“产品”（服务）形式和内容单一。心理咨询主要的概念是心理热线和心理诊所，而且咨询内容多是关于婚恋、亲子关系等心理方面的。而在一些发达国家，看心理医生已经成为一种普遍的消费行为，如音乐治疗、绘画治疗、舞动治疗等形式广受欢迎，内容涉及人生发展、家庭幸福等许多心理问题。

此外，在现代信息化社会，传统心理咨询业和信息产业原本是两个互不相干的行业，但互联网的出现改变了这一切，“平台”是连接两者的桥梁，互联网为各种电子媒介平台的发展提供了新的先进手段，而新媒体的沟通渠道，使网上心理咨询延伸了传统的心理咨询业务，利用网络沟通平台（新媒介）的心理咨询具有更多的优势——覆盖面广、隐蔽性强（如微信私聊）、可交互等。但网络沟通平台的隐蔽性也暴露其弱势，即提供咨询的一方是否具有资格，寻求咨询的人是否能够准确描述自身状态？此外，除了咨询以外，网络也是抒发心怀、释放压力的途径之一，咨询效果是因咨询本身产生的还是网络的抒怀释放产生的，难以做出界定。因此，网络沟通平台能够给人们心理带来怎样的变化？给心理咨询业带来怎样的机会？对心理咨询师提出了怎样的要求？这些都是现代心理咨询工作必须面对的问题。

由于心理咨询师是咨询过程中的主导者，要介入咨询对象深层次的内心领域，并通过相应的方式实施干预，对咨询对象在社会中的适应和今后的发展会产生非同一般的影响。所以，在心理咨询实践中，仅有助人的热情是远远不够的，关键看咨询对象的自助能力提高多少。心理咨询师的言行要有利于培养来访者的自主性，促进其自我探索与成长，使来访者脱离心理咨询师搀扶的手后，能走出内心的困境，自己面对现实，走进生活。因此，心理咨询从业者需通过长期的、不断的学习培训、临床实践，总结创新与交流合作，努力提高“助人自助”的技能水平，这是心理咨询从业者立足市场和事业发展的根本前提。

2002 年 3 月劳动和社会保障部颁发《心理咨询师国家职业标准》，心理咨询师技能培训与资格鉴定工作的展开，使心理咨询师这一新型职业应运而生。截至 2017 年 12 月，人力资源和社会保障部职业资格鉴定中心取消了国家心理咨询师职业资格认证考试。从职业发展来看，10 多年来我国心理咨询事业在专业化、职业化的推动下得到迅猛发展，心理咨询服务遍布各个行业，已深入到医院、学校、监狱、部队、社区等领域，私立的心理咨询机构也逐渐增多。

心理咨询师国家职业资格认证经过了 10 多年的发展，人力资源和社会保障部先后颁发了共 130 万份心理咨询职业资格证书（包括三级和二级），也就是说有 130 万人获得了帮助人达成心理健康这项重要工作的职业资格。

这是一个很庞大的数据，但实际调查的结果却令人惊讶，这130万人中仅有2.9万人在从事心理咨询工作，约占总数的2.3%，非常低的比例，认证人数多，而从业人数少。心理咨询行业自身发展面临的诸多问题令行业人士担忧。成功考取国家心理咨询师职业资格证书后的学员在取证时会疑惑与迷茫：拿到证该干什么，该怎么做咨询？

为什么会出现这样的现象和情况？

主要原因在于心理咨询是个专业规范性很强的工作，需要具备一定水平和胜任特质的心理咨询师才有勇气和胆量投身到这个事业中。然而，大部分人参加心理咨询职业资格培训和考试的学员都明白，仅凭着这两本考试的复习资料和16天的辅导授课，就算认真学习完全部内容，真正能胜任心理咨询师职业恐怕还有很长的路要走。于是，不少人入行后，才知道个中滋味，许多人学完后，权当增加了一门系统课程的学习，是否从事这项职业还不敢下决心。因此，大部分人在学习、完成考试、取得证书后，对心理咨询这项给予人帮助的工作也望而却步了。

幸运的是，在这种困惑之中，《心理咨询操作指南》终于款款而来，这是作者用心灵打造的一部心灵读本，为具有一定心理咨询理论或实践基础的初学者或即将从事心理咨询工作的人们提供了一个直接上手的教学路径。

深圳市华康博爱心理学研究院主编的《心理咨询操作指南》，不仅仅是一本心理咨询师的上手教材，更是心理咨询师有效助人获得心灵自由和愉悦技术的指南。书中蕴藏着心灵的智慧！本人与黄凌谊院长和华文研究员交往多年，了解他们对心理咨询行业的那份执着和认真。长期以来，心理咨询行业无论是风行一时抑或偃旗息鼓，他们都以自己的真心默默地在这片心灵的土地上勤劳地耕耘，从来不问收获。每每聆听黄凌谊院长的授课，总有一种很解渴，但又意犹未尽的感觉，心理咨询的技术在她娓娓道来的诠释里发挥得淋漓尽致，和她聊天总感觉时间不够，不知不觉一两个小时就过去了。来访者的心理问题，她一出手，很多棘手的心理症状就找到了解决的路径，她内心蕴藏的人生智慧可谓深不可测。所以，不少考取了心理咨询师职业资格的学生纷纷来找深圳华康，要求继续深造助人技术。华康也主动承担了这份社会责任，黄院长秉烛研墨，笔耕不辍，于是才有了这本《心理咨询操作指南》。

本书的最大特色是以心理咨询的基本技能和技术为立足点，详细解读心理咨询的基本流程和基本技术，诠释心理咨询的基本理论、基本技术，从人的基本心理结构进行分析，借助现代心理学理论与现代生命科学、脑科学等重要学科研究成果诠释助人的心理技术，将诸多心理现象的解释和咨询技术巧妙地结合在一起，系统地回答了心灵帮助的有效方法和路径。使我们认识到，即便是“心的问题”仍然可以发掘出巨大的潜能，我们只是面对如何开发心灵力量的问题而已，因此，心理咨询的过程是使人们真切地感受到现代科学与心理科学交相辉映所产生的魅力。

本书对心理咨询的基本技术进行了系统的梳理和归纳，对现代心理咨询与治疗技术、方法进行了总结，内容通俗易懂，与传统的心理咨询和技术所倡导的解决问题的治疗理念不同，本书强调心理咨询师与来访者之间的共构，主张心理咨询师与来访者共同探访来访者的故事情节，并一起讨论和形成新的故事，鼓励来访者在自己的生命中去创造新的机会及未来。

本书从不同的心理咨询学派中挖掘实用的咨询和治疗技术，指导心理咨询师引领来访者探寻自我的生命过程，要求心理咨询师陪伴着来访者，将来访者倾诉的问题当成一个故事，倾听来访者对自我生命故事的描述，从中找到问题的主线和冲突点，继而引导来访者对自我生命的问题进行诊疗或解释，了解其故事的内在含义。在咨询过程中，让来访者将自己的兴趣、能力、价值观呈现在所描述的问题中，而心理咨询师扮演的是陪伴者的角色，引领来访者看清自己生命的意义和价值。

本书共分为三大模块阐述心理咨询的上手技能。

第一模块以简明扼要的语言，介绍了心理咨询基本流程，阐述了应对不同类型来访者的基本技巧、临床资料的整理与评估、心理教育和心理测验的基本应用，诊断和识别心理问题引发因素等，比较系统地叙述了心理咨询师工作的基本程序，尤其对心理咨询师的形象管理提出了独到的见解。对心理咨询的方案确定，按照规范的心理咨询流程，对心理咨询对象、任务，心理咨询类型、程序进行了详尽的说明，对商定咨询方案的要素（咨询目标、咨询计划、咨询实施，实施咨询步骤和咨询效果的评估）进行系统的分析。

第二模块重点阐述了心理咨询基本技能技术和心理咨询师的能力建设。从建立咨询关系的尊重、热情、真诚、共情、积极关注，到咨询参与的倾听技术、提问技术、鼓励技术、重复技术、内容反应技术、情感反应技术、具体化技术、参与性概述、非言语行为的理解与把握，再到面质技术、解释技术、指导技术、情感表达技术、内容表达技术、自我开放技术、影响性概述、非言语行为的运用等影响性技术的研磨。在心理咨询师的基本能力模块，本书从精神分析理论、认知理论、行为理论、存在人本主义理论、家庭治疗理论与方法的基本咨询理论出发，阐述了心理咨询的心理学基本理论，据此强调心理咨询师的专业能力，着重强调了心理咨询师的共情力、洞察力、沟通力、觉察力，从心理咨询师的思维方式和心理咨询的临床思路对个案概念化进行了解释，并分析了心理咨询师用态度做咨询、用洞察做咨询、用技术做咨询和用关系做咨询等常用咨询方法的不同特色和效果。

第三模块，本书着重介绍了心理危机干预的方法和技术，立足危机的定义、特征、危机的干预模式，阐述了两种危机干预的情况，一是个体心理危机干预，强调个体危机干预的六步法和评估求助者的精神状态与功能、危机干预中的评估；二是团体心理危机干预，着重介绍严重事件晤谈（CISD）、灾难后团体心理危机干预、危机干预中的社会支持策略，对自杀评估，分析了与自杀相关联的危险因素，介绍自杀评估、对有自杀倾向的危机干预等重要方法。

不难发现，本书倡导的咨询技术指向始终是以协助来访者发展和确定有关生命主题为技术阐述重点。指导心理咨询师如何与来访者在咨询过程中，寻找问题表达的核心，如来访者最关心的是什么、构建自我生命主题的关键点是什么、咨询的动力在哪里等。相关技术直指来访者的家庭、成长、亲密关系、生活等内容，心理咨询师协助来访者进行生命主题的共构、解构和建构，对生命的困惑、疑问、冲突和曲折之处，使得生命的主题从众多内容的包围中得以浮现。

本书介绍的各种心理咨询技术，都是引导心理咨询师和来访者透过经历的表象去努力寻找现实自我与理想自我的联结，一旦来访者在咨询中发现新的生命主题，心理咨询师就会协助来访者发展出能让这个主题得以实现的行动计划，这个过程也是心理咨询师协助来访者编辑新的生命内涵的过程，新的故事里面需要涵盖来访者对生命的自我认同，也能解决之前故事中出现的人生选择的困惑。这个过程中心理咨询师重点关注的是澄清之前来访者讲述自己故事中发现的困惑、疑问、冲突和曲折，可以采用具体问题对答的方式来实现澄清的目的，如“你在什么样的情况下看到了自己的犹豫”“这个感觉使你联想起哪些事情”“是哪些东西对你纠缠不休”等。针对这些问题进行深入讨论之后，来访者会逐渐找出人生困惑的原因，这时他们就会自愿重新编辑属于自己的带有未来取向的故事。

心理咨询师在咨询流程中需要确立咨询的基本目标，与来访者共构其生命的内容，重塑来访者对人生兴趣、能力、价值、动机等的认知，详细阐明“我是谁”“我是如何发展而来的”等重要的人生基本问题。本书提到的所有咨询技术的重心都在于鼓励来访者详细叙述印象深刻的生命事件，同时引领来访者明白该事件隐含的意义，并协助来访者建立未来愿景，整合个人的动机、优点、兴趣、价值观等因素，折射出核心的生命意义，引发对未来的憧憬。

毋庸置疑，寻求咨询的来访者往往都是对现有的生命结构不满足，其个人的生命架构或态势不完整，期望能有所改变，以实现更美好的未来愿景。这时，心理咨询师就要协助来访者直面和探索真实的工作世界，适当地调整过于理想的未来叙事，建构出有意义且务实的现实，改写生命结构中出现问题的那个部分，从而改变生命结构意义在于改变生命实现的情景以及改变实现生命意义的主体——“自我”。通过心理咨询师的专业能力和技术，将来访者新的人生情景和新的自我融入其现在的生活内容之中，改变后的生命结构就在新的故事中诞生。新故事诞生出改变后的生命结构蓝图，使来访者进入了新的情景和新的自我角色中，逐步朝着实现理想的方向前进。角色实践的情节实际上是透过寻找及从事有意义的活动来实现自我的梦想。当人生困惑中现实自我和理想自我的差距经由咨询后找到了平衡点，差距缩小后，来访者就可以直接由混沌模糊的无助状态发展到明确清晰的状态的过程。

用生命陪伴生命，以生命影响生命！这，就是心理咨询的巨大魅力，也是本书为现代人的精神健康做出的一大贡献。

总之，任何社会、任何历史时期都有其矛盾和冲突，这些矛盾和冲突反映在人们心里都会形成紧张、焦虑、困惑和烦恼，甚至形成心理病态。这种心理病态的发展结果，轻者使个人在认知、情感、意志和人格等方面出现偏离正常社会的不正常心理活动，影响个体的正常生活和小范围群体的人际关系；重者会产生严重的病态行为，给社会、组织和个人带来不可逆的损失。因此，心理咨询产业在现代社会发展中起着重要的和不可或缺的作用。

许多曾接受过心理咨询和治疗的人们都深有体会，心理治疗与心理咨询是现代人不可或缺的美妙的一种精神按摩方式，它那妙不可言的专业技术，可以使人的心理获得豁然开朗、神清气畅与舒适平和的感觉，还能促进人的理解和进取心，使人变得善解人意、充满激情。因此，心理咨询业不仅可以帮助人们保持健康的心理去适应社会，同时还可以激发人的潜能为我们的当代社会做出更大贡献。

心理咨询业是新时代社会发展的必然产物，同时作为一门新兴理论和技术性学科，它对新时代的精神健康将起着无可替代的促进作用。

是为序。

中国心理卫生协会会员
陈南生　教授
2018 年 7 月于广州

目 录

第一章

初诊接待

第一节 基础心理学综合知识

一、心理学概述

（一）心理与心理学

心理是脑的机能，是对客观现实的反映，包括心理过程和心理特性。

心理学就是研究个体心理现象发生、发展和发展规律的科学，其研究对象是个体的心理活动和行为。

认知、情感和意志是人的心理的基本过程，这些过程既相互区别，又紧密联系。

（二）认知

认知也叫认识，是指人认识外界事物的过程，或者说是对作用于人的感觉器官的外界事物进行信息加工的过程。它包括感觉、知觉、记忆、思维等心理现象。

（三）情绪、情感和意志

人有喜怒哀乐，这是人的情绪和情感。情绪和情感是伴随认识和意志过程产生的对外界事物的态度和体验。这种态度和体验是以人的需要为中介的，当外界事物正好满足人的需要时，就会引起愉快的体验，否则就会引起消极的体验。所以情绪和情感是对客观事物与主体需要之间关系的反映。

意志是人的思维决策见之于行动的心理过程，表现了心理对行为的支配。支配的力量有强有弱，我们以此来评价一个人意志的品质。

（四）需要和动机

人的心理活动都有其内部推动力量，这种力量就是人的需要。需要以欲望、要求的形式表现出来，它反映的是人体内部的不平衡状态。人要维持和发展自己的生命，就必须有一定的外部条件来满足它。当这样的条件缺乏时，就会反映到人的头脑里，让人产生对所缺物质或社会条件的需求，这就是人的需要。当人们意识到这种需要的时候，这种需要就转化成了推动人从事某种活动，并朝向一定目标前进的内部动力，即人心理活动的动机。所以，需要和动机是推动人从事心理活动的内部动力。

（五）能力和人格

认知、情绪和情感、意志是以过程的形式表现出来的，它们都有发生、发展和最后结束的不同阶段。这些心理现象是人人都有的，但是，每一个人所表现出来的心理现象又会有其特性。一个人的心理特性表现在其心理活动的动力上，也表现在其能力和人格上，人格又是由气质和性格组成的。

能力是顺利、有效地完成某种活动所必须具备的心理条件。例如，美术能力就包含着敏锐的、清晰的视觉形象记忆力和手的灵活操作能力等。没有这些能力，就难以学习绘画，即使学了，费了很大的努力，也不见得能获得显著的成果。

气质相当于平常所说的脾气、秉性，它是人的心理活动特征的总和，即表现在心理活动的速度、强度和稳定性方面的人格特征。

性格是表现在人对事物的态度，以及与这种态度相适应的行为方式上的人格特征。

认知、情绪和情感、意志、需要和动机、能力和人格这些心理现象，是彼此联系、密不可分的。

当外界事物作用于感觉器官的时候，人们总要认识它。在认识它的同时，人们又会产生对它的态度，引起人们的情绪，激发人们的行动。这就是人的认识、情绪和情感及意志活动，我们把这三类心理现象称为心理过程，因为它们都是以过程的形式存在的，它们都要经历发生、发展和结束的不同阶段。

每个人的心理过程都会表现出其个人特点，构成其独特的心理面貌，组成一个人心理面貌的就是其心理特性。需要和动机反映了一个人心理活动的动力，能力说明其对某种活动的适宜性，气质和性格表现其人格特征。

（六）气质

气质是心理活动表现在强度、速度、稳定性和灵活性等方面动力性质的心理特征。气质相当于日常生活中所说的脾气、秉性或性情。

心理活动的动力特征既表现在人的感知、记忆、思维等认识活动中，也表现在人的情绪和意志活动中，特别是在情绪活动中表现得更为明显。

1. 气质类型学说

（1）体液说。希波克拉底提出，人体内有四种液体，即黄胆汁、血液、黏液和黑胆汁，每一种液体都和一种体质类型相对应。黄胆汁对应于胆汁质，血液对应于多血质，黏液对应于黏液质，黑胆汁对应于抑郁质。一个人身上哪种液体占的比例比较大，其就具有和这种液体相对应的那种体质类型。

（2）体型说。体型说或胚叶说想从生理因素来说明气质的根源，但是，这两种学说都没有提出生理因素和气质类型之间的因果联系的根据。

（3）血型说。血型说在日本比较有影响，这种学说是古川竹二提出来的。古川竹二认为，A 型血的人温和老实、消极保守、焦虑多疑、冷静但缺乏果断、富于情感；B 型血的人积极进取、灵活好动、善于交际、爱说寡信、多管闲事；O 型血的人胆大好胜、自信、意志坚强、爱支配人；AB 型血的人外表像 B，内在却像 A。

其实，人的血型不止这几种，而且在实际生活中血型相同而气质类型不同，或者气质类型相同而血型不同的现象并不少见，所以，血型说尚缺乏足够的科学根据。

（4）激素说。美国心理学家伯曼（L. Berman）把人分为四种内分泌腺的类型，即甲状腺型、垂体腺型、肾上腺型和性腺型，并认为内分泌腺类型不同的人，其气质也不相同。

虽然内分泌腺的活动影响了人的行为和心理，但是内分泌腺的活动也受神经系统的支配。影响气质类型形成的因素很多，因此不能把气质只看作是由内分泌腺决定的。

2. 气质的特点

（1）气质具有稳定性和可塑性。

（2）气质类型没有好坏之分。

（3）气质类型不决定一个人成就的高低，但能影响工作的效率。

（4）气质类型影响性格特征形成的难易。

（5）气质类型影响对环境的适应和健康。

3. 气质类型的外在表现

气质类型的外在表现见表 1-1。

表 1-1　气质类型的外在表现

气质类型	强度	速度	平衡性	灵活性	适应性	倾向性	口语中表述
多血质	强	快	平衡	强	强	外倾	思维活跃、反应敏捷、注意力易分散、情绪稳定
黏液质	强	迟缓	平衡	弱	强	内倾	沉着、自制、少热情、不敏捷、易循规蹈矩
胆汁质	强	快	不平衡	弱	强	外倾明显	热情但不容易过分、精力旺盛、脾气暴躁、难自制
抑郁质	弱	慢	不平衡	弱	弱	严重内倾	内向、敏感、机智、认真仔细、动作迟缓、多疑多虑、防御反应明显

（七）性格

性格是一个人在对现实的稳定的态度，以及与这种态度相应的、习惯化了的行为方式中表现出来的人格特征。

客观事物是多种多样的，人们对客观事物的态度及行为方式也会各不相同。性格在一个人身上表现出来的是一个有机的整体，但为了详细地了解性格，又可以把它分解为不同的方面。一般来说，可以从性格的组成部分来分解性格，这就是性格的静态结构；还可以从性格结构的几个方面的联系上，在不同的生活情景中来考察性格，这就是性格的动态结构。

1. 性格的静态结构

从组成性格的各个方面来分析，可以把性格分解为态度特征、意志特征、情绪特征和理智特征四个组成部分。

（1）性格的态度特征。性格的态度特征指的是一个人如何处理社会各方面关系的性格特征，即其对社会、对集体、对工作、对劳动、对他人以及对自己的态度的性格特征。

性格的态度特征的各个方面是相互关联，有机地结合为一个整体的。一个人大公无私，其一定为政清廉，对工作认真负责；一个人自私自利，甚至损人利己，其一定奸诈、狡猾，不热爱集体，对他人漠不关心，对工作不负责任。不可能在一个人身上表现得既大公无私，又损人利己；既谦虚、谨慎，又狂妄自大。

（2）性格的意志特征。性格的意志特征指的是一个人对自己的行为自觉地进行调节的特征，其可以从意志品质的四个方面，即意志的自觉性、果断性、坚韧性和自制性上来考察。

（3）性格的情绪特征。性格的情绪特征指的是一个人的情绪对他的活动的影响，以及他对自己情绪的控制能力。

（4）性格的理智特征。性格的理智特征指的是一个人在认知活动中的性格特征，主要表现在如下三个方面：

① 认知活动中的独立性和依存性：独立性者能根据任务和自己的兴趣主动地进行观察。善于独立思考；依存性者则容易受到无关因素的干扰，愿意借用现成的答案。

② 想象中的现实性：有的人现实感强，有的人则富于幻想。

③ 思维活动的精确性：有的人能深思熟虑，看问题全面；有的人则缺乏己见，人云亦云或钻牛角尖等。

2. 性格的动态结构

性格的动态结构的几个方面并不是相互分离的，而是彼此关联、相互制约，有机地组成一个整体的。一般来说，性格的态度特征是性格的核心，对社会、对集体的态度又是最为重要的态度。因为态度直接表现了一个人对事物所特有的、比较恒常的倾向，它也决定了性格的其他特征。

另外，性格的各种特征并不是一成不变的机械组合，在不同的场合下会显露出一个人性格的不同侧面。因此，应该在各种不同的场合去观察一个人，全面了解其性格的各个方面。

二、社会心理学

社会心理学是关于社会情境中个体的心理现象及其行为规律的科学。

（一）社会化

社会化是个体由自然人成长、发展为社会人的过程，是个体与他人交往，接受社会影响，学习掌握社会角色和行为规范，形成适应社会环境的人格、社会心理、行为方式和生活技能的过程。

（二）身份

当我们说到某人的身份的时候，实际上是指其社会地位、社会角色与集自我概念之间的关系。

身份是由个体的社会地位及处境地位决定的自我认同。社会地位所决定的身份是地位身份，它是相对稳定的，是身份的主体；处境地位所决定的身份是处境身份，它是易变的。

身份是由角色构成的，在地位身份中，角色就是由身份决定的行为期待。例如学生是一种地位身份，学生角色就是家长、教师和公众对其行为的要求和期待。

（三）社会角色

社会角色是个体与其社会地位、身份相一致的行为方式及相应的心理状态。它是对特定地位的个体行为的期待，是社会群体得以形成的基础。

社会角色分类有以下几种分类。

（1）先赋角色和成就角色。按角色获得方式，社会角色可以分为先赋角色和成就角色。前者是建立在先天因素基础上的角色，比如父母角色；后者指主要靠个体努力获得的角色，比如教师角色。

（2）规定型角色和开放型角色。按角色行为的规范化程度，社会角色可以分为规定型角色和开放型角色。前者行为的规范化程度较高，个体自由度较小，如公务员、军警等；后者行为的规范化程度相对较低，个体自由度较大，如朋友等。

（3）功利型角色和表现型角色。按角色的功能，社会角色可以分为功利型角色和表现型角色。前者是以追求实际利益为基本目标的角色，如银行家、企业家、商人等，主要是追求效率；后者是以表现社会秩序、制度、价值观念、道德风尚为基本目标的角色，如学者、教授等，主要发挥社会公平的作用。

（4）自觉角色和不自觉角色。按角色承担者的心理状态，社会角色可以分为自觉角色和不自觉角色。前者对自己的角色扮演有较为明确的意识，并尽力感染“观众”，比如演员；后者并未意识到角色扮演，只是以习惯的方式行动，比如性别角色大多是不自觉的。

（四）自尊

自尊是个体对其社会角色进行自我评价的结果。自尊水平是个体对其扮演的每一角色进行单独评价的总和。如果个体将其予以积极评价的角色看得比较重要，其就有高水平的自尊。

在马斯洛的需要层次论（1968）中，自尊是一种高级需要。自尊需要包括两个方面：一是对成就、优势与自信等的欲望；二是对名誉、支配地位、赞赏的欲望。自尊需要的满足会产生自信，个体就会觉得自己有价值、有力量、有地位。如果自尊遇到挫折，个体可能会感到无能与弱小，就会产生自卑，以致丧失自信。詹姆士在《心理学原理》（1890）一书中提出了一个自尊的经典公式：自尊 = 成功 ÷ 抱负。

影响自尊的因素，包括：家庭中的亲子关系；行为表现的反馈；选择参与和扬长避短；根据相似性原理理性地进行比较。

（五）爱情

爱情是人际吸引最强烈的形式，是身心成熟到一定程度的个体对异性个体产生的有浪漫色彩的高级情感。

爱情有以下特点：

（1）爱情一般是在异性之间产生的，狭义的爱情专指异性恋，不含同性恋。

（2）爱情是个体身心发展到相对成熟的阶段时产生的情感体验，幼儿没有爱情体验。

（3）爱情是一种高级情感，不是低级情绪。

（4）爱情有生理基础，包括性爱因素，不是纯粹的精神上的依恋。

（5）爱情的基本倾向是奉献。衡量一个人对异性有无爱情、强度如何，可以通过“是否发自内心，帮助所爱的人做其期待的所有事情”这个指标来判断。

爱情的三角形理论：斯坦伯格（R. Sternberg，1988）认为，爱情是由亲密（重视彼此的喜欢、理解与期待）、激情（魅力与性吸引）以及承诺（决定发展稳定的关系）三因素组成的三角形。

（六）婚姻

婚姻是男女结成夫妻关系的行为，是家庭成立的基础和标志。婚姻关系的本质在于它的社会性，即婚姻是按照一定的法律、伦理和习俗规定而建立的。夫妻关系是一种特定的人际关系和社会关系。

婚姻行为决定于婚姻动机。婚姻的动机一般来说有三种，即经济、繁衍和爱情（包括性）。现代社会，由于妇女的地位发生了变化、个人自由成为社会生活中的重要追求，所以爱情变成婚姻的主导动机，而后是繁衍动机和经济动机。

婚姻关系有以下几种类型：

（1）爱情型。爱情型有两种亚型，一类是由美貌与性吸引而导致的结合；另一类是以人格的相似性或互补性为基础的结合。由于人格具有相对稳定性，不像体型、性魅力那样易变，所以这种结合一般能使婚姻平稳而幸福。

（2）功利型。功利型的婚姻是以爱情之外的出身、学历、财产、社会关系等条件为基础的结合，由于夫妻关系的理性色彩浓厚，难以获得爱情享受，往往在双方关系紧张时，一方或者双方寻找婚外情，从而导致关系破裂。

（3）平等合作型与分工型。平等合作型的夫妻双方平等地分担家务；分工型的夫妻双方根据各自的特点分工，料理家政。这两种类型的共同点是，双方均进入自己的角色，又对对方有相应的期待，彼此都认识到双方在家庭中的价值，有较强的责任感，家庭生活较为和谐、稳定。

（4）建设型。建设型的夫妻双方在共同目标下勤勤恳恳地生活和工作。他们有创家立业、教育子女等共同目标，并围绕这些目标密切合作，在生活中勤奋、肯干，在共同努力中感受生活的意义，使婚姻维持与发展。他们可能遇到的问题是精神生活不够丰富，当达到目标后，一方可能变得满足，继而懒散，以致关系出现裂痕。

（5）情性型。情性型的夫妻双方会迅速地对婚姻失去热情。他们不能发现需要解决的问题，不愿进行新的尝试，只希望按老样子生活，没有紧张、冲突，也没有乐趣，缺乏享受和乐趣，这样的类型对婚姻有涣散的作用。

（6）失望型。失望型的夫妻双方在新婚时百般地努力，力求建立美满的婚姻生活，对婚姻有很高的期待。但他们不久就发现，婚姻生活中有种种不满意，“现实不理想，理想不现实”，对方的表现也远非当初所料，因此对彼此感到失望。

（7）一体型。一体型的夫妻双方在较长的共同生活中相互体贴、合作，在性格、爱好、习惯上彼此适应，融为一体。双方均把对方看成是“自己”的一部分，相敬如宾，心心相。此种类型的夫妻关系稳定、美满，不足之处是较为封闭，如一方离去，另一方即感到寂寞难忍。

三、发展心理学

发展心理学是研究心理发展规律的科学，它是心理学的一个重要分支，属于基础理论学科。发展心理学的研究内容包括两大问题：一是心理发展中各年龄阶段的特征；二是心理发展的基本理论。

（一）皮亚杰心理发展阶段论

皮亚杰把认知（智慧）发展视为认知结构的发展过程，以认知结构为依据区分心理发展阶段。

1. 感知运动阶段（0～2岁）

这个阶段的儿童的主要认知结构是感知运动图式，儿童借助这种图式可以协调感知输入和动作反应，从而依靠动作去适应环境。

2. 前运算阶段（2～7岁）

（1）泛灵论。儿童无法区别有生命和无生命的事物，常把人的意识、动机、意向推广到无生命的事物上。

（2）自我中心主义。儿童缺乏观点采择能力，只从自己的观点看待世界，难以认识他人的观点。皮亚杰用“三山实验”说明儿童自我认知的自我中心倾向。

（3）不能理顺整体和部分的关系。

（4）思维的不可逆性。

（5）缺乏守恒。

3. 具体运算阶段（7～12岁）

具体运算思维的特点：具有守恒性、脱离自我中心性和可逆性。

4. 形式运算阶段（12岁及以后）

这段时期，儿童思维发展到抽象逻辑推理水平。形式运算阶段的思维特点如下：

（1）思维形式摆脱思维内容。形式运算阶段的儿童能够摆脱现实的影响，关注假设的命题，可以对假言命题做出逻辑的和富有创造性的反映。

（2）进行假设—演绎推理。假设—演绎推理是先提出各种解决问题的可能性，再系统地评价和判断正确答案的推理方式。假设—演绎的方法分为两步，首先提出假设，提出各种可能性；然后进行演绎，寻求可能性中的现实性，寻找正确答案。

（二）艾里克森人格发展阶段理论

艾里克森人格发展阶段划分如下：

1. 婴儿前期

这一阶段的主要发展任务是获得信任感，克服怀疑感；良好的人格特征是希望品质。

2. 婴儿后期

这一阶段的主要发展任务是获得自主感，克服羞耻感；良好的人格特征是意志品质。

3. 幼儿期

这一阶段的主要发展任务是获得主动感（也有译为初创性），克服内疚感；良好的人格特征是目标品质。

4. 童年期

这一阶段的主要发展任务是获得勤奋感，克服自卑感；良好的人格特征是能力品质。

5. 青少年期

这一阶段的主要发展任务是形成角色的同一性，防止角色混乱；良好的人格特征是诚实品质。

6. 成年早期

这一阶段的主要发展任务是获得亲密感，避免孤独感；良好的人格特征是爱的品格。

7. 成年中期

这个时期的主要发展任务是获得繁衍感，避免停滞感；良好的人格特征是关心品质。

8. 成年后期

这一阶段的主要发展任务是获得完善感，避免失望或厌恶感；良好的人格特征是智慧、贤明品质。

（三）依恋发展阶段

发展心理研究者（鲍比尔等）把婴儿依恋的发展过程划分为如下四个阶段：

1. 第一阶段

第一阶段即无差别的社会反应阶段，婴儿对人不加区分地积极反应，喜欢所有的人。他们能把“人”这一刺激物视为比其他刺激物对自己更有益。

2. 第二阶段

第二阶段即有差别的社会反应阶段。婴儿出现有选择地对人反应，如对母亲更偏爱，对其他家庭成员和熟悉人的依恋相对少一些，对陌生人的反应更少。

3. 第三阶段

第三阶段即特殊的情感联络阶段。婴儿对母亲产生特殊的情感依恋，与母亲的情感联结更加紧密，把母亲作为安全的基地。

4. 第四阶段

第四阶段即互惠关系形成阶段。婴儿能把母亲当作交往的伙伴，对母亲的依赖目标有所调整，能理解母亲需要离开自己的原因，并相信母亲爱自己，肯定会回来。因此，能够接受母亲的暂时离开。

（四）婴儿依恋的类型

研究者（安斯沃斯）通过陌生情境研究法，把婴儿的依恋分为如下三种类型。

1. 安全型依恋

这类婴儿将母亲视为安全基地，母亲在场会使儿童感到足够的安全，能够在陌生的情境中积极地探索和操作。对母亲离开和陌生人进来都没有强烈的不安全反应。多数婴儿都属于安全型依恋。

2. 回避型依恋

母亲在场或离开都无所谓，自己玩自己的，实际上这类婴儿与母亲之间并未形成特别亲密的感情联结，被称为无依恋婴儿。这类婴儿占少数。

3. 反抗型依恋

这类婴儿缺乏安全感，时刻警惕母亲离开，对母亲离开极度反抗，非常苦恼。母亲回来时，既寻求与母亲接触，又反抗母亲的安抚，表现出矛盾的态度，这种类型又叫矛盾型依恋，也是典型的焦虑型依恋。少数婴儿属于这种依恋类型。

四、心理健康与心理不健康

第三届国际心理卫生大会（1946）曾认定心理健康的标志是：“身体、智力、情绪充分发挥自己的能力，过着有效率的生活。”

心理健康是指心理形式协调、内容与现实一致和人格相对稳定的状态。

（一）心理健康水平的10个标准

1. 心理活动强度

心理活动强度指对于精神刺激的抵抗能力。在遭遇精神打击时，不同的人对于同一类精神刺激，反应各不相同。

2. 心理活动耐受力

前面说的是对突然的强大精神刺激抵抗能力。我们把长期经受精神和激的能力，看作衡量心理健康水平的指标，称为心理活动耐受力。

3. 周期节律性

人的心理活动在形式和效率上都有着自己内在的节律性。如果一个人的心理活动的固有节律经常处于紊乱状态，不管是什么原因造成的，我们都可以说其心理健康水平下降了。

4. 意识水平

意识水平的高低往往以注意力品质的好坏为客观指标。如果一个人不能专注于某种工作，不能专注于思考问题，思想经常“开小差”或者因注意力分散而出现工作上的差错，我们就要警惕其心理健康有问题了，因为注意水平的降低会影响到意识活动的有效水平。思想不能集中的程度越高，心理健康水平就越低，由此而造成的其他后果，如记忆水平下降等也越严重。

5. 暗示性

易受暗示的人，往往容易被周围环境的无关因素引起情绪的波动和思维的动摇，有时表现为意志力薄弱。

6. 康复能力

在人的一生中，谁也不可避免会遭受精神创伤，在遭受精神创伤之后，情绪会出现极大波动，行为暂时改变，甚至某些躯体症状可能也会出现。康复水平高的人恢复得较快，而且不留痕迹，每当再次回忆起这次创伤时，他们表现得较为平静。

7. 心理自控力

情绪的强度、情绪的表达、思维方向和思维过程都是在人的自觉控制下实现的。所谓不随意的情绪、思维和行为，只是相对的。它们都有随意性，只是水平不高，以致难以察觉罢了。对情绪、思维和行为的自控程度与人的心理健康水平密切相关。

8. 自信心

当一个人面对某种生活事件或工作任务时，首先是估计自己的应付能力。有些人进行这种自我评估时有两种倾向，一种是估计过高，一种是信计过低。前者是盲目的自信，后者是盲目的不自信。这种自信心的偏差所导致的后果都是不好的。

自信心实际上是正确自我认知的能力，这种能力可以在生活实践中逐步提高。但是，如果一个人具有“缺乏自信”的心理倾向，对任何事情都显得畏首畏尾，并且不能在生活实践中不断提高自信心，那么，我们可以说，此人的心理健康水平是不高的。

9. 社会交往

人类的精神活动得以产生和维持，其重要的支柱是充分的社会交往。社会交往的剥夺，必然导致精神崩溃，出现种种异常心理。因此，一个人能否正常与人交往，标志着一个人的心理健康水平。

10. 环境适应能力

从某种意义上说，心理是适应环境的工具，人为了个体保存和种族延续，为了自我发展和完善，就必须适应环境。因为，一个人从生到死，始终不能脱离自己的生存环境。环境条件是不断变化的，有时变动很大，这就需要采取主动性或被动性的措施，使自身与环境达到新的平衡，这一过程就叫作适应。

（二）健康心理和不健康心理的具体内涵

从静态的角度看，健康心理是一种心理状态，它在某一时段内展现着自身的正常功能。而从动态的角度看，健康心理是在常规条件下，个体为应对千变万化的内、外环境，围绕某一群体的心理健康常模，在一定（两个标准差）范围内不断上下波动的相对平衡过程。上述就是“健康心理”的内涵，它涵盖着一切有利于个体生存发展和稳定生活质量的心理活动。

不健康心理活动的定义是：不健康心理活动是一种处于动态失衡的心理过程。

（三）心理不健康状态的分类

心理不健康状态可包含如下类型：一般心理问题、严重心理问题、神经症性心理问题（可疑神经症）（详见本书第二章第一节“初步诊断”）。

（四）心理正常与心理异常

正常的心理活动具有如下功能：第一，保障人顺利地适应环境，健康地生存发展。第二，保障人正常地进行人际交往，在家庭、社会团体、机构中正常地肩负责任，使社会组织正常运行。第三，保障人正常的反映、认识客观世界的本质及其规律性。

变态心理学把丧失了正常功能的心理活动称为异常。

五、心理咨询

（一）心理咨询师的职业定义

2001 年 8 月，经国家劳动和社会保障部批准，我国开始启动心理咨询师的职业化工作，并颁布了《心理咨询师国家职业标准》（试用版）。在该标准中，对心理咨询师的职业给出定义："心理咨询师是运用心理学以及相关知识，遵循心理学原则，通过心理咨询的技术与方法，帮助求助者解除心理问题的专业人员。"这一定义涵盖了心理咨询作为一种职业的全部内容，其中包括：

（1）心理咨询作为一种职业，从业者即心理咨询师必须掌握的基本知识，其中既有心理学的一般知识，又有心理咨询临床操作的相关知识。

（2）心理咨询师使用的方法，只能是心理咨询的技术与方法。心理咨询和心理治疗，当然不包括药物的使用。

（3）《心理咨询师国家职业标准》中所说的"帮助求助者解除心理问题"的含义有如下两个方面：一方面，咨询关系是"求"和"帮"的关系，这种关系在心理咨询中有着普遍意义，不管哪种理论指导的咨询，不管使用的是标准化的或非标准化的手段，咨询关系都是"求"和"帮"的关系；另一方面，帮助求助者解除的问题只能是心理问题，或由心理问题引发的行为问题或躯体症状，除此之外，咨询师不帮助求助者解决任何生活中的具体问题。

在《咨询心理学》中，"心理咨询"这一概念有广义和狭义之分。作为广义的心理咨询，它涵盖了临床干预的各种方法或手段；而狭义的心理咨询，主要是指具备心理学理论指导和技术应用的临床干预措施。

（二）"心理咨询"的定义

关于心理咨询的定义，中外不同学者各有各的说法。

罗杰斯（C. Rogers，1942）将心理咨询解释为：通过与个体持续的、直接的接触，向其提供心理帮助并力图促使其行为、态度发生变化的过程。

威廉森等（1949）将心理咨询解释为：A、B 两个人在面对面的情况下受过心理咨询专门训练的 A，向在心理适应方面出现问题并祈求解决问题的 B

提供援助的过程。这里 A 是咨询师，B 是求助者。

陈仲庚（1989）认为，心理咨询就是帮助人们去探索和研究问题，使其决定自己应该做些什么。心理咨询应明确三个问题：① 待解决问题的性质；② 咨询师的技术；③ 所要达到的目标。

《心理学大词典》（朱智贤主编，1989）将心理咨询定义为："对心理失常的人，通过心理商谈的程序和方法，使其对自己与环境有一个正确的认识，以改变其态度与行为，并对社会生活有良好的适应。心理失常，有轻度的、有重度的；有属于机能性的，有属于机体性的。心理咨询以轻度的、属于机能性的心理失常为范围。心理咨询的目的，就是要纠正心理上的不平衡，使个人对自己与环境重新有一个清楚的认识，改变态度和行为，以达到对社会生活有良好的适应。"

《心理学百科全书》（李维主编，1995）对心理咨询的定义做了如下说明："咨询者就访谈对象提出的心理障碍或要求加以矫正的行为问题，运用相应的心理学原理及其技术，借助一定的符号，与访谈者一起进行分析、研究和讨论，揭示引起心理障碍的原因，找出行为问题的症结，探索解决的可能条件和途径，共同协商出摆脱困境的对策，最后使来访者增强信心，克服障碍，维护心理健康。"

张人俊等（1987）对心理咨询下的定义是："心理咨询是通过语言、文字等媒介，给咨询对象以帮助、启发和教育的过程。通过心理咨询，可以使咨询对象的认识、情感和态度有所变化，解决其在学习、工作、生活、疾病和康复等方面出现的心理问题，从而更好地适应环境，保持身心健康。"

马建青（1992）在其《辅导人生——心理咨询学》一书中认为："心理咨询定义为运用有关心理科学的理论和方法，通过解决咨询对象（即来访者）的心理问题（包括发展性心理问题和障碍性心理问题），来维护和增进身心健康，促进个性发展和潜能开发的过程。"

赵耕源（1987）在《综合医院心理咨询》一书中提出我国的心理咨询概念是："向已经有了心理刺激而尚未发病的人，或已有某些心理疾病（变态心理）或躯体疾病的人，进行心理指导，通过耐心细致的交谈，帮助他避免或消除不利于心身健康的心理社会因素，或认识这些心理社会因素在已发生疾病中的作用，因此能增强对心理刺激与冲突导致疾病的防卫能力，减轻已经发生疾病者的心理负担，树立起对疾病的治疗信心，从而能预防某些精神病、神经症或心身疾病的发生，使工作、学习、生活更美满或促使病者向良好的痊愈方向发展。"

如果吸纳上述各位作者见解的合理内核用一句话就能给出心理咨询的定

义：心理咨询是心理咨询师协助求助者解决心理问题的过程。

这个定义是广义的，它涵盖了持不同理论见解的咨询师，涵盖了不同年龄、不同职业、不同性别的各类求助者，咨询目标中涵盖了轻、重不同，性质各异的各类心理与行为问题。

其工作对象原则上更偏向于正常人，或是有一些“心理健康”问题的人。着重处理的问题聚焦于正常人所遇到的各种生活问题，如人际关系、职场问题、婚恋情感、情绪调节等。

（三）关于心理治疗

心理治疗是在良好的治疗关系的基础上，由经过专业训练的治疗者运用心理治疗的有关理论和技术，对来访者进行矫治的过程，以消除或缓解来访者的问题或障碍，促进其人格向健康、协调的方向发展。

其工作对象在原则上更偏向有“心理障碍”问题的人，如性变态、神经症、心理障碍、行为障碍、接受心理医生治疗中的精神病患者或康复中的精神病患者等。

第二节 如何进行初诊接待

一、做好心理咨询前的准备工作

初诊接待是心理咨询师与来访者的第一次会面，在心理咨询中有着重要作用。现代医学模式强调医患关系的重要性。患者找医生看病，首先是接受医生这个人，然后才接受这个人的治疗。建立良好的咨询关系是保证心理咨询成功的必要条件。社会心理学强调人际关系中第一印象的重要性。所以，初诊接待不但是为了搜集整理材料以进行诊断，同时也是建立良好咨询关系的开始。

恰当的初诊接待，可以使来访者觉得自在，有助于来访者减轻紧张不安与疑虑情绪，有利于建立一个可以有效工作的咨询关系。

初诊接待中，心理咨询师的工作不在于解决来访者的困扰，而在于提供一个让来访者释放压抑的空间，可以在心理咨询室中自由联想，可以放心地谈论任何欲望与冲突，帮助来访者有机会深层次地觉察自己，陪伴来访者一起去探索其问题与困扰。

通过初诊接待，心理咨询师可以初步了解和评估来访者的问题，为形成初步诊断打下基础。

（一）合理配置心理咨询场所

良好的心理咨询场所有助于心理咨询的实施。在心理咨询的过程中，不仅心理咨询师会影响来访者，心理咨询师工作的空间场所也会影响来访者，需要加以注意。

心理咨询室应具备以下条件：

（1）显示专业的特点。

（2）具有保密的功能。一个心理咨询室能否满足来访者对私密性与保密性的要求，会影响到来访者对心理咨询师的信任与开放程度。影响保密性的因素很多，包括隔音是否良好、进出心理咨询室的门是否分开、等候室是否与其他来访者共享以及心理咨询室是否位于安静的区域等。

（3）提供适当宽敞的空间。个体心理咨询时，心理咨询室的面积一般以10平方米左右为宜。

（4）配置舒适的座椅。心理咨询室应配备至少2～3张舒适的、有靠背和扶手的椅子。舒适的座椅可以让来访者很快地放松。

（5）配齐必需的设备。心理咨询的设置配备原则是，一切配备都应该服从于咨询，即所有的设备都是心理咨询所必需的，不能起干扰作用。

（二）心理咨询师的仪态

（1）心理咨询师服装要整齐，坐姿要端正，表情要平和（详见本书第一章第二节二、心理咨询师形象管理）。

（2）与来访者会谈时，保持正常社交距离及咨询位置。

（3）注意言语和非言语交流技巧的使用。

二、心理咨询师形象管理

（一）心理咨询师的气质

心理咨询师的气质泛指心理咨询师的专业形象塑造，它包括心理咨询师的业务能力、人格魅力、形象管理等方面。它需要心理咨询师根据自身的特点、条件、专业取向等因素不断加以塑造和完善。

气质一般指个人典型的、稳定的心理特征，常给人的心理活动染上某些独特的色彩，气质也是一个人内在涵养或修养的外在体现。气质是依据人的整体感觉来界定的，是一种内在的力量。气质是内在修养的不自觉外露，不单单是表面功夫。如果一个人胸无点墨，任凭他/她怎样穿着华丽，他/她都是毫无气质可言的，反而还会给人肤浅的感觉。所以，一个人想要提升自己的气质，除了需要穿着得体、说话有分寸外，还要不断提高自己的知识、品德，不断丰富自己。

任何职业的从业者都需要具备一定与之匹配的气质。心理咨询是一种特殊的助人工作，其从业者不仅需要具有相关的专业知识和技术，还需要了解来访者的内心世界，洞悉其生活隐私，以帮助他们认清其不良情绪与行为的成因，并促进他们的心理成长。因此，心理咨询师必须具备一些特殊的气质条件。

这里所谓的条件，除了专业知识和技能以外，还有心理咨询师外在和内在的气质表现。这需要心理咨询师根据自身的特点、条件、专业取向来塑造和完善个人的气质。如何才能有针对性地打造出个人的气质呢？

（二）心理咨询师气质的养成

心理咨询师气质的养成，主要有以下三个方面。

1. 心理咨询师的专业能力

所谓专业能力，包括心理咨询师的专业知识、技巧、心理学相关知识及参加各种培训、工作坊所掌握的技能。同时，心理咨询师还要明确个人的专业取向，即对某种心理咨询的流派的认同，或了解哪一种心理咨询的流派更适合自己的发展。无论是人本主义、认知主义、行为主义，或别的理论，心理咨询师都必须有所侧重、有所取舍，才能有所精通。

心理咨询师应有扎实的心理学理论功底，掌握普通心理学、人格心理学、教育心理学、医学心理学、心理测量学等学科的基本知识，将心理咨询工作建立在科学理论指导的基础上。

另外，心理咨询师也应具备多方面的知识和生活阅历。例如，面对青少年的人生观问题、人际关系问题、人格发展与社会适应问题、学习方法问题、青春期生理、心理问题、恋爱婚姻问题等，心理咨询师需要有多方面的知识和经历才能深刻理解，并有能力引领青少年走出困惑，建立自信。心理咨询师不仅要有心理学专业知识，还要有教育学、社会学以及基础医学方面的知识。只有从多方面发展自己的知识结构，才有条件给来访者以正确的启发、教育和指导。

打造心理咨询师的气质，首先要具备良好的基本功，主要包括：共情力、洞察力、觉察力和沟通力。共情力使心理咨询师善于共情，换位思维；洞察力使心理咨询师善于进行心理分析；觉察力使心理咨询师善于自我批评，发现问题；沟通力使心理咨询师善于表述思维（见表 1－2）。

表 1－2　心理咨询师的专业能力

能力方面	突出特点	突出结果	典型事例
共情力	善于共情，换位思维	快速建立咨询关系	罗杰斯的同感功夫
洞察力	善于运用心理学的相关观念	很有见地，透过现象看本质	伯尔尼的深入分析
沟通力	善于表达思维	有说服力，令人信服	拉泽洛斯的问话
觉察力	善于发现自身的问题	自身很快地成长	阿德勒的自我批评

2. 心理咨询师的个人魅力

心理咨询师还要培养自己的人格魅力。包括亲和力、吸引力、感染力和影响力等方面。心理咨询师的亲和力来自态度和蔼、目光慈祥、语气温和；心理咨询师的吸引力来自知识丰富、思想深刻、动作优美；心理咨询师的感染力来自平等对话、语言简洁、富于智慧；心理咨询师的影响力来自真诚理解、言之有物、启发互动。

心理咨询师体现个人魅力的关键是给予来访者信任感和安全感。心理咨询师只有让来访者对其产生信任，来访者才会放开自我，走出心理防御机制，与心理咨询师进行深入的交流。否则，来访者采取防御性状态，将无法与心理咨询师进行深入的沟通与探讨。心理咨询师人格魅力养成的注意事项见表 1－3。

表 1－3 心理咨询师的人格魅力

魅力方面	突出特点	突出结果	典型事例
亲和力	态度和蔼、目光慈祥、语气温和	清除阻抗、建立信任	罗杰斯的真诚对话
吸引力	知识丰富、思想深刻、动作优美	解除防御、反省自我	弗洛伊德的洞察力
感染力	平等对话、语言简洁、富于智慧	深受启发、备受鼓舞	艾利斯的语言艺术
影响力	真诚理解、言之有物、启发互动	愿意尝试、接受暗示	格拉泽的平易近人

3. 心理咨询师的个人成长

个人成长关键是提高自我的觉察力。主要是根据自身特点打造出独特的人格。既要有科学性的基本理论，如精神分析、行为主义等，也要有艺术性的独特的风格。要达到这种境界，就要不断提高自我的觉察力，包括自我反省、自我探析。自我反省包括：觉察自我的同感、洞察、判断、行动。自我探析包括：觉察自我的专业取向、个人定向等。

心理咨询师的觉察力，一个是通过“内省”“内观”，即通过自身的努力去及时觉察，主动发现并寻找自己在咨询过程中的不足；另一个方法就是“外省”，即督导，通过系统的督导指正，找出自己需要改进的地方。

（三）心理咨询师的形象管理

1. 形象设计

形象是人的精神面貌、性格特征等的具体表现，并以此引起他人的思想或感情活动。它就像一种介质存在于人的主体和客观的环境之间。每个人都通过自己的形象让他人认识自己，而周围的人也会通过这种形象对你做出认可或不认可的判断。这种形象不仅包括人的外貌与装扮，而且包括言谈举止、表情姿势等，能够反映人的内在本质的内容。

从广义上讲，形象设计是指人们在一定的社会意识形态的支配下进行的一种既富有特殊象征寓意又别具艺术美感的艺术创作与实践活动。从狭义上讲，形象设计是以人的审美为核心，依据个人的职业、性格、年龄、体形、脸形、肤色、发质等综合因素来指导人们化妆、服装服饰及体态礼仪等要素，达到完美结合的创造思维和艺术实践活动（见表 1－4）。

2. 心理咨询师的形象设计

心理咨询师形象设计的内容，不仅包括外在形式，如服饰、化妆等，也包括内在的气质，如举止、谈吐、生活习惯等。虽然这种打造不是较短时间内可以完成的，但心理咨询师不可不知、不可不为。

总之，心理咨询师要根据自己的相貌、身材、专业取向、社会阅历等特点来设计个人的专业形象，让个人形象顺眼、养眼但不抢眼。

3. 心理咨询师如何设计形象

心理咨询师如何找到适合自己的形象定位?

心理咨询师在与来访者建立关系时，一个良好的形象会起到事半功倍的作用。作为一名心理从业者，在不同的场合，需要维护职业的荣誉。许多心理咨询师注重心理咨询的专业理论，对自己外在形象的打造却不知从何下手。随着心理健康备受重视，心理咨询师越来越为公众所熟悉，那么如何在公众心中树立一个良好的心理咨询师形象呢？应该注意以下几个方面（见表1－4）。

（1）心理咨询师的样貌、服饰要有风范。心理咨询师应有学者风范，给人以端庄、稳重的印象，给人以信任，不可太调侃，能够把来访者的内心体验调动起来。此外，心理咨询师的服装要整洁，并根据来访者的不同性别、年龄和问题，选择不同的服装，特别是选择女性佩戴的饰物时更要慎重，个人造型要形成自己的风格。总之，心理咨询师的服装，应能传递轻松和谐、乐观向上的信息。要注意以下几个方面。

① 穿着正式但不刻板，轻松但不轻佻。

心理咨询师的着装要颇为正式，但又不能过于正式。颜色应以淡色为主，不应是深色，更不能色调太鲜艳。特别是女性，更要注意自己服装与服饰的搭配，要给人以高尚、素雅的感觉。

② 服装因人而异，依据年龄而有差异。

心理咨询师的着装要根据来访者的年龄、性别、职业和咨询内容的不同而有所调整。例如，对儿童和青少年，心理咨询师尽量不选择深色的服装，而选择鲜明亮丽一些的衣着，以增进亲和感；对于男性来访者，女心理咨询师的服装不能太休闲、袒露，以避免引起来访者的过分关注。

③ 颜色搭配要适中。

心理咨询师的服装要注意颜色简单、和谐，不能太刺眼。心理咨询师服装颜色对比太鲜明（如大红大绿，黑白分明），会给来访者带来巨大的视觉刺激，不利于来访者与心理咨询师的交流及心态平和。

④ 搭配不能太杂乱。

心理咨询师的服装要注意搭配简单、和谐，不能太杂乱。心理咨询师服装搭配对比太杂乱（如服装的颜色有六种以上），就会令来访者感觉眼花缭乱，进而心态也可能杂乱起来，不利于咨询的进行。

（2）言语交流要明确。说话简洁明了，快速抓住来访者说话的要点；而说话啰唆，不仅会搅乱来访者的心绪，也会让来访者无法抓住谈话重点。对心理咨询师而言，自己没把事情表述清楚，会让来访者更糊涂。

（3）注意非言语交流。心理咨询师目光要和蔼，表情要自然，坐姿要放松，动作要得体。在咨询场合下，非言语的交流与言语的交流一样重要，心理咨询师不可忽略。

（4）关注知识积累。心理咨询师要具备充分的专业知识和非专业知识，同时也应该具备一定的跨文化知识。在咨询中，心理咨询师的专业知识和生活阅历越丰富，咨询关系越容易建立。

表 1－4　心理咨询师的形象设计

外观造型	样貌	服装	饰物	造型
	学者风范 凝重	整洁庄重 有职业感	有品位 有象征意义	有个性 有独特风格
房间布置	布局	色调	家具	装饰
	整洁 舒适和谐	素淡宁静 祥和明快	有品位 不张扬	有艺术鉴赏 有象征意义
言语	发音	语速	语调	表述
	口齿清晰 减少方言	平缓 起落有序	抑扬顿挫 干脆利落	简洁明确 形象比喻
体语	目光	表情	坐姿	动作
	慈祥 真诚深邃	丰富真切 同感互动	放松自然 保持距离	优美 得体大方
知识	专业知识	非专业知识	跨文化知识	语言技能
	全面丰富 灵活运用	知识渊博 学有所长	了解不同文化特点	掌握外语 （英语）

三、应对不同类型来访者的技巧

建立良好的咨询关系是心理咨询工作的基础，一方面，良好的咨询关系本身即有治疗的作用；另一方面，良好的咨询关系是进行讨论、解释、指导的背景与载体。咨询关系是心理咨询师和来访者相互作用的结果，但良好的咨询关系很大程度上取决于心理咨询师个人的主观努力，同时包括心理咨询师的能力、性格、态度、品质等因素。从来访者的角度则可以根据其最初心态将其分为依赖型、怀疑型、敌对型与急迫型，每种类型的来访者具有不同的特质。心理咨询师在咨询的开始阶段与来访者建立咨询关系时要对不同类型的来访者加以区别，并采取相应策略，最终建立起符合咨询要求的、具有心理咨询特质的咨询关系。

（一）依赖型

1. 识别

依赖型来访者一般由他人陪同前来，表现为小心谨慎、依从被动、无主见、过分顾及心理咨询师的感受；语音弱，语调低，语速慢；眼光迷离、表情刻板或堆满防御性笑容；动作小、慢、轻。

对于这种类型的来访者，关系的建立比较简单，几乎不用做什么努力，但要建立符合心理咨询要求的咨询关系则并不容易。由于这类来访者一般都是主动来咨询，并且对自身的问题急于找到倾诉对象，所以他们表现出对于心理咨询师的言听计从、绝对服从，将心理咨询师视作知己、权威。心理咨询师的任何意见会成了他们的行动指南，完全处于被动的地位。

事实上，这种依赖型的咨询关系是最糟糕的，这种关系往往容易导致心理咨询的失败。如果咨询活动是在两性之间进行，那么问题和麻烦就更多了。

2. 应对

对于来访者应避免太多指导，更多采用共情、启发、面质技术。

（二）怀疑型

1. 识别

一般这类来访者的内心是相信心理咨询师是可以帮助他们的，但由于没有实际的验证或者在其他心理咨询师那里没有得到满意的结果，所以他们表现得既迫切又犹豫不决，会说类似“我在家想了很久，权衡了各方面，还是不知道是来好还是不来好的话”；愁容满面、眉头紧锁。

2. 应对

对于这类来访者，心理咨询师首先要做的是不与来访者讨论咨询与否，而是先帮助其强化来访动机，加强对心理咨询的信心，通过共情正向引导，让来访者积极参与到咨询活动中。一般而言，一旦消除了他们的顾虑，所建立起来的咨询关系是比较稳定和适于咨询往更深层次发展的。

在消除这类来访者顾虑的过程中，应注意以下问题：首先，向来访者阐明心理咨询的功能和有效范围，不能为了取得来访者的信任而做不切实际的承诺。这样做不但违背了实事求是的原则，而且一旦来访者发觉承诺不可靠后，咨询关系将蒙上阴影甚至破裂。其次，对于不信任自己的来访者，心理咨询师一定要有耐心，这是最基本的职业道德，应抛开所谓的“权威”光环，以自己真诚的态度和专业的工作来逐步消除来访者的疑虑，切忌急功近利。

（三）敌对型

1. 识别

这类来访者基本不是主动来咨询的，而是被迫来心理咨询的，所以一开始他们便是不情愿的，对心理咨询师和咨询活动表现反感，语气加重，常用升调，带有轻谩、指责、怀疑、命令意味；轻蔑、挑剔、俯视的眼光和面部表情打量；偏向坐在正对门位置。他们要么表面合作但实际口是心非，要么干脆对心理咨询师的话充耳不闻。在鉴别此类来访者时，应注意与怀疑型的来访者以及退缩性人格的来访者区分开来，敌对型来访者与他们的最大区别是主观上就不相信或放弃心理咨询。

2. 应对

不积极回应质疑，解释咨询工作。

（四）急迫型

1. 识别

急迫型来访者一般面容慌张；步态紧张，手指相绞；语言“我现在就想咨询/我受不了了”；语音很强、语调很高，语速很快；呼吸加快，声泪俱下。

2. 应对

面对这类来访者，心理咨询师最重要的是能够与其进行共情互动，接纳其情绪，积极回应。

良好的咨询关系是咨询成功的基础和关键因素，所以心理咨询师应根据来访者的不同类型，采取适当的措施，努力建立良好的咨询关系，并且应在咨询过程中不断审视咨询关系，引导咨询关系向积极的方向发展。

四、心理教育

在初诊接待阶段，心理咨询师应对来访者进行一定的心理教育，主要包括以下五个方面。

（一）关于心理咨询的性质

在向来访者表明可以对其提供心理学帮助之后，应立即简约地向来访者说明心理咨询的性质。

确保来访者了解以下内容：什么是心理咨询；心理咨询是如何进行的；心理咨询主要解决什么问题；心理咨询不能解决什么问题等。

向来访者说明心理咨询是心理咨询师协助来访者解决心理问题的过程。“协助”二字表明心理咨询是否成功，在很大程度上取决于来访者是否有主动参与的态度和行为。

向来访者说明心理咨询是一个过程，有些问题不是一次两次就能解决的，有时会有迂回曲折甚至反复，也有些问题甚至是难以完美地解决的。对此，来访者要有充分的思想准备。

（二）保密原则

心理咨询师应该在初诊接待及其他必要的时候，向来访者说明保密原则。遵守保密原则既是职业道德的要求，也是心理咨询本身的性质所决定的。

1. 心理咨询师保密的内容

保密内容包括：心理咨询过程中来访者倾诉的内容，心理咨询过程中与来访者的接触过程。

在没有征得来访者同意的情况下，心理咨询师不得透露上述信息；心理咨询师也不得随意打听来访者与咨询无关的个人隐私。

2. 保密例外

保密例外情况：来访者同意将保密信息透露给他人；司法机关要求心理咨询师提供保密信息；出现针对心理咨询师的伦理或法律诉讼；心理咨询中出现法律规定的保密问题限制，如虐待儿童、老人等；来访者可能对自身或他人造成即刻伤害或死亡威胁的；来访者患有危及生命的传染性疾病。当遇到以上保密例外情况时，心理咨询师应将泄密程度控制在最小范围内。

3. 遵守保密原则的重要性

尊重来访者的主动性；体现心理咨询师的诚信；避免对来访者造成伤害；使来访者获得安全感；有利于建立良好的咨询关系。

来访者的隐私和秘密可能就是心理问题的症结所在。来访者只有认为自己所说的一切都能得到保密的承诺时，才能敞开心扉，毫无保留地向心理咨询师倾诉，从而有助于解决问题。

（三）咨询双方的权利与义务

1. 来访者的权利与义务

来访者有权选择心理咨询师以及确认他的职业资格，有权知道收费标准，有权中止咨询。

来访者有义务如实向心理咨询师说明情况，提供与自己心理问题有关的真实信息；要按共同商定的时间表进行工作，如有更改要事先通知；要按时完成家庭作业，不试图与心理咨询师建立咨询以外的任何关系，按规定缴费。

2. 心理咨询师的权利与义务

心理咨询师有权利了解与求助者心理问题有关的个人资料；选择合适的求助者；本着对求助者负责的态度，有权利提出转介或中止咨询。

心理咨询师有义务向求助者介绍自己的受训背景；遵守和执行商定好的咨询方案各方面的内容；尊重求助者，遵守预约时间，如有特殊情况提前告知求助者；严格遵守保密原则。

（四）时间设置

心理咨询的时间设置是指对咨询时长、期长、频率以及与时间相关问题的设定。最好在咨询的开始阶段就使来访者了解咨询的时间设置相关问题。心理咨询时间的设置原则是准时开始和按时结束。准时开始是对来访者的尊重，尊重来访者的感受和反应；按时结束则向来访者表明咨询的时间界限。一般时间设置包括以下三个方面。

1. 时长

个体咨询的时间大多设置为 1 次 45 ~ 60 分钟，原则上不能随意延长，但也可根据具体情况加以调整。

2. 周期

短程心理咨询、长程心理咨询。

3. 咨询频率

咨询频率的设置以 1 周 1 次或 1 周 2 次比较普遍，有时应根据来访者的精神状态、发展水平、年龄、咨询方法的需要等加以调整。

（五）向来访者说明心理咨询的收费设置

收取咨询费是咨询过程的一个重要环节。费用的标准一般是由心理咨询师价值所决定的，心理咨询师一般应事先定出固定的费用。

从心理动力学的角度看，来访者直接付费的行为对于心理咨询的过程有着积极的意义，它在心理咨询与现实世界之间架起了一座桥梁。来访者有权了解咨询的收费标准。

收费设置是对咨访双方活动制约的方式和手段，体现了来访者自我成长的动力，是咨访双方自我价值的一种体现，有助于咨访双方在亲密感上保持恰当的距离。

第三节 临床资料的收集与整理

一、摄入性会谈

摄入性会谈是指通过会谈了解来访者的客观背景资料，如健康状况、工作状况和家庭状况等；以及了解来访者当前的感受、状态、咨询动机和期望等。具体如下：

（一）确定会谈的目标、内容与范围

确定会谈内容和范围所依据的参照点有以下四个：

1. 来访者主动提出的咨询内容

比如，来访者说“我的孩子对学习没兴趣，学习成绩不好”“夫妻之间感情有了裂痕，不知怎么办”等，此时，心理咨询师可以就事论事地将其确定为摄入性会谈目标和内容。与来访者交谈中，可以围绕这些问题收集有关资料。

2. 心理咨询师在初诊接待中观察到的疑点

比如，观察到来访者情绪低落，情绪焦虑不安；来访者在初诊接待中对某个问题欲言又止；来访者初诊时情绪低落，并对心理咨询师说：“其实，

我找你们要谈的问题也没什么了不起，只是有时觉得生活没意思。”

这些观察到的现象和来访者的话很重要，虽然他没有谈出任何实质性内容，但依据来访者的情绪状态和含糊的表达，来访者可能有自己未意识到的深层心理问题，此时应从了解来访者一般生活状况入手，进行摄入性会谈，把探索深层心理问题作为工作的目标。

3. 心理咨询师可以依据心理测评结果的初步分析发现问题

比如，某来访者 MMPI 的测评结果显示抑郁得分很高，这时就要把摸清引发抑郁情绪的原因定为会谈目标，去了解与此相关的各类问题。

4. 心理咨询师的进一步诊断

会谈目标中若出现有一个以上的内容，应分别处理。如来访者说：“我的孩子学习成绩上不去，他父亲也不管，为这事我经常与他父亲吵，可是不管用，不知该怎么办。”此时，在确定会谈目标时，最少要考虑两个目标：一是孩子学习状况到底如何；二是夫妻之间的关系如何。为此，应当迅速将这两个问题区分，进而搞清两者之间的逻辑关系，是孩子自身学习不好，引发父母在教育态度上不一致；还是夫妻之间吵吵闹闹，家庭不和造成孩子心理压力，影响了学习。弄清其中的关系，把问题分清前后、主次，再依次提问，进行摄入性会谈。

（二）确定提问方式

心理咨询师根据会谈目的和想收集的资料内容来确定提问方式。关于提问的方式、技巧及注意事项，详见本书第三章第二节“参与性技术”部分。

（三）倾听

确定了提问方式并提出问题后，然后耐心倾听来访者叙述。

倾听中不能随便打断来访者谈话，不随便发表自己的评价。

倾听过程中边听边思考来访者诉说内容的逻辑性，判断是否符合常理，及时把握关键点。

关于倾听的方式、技巧及注意事项，详见本书第三章第二节“参与性技术”部分。

（四）控制会谈内容与方向

会谈必须是在心理咨询师的控制下进行，也就是说，会谈的方向、所涉及的问题及会谈时间，都必须是有计划、有目的的。

另外，控制会谈的内容，对保证心理咨询的效果十分重要，假如把会谈谈得漫无边际，来访者很快就会因为无所收获而厌烦。

控制会谈和转换话题的技巧很多，而且可以随机应变。常用的方法包括以下四个方面：

1. 释义

释义也称“内容反应”，即把来访者说的部分重要内容反馈给来访者。见本书第三章第二节“参与性技术”部分。

在控制会谈和转换话题时，释义的操作方法是，重复来访者话语的主要内容，并顺便提出另一个问题。这样做，能使来访者感到话题承接很自然，会感到心理咨询师的问题提得合理。

比如，来访者说：“一想起睡觉，就紧张，怕自己失眠。越怕睡不着就越不能入睡。”如果心理咨询师要了解来访者最初失眠的原因，便可以接着来访者的话说：“越怕睡不着就越不能入睡，您愿意谈一谈最初不能入睡时的内心感受吗？”

2. 中断

中断指在会谈中暂时休止一下。在控制会谈和转换话题时，中断的操作方法是，当来访者因情绪激动或思维混乱而喋喋不休时，不能强行迫使其停止会谈。可以替其倒一杯水，请其取一样东西过来，或者建议其换一个地方继续再谈，等等。如果时间有限，也可以建议暂时停止会谈，下次再谈。

3. 情感反射

情感反射指心理咨询师有意识地刺激一下来访者，使其把会谈转向某类问题。

必须注意的是，在初次会谈时尽量不使用这种方法，因为这往往容易引起来访者的情绪紊乱，一时难以控制。因此，这种方法在治疗中也是要慎用的。

4. 引导

引导指由目前的话题引向另一话题。引导不是直接建议转换话题，而是由原来的话题引申出新话题。

比如，当心理咨询师想了解来访者的一般社交关系，而其却喋喋不休地埋怨自己的丈夫时，可以把夫妻关系引申为人际关系的一种，一方面表示对其的同情，另一方面把其思想引向更远的地方。随后再提出同事关系和朋友关系的问题，进而使其谈谈朋友对其的态度，这样引导比直接发问要自然一些。

（五）对会谈内容归类（会谈之后必须对问题归类）

在咨询中，除非得到来访者同意，一般情况下，不能做详细的笔录，非经来访者同意也不能录音和录像，只能按以下项目做简单记录。

（1）个人成长、发展中的问题（经受的挫折或不良行为等）。

（2）现实生活状况。

（3）婚姻状况。

（4）人际关系中的问题。

（5）身体方面的主观感觉（主观症状）。

（6）情绪体验、生活态度。

（7）其他。

（六）结束会谈（结束会谈时必须申明和承诺的事项）

再次重申保密原则：“我可以负责地说，依据我们的职业道德和相关法律，今天我们的会谈全部内容会绝对保密，请您放心。”

如果会谈还要继续，应征求来访者的意见：“今天暂时谈到这里，在今天的交谈中，我基本上对您提出的问题有所了解，但要我马上做出最后的确切判断，还有一定困难。由于时间关系，今天无法继续（约定的会谈时间段已经结束），如果您愿意的话，我建议我们再谈一次，您觉得如何?”

如果已做出诊断（评估），而且没有时间讨论矫治方案，应以如下话语表达结束咨询：“今天我们的讨论已经有了初步结论，对这个结论您是否能同意? 希望您回去后，再认真想想，是否还有需要补充说明的内容，我也再想想，是否还有什么不妥之处，我们就按今天的诊断共同研究一下矫治方案，您觉得如何?”

如果经摄入性会谈后，发现来访者可能患有相关的躯体疾病，应向来访者说明：“就您谈的情况看，恐怕您应该先到医院做个检查，我将会根据医院的检查结果，再来考虑您目前的状况是否有心理问题。”（若发现有可能是精神障碍，可建议精神科会诊）

结束语：“谢谢您的来访和对我们的信任，今后有什么问题，希望再联系。谢谢!”

（七）背景资料的采集（摄入会谈是采集背景资料最常使用的方法）

这种以问题为中心的会谈，将能获得来访者的个人背景材料、咨询目的和对咨询的期望，等等。无论采用哪种咨询心理学的理论，在临床操作中都必须采集客观的背景材料。人们经常选用桑德伯格制定的一个提纲，下面是提纲的主要内容。

（1）人口学资料：姓名、性别、年龄、职业、收入、婚姻、住址、出生日期及地点、宗教、教育、文化水平和文化背景。

（2）来访的原因和对咨询服务的期望。

（3）现在及近期的状况：居住条件、活动场所、日常活动内容、近几个月以来生活发生变动的种类和次数、最近的变化。

（4）对家庭的看法：对父母、对兄弟姐妹、对其他主要成员的看法，对自己在家庭中所起作用的描述。

（5）早年回忆：对能记清的最早发生的事情以及情节的回忆。

（6）出生和成长：包括会走路和会说话的时间。与其他多数儿童相比较曾出现过什么问题，对早期经验的态度。

（7）健康及身体状况：包括儿童时期和以后发生的疾病和伤残、近期服用的医生指定的药、近期服用的非医生指定的药、吸烟与饮酒的情况、与他人比较身体状况、饮食与锻炼的习惯。

（8）教育及培训：特别感兴趣的科目、所获得的成绩、校外学习情况、感到困难的科目、值得自己骄傲的科目、其他文化的问题。

（9）工作记录：对工作的态度，是否改变过职业，理由是什么。

（10）娱乐（包括感兴趣和使你愉快的事）：如工作、阅读等，自我描述是否准确。

（11）性欲的发展：第一次意识到性问题、各种性活动、对自己近期性生活的看法。

（12）婚姻及家庭资料：家庭中发生的重要事件与原因、家庭的现状与过去的比较道德和文化因素。

（13）社会基础：交际网和社交的兴趣所在，与自己交谈次数最多的人，能给予各种帮助的人，互相影响的程度，对他们的责任感以及参加集体活动的兴趣。

（14）自我描述：包括长处、短处、想象力、创造性、价值观、理想。

（15）生活的转折点和选择：生活中曾有过什么变化和你做出的最重要的决定，对它们的回忆（以一件事为例）和评价。

（16）对未来的想法，愿意看到明年发生什么事情、希望在 5～10 年内发生什么事情，这些事情发生的必要条件是什么，对时间的现实感，抓重点的能力。

（17）来访者附加的任何材料。采集这样一类历史性资料，很大程度上依赖来访者的回忆，而来访者的回忆过程可能比较乱，所以要花较长的时间，要有耐心才能完成提纲中的项目。对于儿童或不善于交谈的人，对上述提纲中的内容可做适当调整。对于精神不正常的人，应适当会见其家属以补充上述提纲中的内容。根据需要，可能需要进行多次摄入性会谈。

二、一般临床资料的整理与评估

（一）整理归纳一般资料

1. 来访者的人口学资料

（1）姓名、性别、年龄、出生地、出生日期。

（2）职业、收入、经济状况、受教育状况。

（3）宗教、民族、婚姻状况（未婚、已婚、离异）。

（4）现住址、邻里关系、社区文化状况、联系方式。

2. 来访者生活状况

（1）居住条件。

（2）日常活动内容、活动场所。

（3）生活方式和习惯。

（4）近期的生活方式有无重大改变。

3. 婚姻家庭

（1）一般婚姻状况（自由恋爱、他人介绍、包办、买卖婚姻等），婚姻关系是否满意（性生活、心理相容度等）。

（2）婚姻中有无重大事件发生，事件中有无涉及道德和文化因素。

（3）家庭组成成员，对家庭各成员的看法，家庭成员在日常生活中的分工，自己在家庭中所起的作用。

（4）家庭中发生的重要事件和原因，原因中有无涉及道德、文化因素。

4. 工作记录

（1）对工作的态度、兴趣、满意程度。

（2）是否改变过职业，改变的理由。

5. 社会交往

（1）社交网以及社交兴趣和社交活动的主要内容。

（2）与自己交往最多、最密切的人有几个。

（3）能给予来访者帮助的人和来访者帮助过的人有几个。

（4）举例说明社交中的相互影响。

（5）社交中有关道德和法律方面的责任感。

（6）参加集体活动的兴趣如何。

6. **娱乐活动**

（1）最令来访者感到愉快的活动。

（2）来访者对愉快情绪体验的描述是否恰当。

7. **自我描述**

（1）描述自己长处时的言辞、表情、语言、语调是否夸张或缩小。

（2）描述自己短处时的言辞、表情、语言、语调是否夸大或缩小。

8. **来访者个人内在世界的重要特点**

（1）想象力。

（2）创造性。

（3）价值观（对生活享乐方面、社会责任方面、追求精神生活质量方面的价值取向）。

（4）理想（已经付诸行动的理想）。

（5）对未来的看法：希望明年发生什么事；希望 5～10 年内发生什么事；对未来事件发生的理由和判断依据。对现实状况能否捕捉关键和重点。

9. **其他资料**

在上述提纲内容之外，来访者谈及的或调查了解到的其他资料，另外列出，以供诊断时参考。

（二）整理个人成长史资料

1. **婴幼儿期**

围产期，出生时的情况，包括母亲身体状况、服药情况、是否顺产。

2. **儿童期**

（1）走路、说话的开始时间。

（2）与大多数儿童比较，有无重大或特殊事件发生，对当时情景的回忆是否完整。

（3）童年身体情况，是否患过严重疾病。

（4）童年家庭生活、父母情感是否和谐。

（5）童年家庭教养方式、学校教育情况，有无退缩或攻击行为。

3. **少年期**

（1）少年期家庭教育、学校教育、社会教育中有无受过挫折。

（2）少年期最值得骄傲的事和深感羞耻的事是什么。

（3）少年期性萌动时的体验和应对。

（4）少年期有无严重疾病病史。

（5）少年期在与成人的关系中，有无发生不愉快事件，有无仇视、嫉恨的事或人。

（6）少年期的兴趣是什么，有无充足时间做游戏，与同伴关系如何。

4. 青年期

（1）青年期最崇拜的人是谁。

（2）爱情生活状况（有无失恋等）。

（3）最喜欢阅读的书籍。

（4）学习（包括升学）有无受过挫折。

（5）就业有无受过挫折。

（6）婚姻是否受过挫折。

（7）有无最要好的朋友，朋友的状况如何（包括职业、道德行为、法律意识）。

（三）整理来访者目前精神、身体和社会工作与社会活动状态

1. 精神状态

（1）感知觉、注意品质、记忆、思维状态。

（2）情绪、情感表现。

（3）意志行为（自控能力、言行一致性等）。

（4）人格完整性、相对稳定性。

2. 身体状态

（1）有无躯体异常感觉。

（2）来访者近期体检报告。

3. 社会活动状态

（1）工作动机和考勤状态（在校学生学习动机和考勤状况）。

（2）社会交往状况（接触是否良好）。

（3）家庭生活（亲子关系、夫妻关系等）。

（四）判断资料来源的可靠性，并予以说明

资料来源是指报告临床情况的人不是来访者自身，而是其亲友或转诊的中介人。由于亲友和中介人的专业知识、职业特点，使他们对问题的客观性质不能按专业要求评价。所以，心理咨询师应当去伪存真地审视这类资料。而在整理资料时，来自亲友和中介人的资料，应首先判断其真实程度并给以附加说明后，方可使用。中介人若是心理咨询师，其提供的某些资料，很可能包括一些初步诊断性的结论，对这些结论性资料也应进一步核实。然后，在整理资料时，才能被视为可用资料。

验证临床资料可靠性的办法有以下三种：

（1）使用补充提问验证来访者社会交往方面的资料是否可靠。比如，"这个人是怎样被你发觉的？""你怎样发觉别人对你有这种印象？"

（2）使用问卷和心理测验。

（3）比较同一资料的不同来源。各种来源如果都给出类似的印象，那么这一资料的可靠性就较高。

（五）按资料的性质进行分类整理

如环境条件、个人情绪、表现，在搜集临床资料时，各类资料可能是互相交错的。面对相互交错和混杂的资料，会给思考和判断带来不便和麻烦。所以，应按照资料性质加以整理。这样，能使心理咨询师更容易判断不同资料之间的纵向、横向间的逻辑关系。为了工作方便，可参照表1－5进行分类整理，也可利用此表了解各种资料之间的纵向关系。

表1－5　不同性质临床资料的时间顺序分类

事件发生时间顺序	事件性质			
	环境、生活、事件	认知	情绪	行为
年　月　日				

三、心理测验的应用

（一）心理测验的类型

所谓心理测验，就是依据心理学理论，使用一定的操作程序，通过观察人的少数有代表性的行为，对贯穿在人的全部行为活动中的心理特点做出推论和数量化分析的一种科学手段。

目前，在我国的心理门诊中运用较多的大致有三类心理测验，即智力测验、人格测验以及心理评定量表。

1．智力测验

目前，常用的智力测验量表有吴天敏修订的中国比内量表，龚耀先等人修订的韦氏成人智力量表（WAIS－RC）、韦氏儿童智力量表（C－WISC）

和韦氏幼儿智力量表（C－WYCS），林传鼎等人修订的韦氏儿童智力量表（WISC－CR），张厚粲主持修订的瑞文标准型测验（SPM），李丹等修订的联合型瑞文测验（CRT）等。这类测验可在来访者有特殊要求时以及对方有可疑智力障碍的情况下应用。

2. 人格测验

目前应用较多的人格测验有艾森克人格问卷（EPQ）、卡特尔16种人格因素问卷（16PF）以及明尼苏达多相人格测验（MMPI）等。人格测验有助于心理咨询师对来访者人格特征的了解，以便于对其问题有更深入的理解，并有针对性地开展咨询与心理治疗工作。其中，明尼苏达多相人格测验（MMPI）还有助于心理咨询师了解对方是否属于精神异常范围。

3. 心理评定量表

心理评定量表主要包括精神病评定量表、躁狂状态评定量表、抑郁量表、焦虑量表、恐怖量表等。这类量表的用法及评分方法较为简便，多用于检查对方是否存在某方面的心理障碍及程度如何，并可反映病情的演变。

应该说，心理测验是分析来访者心理问题的重要工具，它不但可以检验心理咨询师的判断是否正确，而且还能帮助其对来访者的问题进行深入的分析。但作为心理咨询师，有一点必须明确，那就是心理测验在心理咨询和治疗过程中并不是必不可少的环节，如果通过与咨询或治疗对象的交谈，对其问题已形成明确的看法，就可放弃不必要的心理测验。有时过多地使用还会影响咨询、治疗的过程和效果。

（二）心理测验的原则

心理测验应该遵循三大原则，具体的内容总结有以下三方面：

1. 标准化原则

所谓标准化原则是指有关测验的：① 标准化的测量工具；② 标准化指导用语；③ 标准的施测方法；④ 固定施测条件；⑤ 标准记分方法；⑥ 代表性常模。

2. 保密原则

保密涉及两个方面，一是测验工具的保密；二是测验结果的保密。任何一个心理测验工具的编制都是非常复杂的，是很多人经过多年辛勤工作的成果。一旦测验失去其价值，这些编制者的工作也就毁于一旦了。对我们的每一次心理测验结果也要求保密，因为其涉及个人的隐私。

3. 客观性原则

心理测验的结果只是测出来的东西，所以我们对测量结果做出评价时要遵循客观性原则。对结果做出解释和结论时要结合受测者的生活经历、家庭、社会环境以及通过会谈、观察获得的其他有用资料。此外，还要注意不要仅仅以一两次心理测验的结果就下定论，尤其是对于年龄尚小的儿童做出有关智力发育障碍的诊断时，更要注意。

（三）心理测验的实施过程

心理测验的基本原理在于，通过观测受测者在测验情境中的行为样本，可以推断受测者平日的一般行为特征。换句话说，根据测验分数，可以预测受测者可能会产生什么心理症状，或可能做出哪方面的工作成绩，等等。但实际测验分数不仅受到与测验目的有关的变量的影响，而且也可能受到与测验目的无关的变量的影响。因此，在施测过程中，施测者应当考虑哪些因素会影响测验分数，并进一步对这些因素进行有效控制。

1. 施测前的准备工作

施测程序中最重要的是预先做好准备。施测者必须把施测中所要用的材料按一定顺序放置在适当的位置，使受测者易于看到和找到。例如，在操作测验里，要求受测者拼一个马图，施测者必须将马图的几个碎片按规定的顺序和位置放在受测者面前。如果不事先熟记放置的顺序，到时就必定会手忙脚乱，放置不合规定，以致有的受测者可能因碎片的位置引起对马的某一部分的联想而易于得分，另一些受测者可能相反，丢失了不应丢失的分数。大部分智力测验表都有操作测验，操作材料的放置有相应的规定，因此，必须事先做好准备。

为了掌握施测手续，必须对施测者进行必要的训练。训练的内容包括：① 熟悉测验内容；② 掌握施测步骤；③ 掌握记分方法；④ 掌握解释分数的技术。

熟记测验指导语并能用口语清楚而流利地说出来。凡是要求念读的指导语都不应念错、停顿、重复或结巴，否则会影响测验分数。

2. 指导语

给受测者的指导语属于测验刺激的一部分，它的内容通常包括对测验目的说明和受测者应该如何作答的指示（包括如何选择反应、记录反应以及时限等）。对于纸笔测验来说，这些指示一般印在测验的开始部分，也可以印在另外一张纸上。要求简单明确，不引起误解。如果题目形式对受测者是生疏的，还应该附有一些例题。

指导语会直接影响受测者的作答态度与方法。有人以不同的指导语对几组受测者实施同一个能力测验，结果表明，将该测验说成“智力测验”的一组，成绩最高；将之说成“日常测验”的一组，成绩最低。

为了保证测验情境的一致，还要有施测者的指导语，主要是对测验细节做进一步解释，以及其他一些有关事项，包括测验房间场地的安排（照明、桌椅、隔音、温度等），测验材料的分发，如何计时、记分，对受测者的各种提问如何回答，以及在测验中途发生突发情况（如停电，有人迟到、生病、作弊等），应该如何处理。由于施测者的一言一行，甚至表情动作都会对受测者产生影响，所以施测者一定要严格遵守施测指导，不要任意发挥和解释。总的要求是，无论什么人在什么时候、什么地点使用同一测验，都必须做同样的事，说同样的话。对施测者的指导语与测验是分开的。

3．测验情境

测验情境包括测验场地（通风、光线、噪声）、座位、答案纸型等。这些因素都会影响测验分数，因而需要加以必要的控制，使之对每一个受测者都保持相同。标准化测验一般都对测验条件做出严格的规定，其中包括采光条件、桌椅的高度、桌面的面积，测验采用的试卷都用同一种纸张按同一规格印刷，受测者答题时所用的铅笔一般由施测者统一提供等。

这里尤其要强调的是，心理测验进行之时，不能有外界干扰。为此，测验室的房门应挂上示意牌子，示意测验正在进行，旁人不许进入。团体测验时，可以把屋门锁上或派一名助手在门外指引，阻止晚来者入场。

施测者的状态对测验分数也有影响，施测者的语言、行为、态度、表情等都要严格控制。

4．测验焦虑

测验焦虑是指受测者因接受测验而产生的一种忧虑和紧张情绪，它会影响测验结果的真实性。例如进行操作性测验时，由于过度紧张会使手眼失去良好的协调；又如考试之前要求学生定出得分指标为 90 分，有一两道做不出（每题 10 分），一个上进心很强的学生就会产生不良情绪。因此，在测验时，应注意稳定受测者的情绪。施测者有时可以利用保证测验结果绝对保密或鼓励受测者等方法来消除测验焦虑。心理学的有关研究证实：① 能力与测验焦虑呈负相关，即能力越高，测验焦虑越低。② 抱负水平与焦虑呈正相关，即越渴望得高分，测验焦虑越高。③ 竞争性测验的测验焦虑高，经常接受测验的人焦虑会低一些。④ 轻微的测验焦虑会增加测验效果，但是焦虑太高或毫无测验焦虑，则会降低测验效果。

实施测验时，主试的以下四种态度容易使受测者产生过度的焦虑，应尽可能避免。① 以测验来威胁受测者，以使受测者循规蹈矩。② 警告受测者一定要尽力，因为“这项测验很重要”。③ 告诉受测者答题要快，才能在规定的时间内答完。④ 恐吓受测者说："如果测验失败，会有严重不良后果。"

5. 与受测者建立良好的协调关系

在心理测量学中，良好的协调关系指的是施测者努力设法引起受测者对测验的兴趣，取得其合作，以保证受测者能按照标准测验指导语行事。在做能力测验时，应要求受测者认真集中注意于当前的任务，并要求其尽最大的努力来完成测验；在填写人格问卷时，应要求其坦率而忠实地回答问题；在做投射性测验时，则要求其将由刺激唤起的联想充分报告出来。总之，施测者要力图激起受测者尽量地并有意识地按照指导语去做。

根据测验性质、受测者的年龄以及其他特点的不同，建立良好协调关系的技巧也有所不同。在测试学龄前儿童时，要考虑到儿童对陌生人羞怯、注意力分散等特点。施测者以友好、愉快、放松的态度可以获得儿童的信任，那些害羞、胆小的儿童需要较多的时间来熟悉情境。因此，施测者不能操之过急、匆忙示范，要耐心等待，等儿童愿意接触时再开始。测验要像玩游戏一样呈现给儿童，儿童有时会拒绝测验，有时没有兴趣，测验手续就要相对灵活一些。对小学一、二年级甚至三年级的小学生，测验也要像玩游戏似的才容易引起他们的兴趣。再大一些的学生则可通过竞赛精神去激发他们做好测验。

在测验儿童或成人时都必须记住，每个测验都暗含有暴露某个人弱点的可能。例如，这个题目答不出来，那个拼图不成功，都会使人感到没面子。因此，测验一开始就可以说清楚，没有人能够正确答出所有题目。

鼓励受测者努力完成测验，争取其合作，使其表现出真实水平或实际情况，这并不是说在受测者不会做时可以给予提示、暗示或者任何方式的帮助，这样做同样会使测验分数失去作用。

6. 评分技术

在标准化的心理测验中，测验与答卷通常是分开的。受测者将测验项目的答案直接记录在专用答卷上，另外备有一份标准答案卡，评分时只要将受测者的答案逐一与标准答案相比较，即可评定受测者应得的分数。有时候为了节省评分的时间，采用记分板来记分。所谓记分板则是把一张空白答案纸上的正确答案打成圆形或方形的洞，评分时只要将记分板套在每一张答案纸上，然后统计从洞中出现的正确答案之数目即可。凡洞中未出现任何记号者，需以红笔画上斜线，这样可让受测者知道答错了哪些题。

7. 时限

确定测验的时限，要考虑施测条件和实际情况的限制（如一节课时间的长度），以及受测者的特点（如对儿童、老人、患者施测时间不宜过长），更重要的是考虑测量目标的要求。

对于人格测验来说，反应速度是不重要的，可不必规定严格的时限，但是在测量能力和学习成绩时，速度是需要考虑的一个重要因素。

（四）测验分数的解释

测验分数的解释涉及两个问题：一是如何看待测验分数的意义；二是如何将测验分数的意义告诉受测者。

1. 如何看待测验分数的意义

施测者对测验结果进行解释一方面必须对所做的测验（包括它的常模的代表性、信度、效度、难度等）要熟悉，另一方面对受测者的情况（文化程度、职业、是否可能接触测验中的有关问题等）也要有所了解。此外还必须结合当时测验的具体情况，例如是否受到干扰，受测者当时有无情绪波动或身体不适等综合考虑。一个分数可能是由于不同原因造成的，合格的施测者会结合以上三方面的因素对测验分数做解释，对同一分数可做出不同解释。例如，用平均初中文化程度的标准化样本的智力测验来测量一个初小文化程度的受测者，如果测得分数为 85 分，就可以认为其基本上是中等智力水平；如果受测者原来文化程度是大学，也测得分数为 85 分，就可解释为受测者可能因疾病而使智力有所减退，属于中下水平。

关于测验分数的解释，高德曼（Goldman）曾提出一个含有三个维度的解释模型，作为解释分数的参考。这三个维度分别是资料的来源、资料处理的方法、解释测验分数的类型。他提出解释测验分数的四种类型：叙述的解释、溯因的解释、预测的解释及评价的解释。资料处理的方法有两种：机械的处理与非机械的处理。资料的来源有两种：测验资料与非测验资料。将此三个维度加以组合，可有 $4 \times 2 \times 2 = 16$ 种不同的解释方式。

就资料的来源而言，有测验资料和非测验资料。前者是指由各种标准化测验所得到的分数；后者则包括学校成绩、家庭背景、会谈或观察所得资料。

就资料的处理方法而言，有机械的处理与非机械的处理。前者又可称为统计的处理，包括常模对照表、预期表、侧面图分析及回归预测等；后者又可称为临床诊断的处理，采用归纳与演绎的推理方法，综合评估资料的意义，此种方法比较主观、直觉化。

就解释测验分数的类型而言，上述四种解释类型代表了四种不同层次的解释方式。每种解释类型的含义如下：

（1）叙述的解释。指描述个人的心理特征状态。例如，这个学生是一位怎样的学生？聪明的，中等的，或愚笨的？其语文推理是否优于非语文推理？喜欢做些什么？有什么样性格特点？

（2）溯因的解释。指追溯过去以解释个人目前的发展情况。例如，这个学生为什么会这样？其阅读困难是否是情绪困扰的结果，或缺乏基本的阅读技能，或缺乏学习的兴趣？其拒绝机械的学习活动是否由于父母的压力，或过往的失败，或兴趣太广泛所致？

（3）预测的解释。指推估个人未来的可能发展情形。例如，这个学生上高中的成绩会怎样？升入大学的可能性有多大？在理科方面的发展是否比在文科方面的发展更能成功？是否可能成为一个问题青年？

（4）评价的解释。指做价值的判断或做决定。此种解释是依据上述几种解释而做的判断。例如，准许进入高中或大学、雇用人员、编班等均是属于此种解释。这个学生应该学习什么样的课程？入读什么样大学？其应该成为工程师或商务经理？

在解释测验分数的意义时，应遵循以下六个基本原则：

一是施测者应充分了解测验的性质与功能。施测者必须具备心理测验的基本知识与概念，方能了解测验的性质与限制。任何一个测验都有其编制的特定目的和独特功能，施测者在解释之前必须从其编制手册中，详细了解编制过程的标准化及测验的信度、效度、常模等是否适当。更重要的是，应该知道测验能测量什么，不能测量什么，分数在使用上有何限制。有时两个测验的类型虽然相同，但测量的功能往往不同。例如，韦克斯勒智力量表和瑞文标准推理测验都是智力测验，但两者内部结构有很大的不同，所能发挥的作用也有区别。再如，卡特尔 16PF 测验与明尼苏达多相人格调查表都是人格测验，但后者更多是发挥临床诊断的功能，前者则更多是针对正常人；在教育测验里，也是同理；同是算术测验，有的偏重简单的计算技能，有的却偏重推理能力；同是科学能力测验，有的注重测量科学术语的基本知识，有的却注重测量科学原理的应用。只有对以上这些测验有了正确的认识，方能做客观的解释。

二是对导致测验结果的原因的解释应慎重，谨防片面极端。一个人在任何一个测验上的得数，都是其遗传特征、测验前的学习与经验以及测验情境的函数，这三个方面对测验成绩都有影响。所以我们应该把测验分数看成对受测者目前状况的测量，至于是如何达到这一状况的，则受许多因素影响。

为了能对分数做出有意义的解释，必须将个人在测验前的经历或背景因素考虑在内。比如，在词汇上得到相同的分数，对于大城市的孩子与边远山区的孩子具有不同的意义。惠勒曾于 1932 年测量了美国某山区儿童的智力，发现6岁以下的儿童，其智力与常模相近；6岁以上与常模的差距随年龄递增而递增，这是由于受环境影响，得不到平等学习机会的结果。

测验情境也是一个需要考虑的因素。比如，一个学生可能因为身体不适、情绪不佳、不明白施测者的说明或受到外界干扰，这些都会产生测验焦虑。如果对这些因素控制得不好，分数就会受到影响。在这种情况下，应当找出造成分数反常的原因，而不要单纯以分数武断地下结论。

三是必须充分估计测验的常模和效度的局限性。为了对测验分数做出确切的解释，只有常模资料是不够的，还必须有效度资料。没有效度证据的常模资料，只告诉我们一个人在一个常模团体中的相对等级，不能做预测或更多的解释。在解释分数时人们最常犯的错误就是仅根据测验的标题和常模数据去推论测验分数的意义，而忽略效度的不足或缺乏。假若一个测验的名称是内外向量表，并有可利用的常模资料，那么就很容易把得高分的人说成是内向性格，即把它当作有效度资料来解释。

即使有了效度资料，在对测验分数做解释时也要十分谨慎。因为测验效度的概化能力是有限的，不同的常模团体和不同的施测条件，往往会得到不同的结果。在解释分数时，一定要依据从最相近的团体、最相匹配的情境中获得的资料。

四是解释分数应参考其他有关资料。测验分数不是了解学生的唯一资料，为正确了解其心理特质尚需参考其他有关资料。只凭学生的单一测验分数解释其心理状态，容易做出错误的解释。例如，甲生在智力测验上得分为80，在不考虑其他资料的情况下，只能解释为："甲生的智力属于中等偏下。"但是，如考虑该生在校成绩时，解释可能大不相同。如果甲生的在校成绩经常保持在年级前五名，则不可能做出如上的解释，可能需要进一步探讨该生在做测验时的动机、态度、情绪与健康状态等。有了这些资料作为佐证，才能正确判断其智力是否全部正常发挥，测验结果是否可靠。

同样的，解释时亦需参考其他的测验资料，只凭单一的测验分数加以解释，也可能全然不同于综合考虑几个测验分数。例如，根据自陈量表测验的分数，某学生的性压抑分数高于平均数两个标准差；但在投射测验中有关性的反应，却高于平均数一个标准差。如仅依自陈量表的分数解释时，只能解释说："某学生的性压抑倾向甚强。"但如果参照投射测验的分数综合解释时，则可解释说："某学生的性兴趣强于一般人（投射测验），但其却将性兴趣加以严重的压抑（自陈量表）。"

总之，测验分数的解释应尽可能参考其他的资料，如教育经验、文化背景、面谈内容、习惯、态度、兴趣、动机、健康、语文程度及其他测验的资料。唯有如此，解释才能更客观且更深入。

五是对测验分数应以“一段分数”来解释，而不应以“特定的数值”来解释。由于每一个测验均会受到测量误差的影响，因此在解释测验分数时也应考虑到测量误差的存在。测量误差的大小与信度的高低有关。信度越高，则误差越小。但绝对不可能完全消除误差，因此，应该把测验分数视为一个范围而不是一些确定的点，也就是要对测验分数提供带状的解释。倘若使用确切的分数，应说明这些分数不是精确的指标，而是我们对某人真实分数的粗略估计。

六是对来自不同测验的分数不能直接加以比较。即使两个测验名称相同，由于所包含的具体内容不同（因而所测量的特质不完全相同），建立标准化样本的组成不同，量表的单位（如标准差）不同，其分数也不具备可比性。如来自两个智力测验的分数，在没有其他信息的情况下，我们无法判断谁高谁低。

为了使不同测验分数可以比较，必须将二者放在统一的量表上。当两种测验取样于相同范围时，人们常用等值百分位法将两种测验分数等值化。具体做法是：将两个测验都对同一个样本进行施测，并把两种测验的原始分数都转换成百分等级，然后用该百分等级作为中转点，就可以做出一个等价的原始分数表。如果某人在测验 A 中原始分数 55 是 90 百分等级，而测验 B 中原始分数 36 也是 90 百分等级，那么其在测验 A 获得的 55 分就与在测验 B 获得的 36 分等值。

2. 如何向受测者报告测验分数

如何向受测者及与受测者有关的人员（如家长、教师、雇主等）报告测验分数，使他们更好地理解分数的意义是一件非常重要的事。下面所列举的九个原则，可供报告测验分数时作为参考。

（1）使用受测者所理解的语言。测验像其他特殊领域一样，具有自己的词汇，因此你所理解的词语并不意味着受测者也一定理解。例如，施测者懂得标准差和标准分数，然而受测者可能不懂。因此施测者必须用非技术性的用语来解释标准分数，可以把它解释成相对位置（即百分等级）。必要时可以问问受测者是否听懂，让其说说你的解释是什么意思。

（2）要保证受测者知道这个测验测量或预测什么，这里并不需要做详细的技术性解释。例如施测者并不需要向受测者解释职业兴趣，并将受测者与从事各种职业的人加以比较。但也不能过于简单，只告诉受测者某个量表的题目或测量内容是不够的，这在具有情绪色彩的人格特征测量方面特别重要。例如，对人格测验中的男性化、女性化量表就要加以解释，以免受测者误解。

（3）如果分数是以常模为参考的，就要使受测者知道其是和什么团体在进行比较。例如，同一个百分等级对于普通学校和重点学校的意义是不同的。

（4）要使受测者认识到分数只是一个估计。由于测验的信度、效度不足，分数可能有误差，而且对于一个团体总体来说有效的测验，不一定对每个人都同样有效，但也不能让受测者感到分数是毫不足信的。

（5）要使受测者知道如何运用分数。当测验用于人员选拔和安置问题时这点是特别重要的。要向受测者讲清测验分数在做决定过程中起到什么作用，是完全由分数决定取舍，还是只把分数作为参考；有没有规定最低分数线；测验上的低分数能否由其他方面补偿，等等。

（6）要考虑测验分数将给受测者带来什么影响。由于对分数的解释会影响受测者的自我认识、自我体验和自我评价，所以在解释分数时要把对分数意义的解释和必要的咨询工作结合起来，以免受测者因分数不理想而造成自卑心理。

（7）测验结果应向无关的人员保密。受测者的测验分数不应让其他无关的人员知道，以免对受测者造成不良的影响。因此，分数的报告采用个人的解释为宜，不宜采用团体解释或公告通知的方式。

（8）对低分者的解释应谨慎小心。在测验上获得低分数者或分数不理想者易产生自卑或自我贬抑的心理。因此，对这些受测者报告测验分数时，态度要诚恳，措辞要委婉，避免做直截了当的解释。例如，智力测验得到65分者，勿做这样的解释："你属于智力缺陷者。"较理想的解释应是："这个分数表示你的学习能力比一般人弱了一点，但可以通过刻苦努力而有很不错的表现。"

（9）报告测验分数时应设法了解受测者的心理感受，并采取适当的措施加以引导。报告测验分数时，宜先让受测者充分表达测验时的心理感受，如受测者的动机、态度、情绪、注意、健康等，以便知道其测验分数是否代表在最佳的情况下所做的反应。例如，某学生表示在做智力测验时情绪很恶劣、心不在焉；而另一位则表示在做测验时，动机强烈、注意力集中。虽然两位学生得到相同的115分，但代表的意义可能迥然不同。

同样的，解释完分数后宜鼓励受测者表达对测验结果的感受。如发现受测者对分数有误解或不良态度，应立即配以咨询，予以适当的引导，以免给受测者造成自卑心理或其他不良影响。

第二章 心理评估与诊断

第一节 初步诊断

一、心理诊断

心理诊断是指心理咨询师通过观察法、会谈法、实验法、测验法、量表法，获取来访者临床资料，并通过对资料的分析，对来访者的心理状态和人格特征进行评定，最终对来访者的心理和行为状态的性质做出判断的过程。

二、心理诊断在心理咨询中的重要性

正像一个内科医生在决定对患者进行治疗之前必须弄清疾病的性质、种类和病情一样，一个心理咨询师要想切实解决来访者的心理问题或解除其心理障碍，就必须对其智力、情绪和人格特点有一定的了解；对其个人生活史、目前生活状况、人际关系、工作性质有一定的了解；对其心理问题或障碍的形成发展、严重程度以及对其他心理活动的影响有一个确切的判断，尔后，才能选择最恰当的方法和制定符合来访者实际情况的咨询或治疗方案。

心理诊断不仅仅是一个结果，它应该是心理咨询或治疗之前的决策过程，并且随着来访者心理状态的变化，这个决策过程要不断地变化。因此，心理诊断实际上贯穿在心理咨询的全过程中。

在心理诊断中，应避免“贴标签”，要以现实的临床表现为依据，对难以确定诊断的案例，力争通过会诊解决问题。

三、对来访者形成初步印象、对一般心理健康水平进行评估

心理咨询师对来访者的临床资料进行整理分析之后，必须对来访者的心理和行为问题就严重程度和归类诊断方面，形成大致的判断，这称之为初步印象。基本确定来访者的心理问题，然后，对来访者心理问题的严重程度、当前的心理健康水平予以评估。在进行心理诊断的同时，这类评估是十分重要的。

依据观察、会谈和心理测验的结果，对来访者的心理与行为问题形成临床初步印象。

（1）根据心理健康水平评估的十项指标，对来访者心理健康水平进行衡量。

（2）选择有效的测评工具对来访者的问题进行量化的系统评估。

（3）完成上述工作之后，再对某些含混的临床表现进行鉴别诊断，初步区分出一般心理问题、严重心理问题和神经症性心理问题。

四、早期出现精神障碍

（一）判断正常与异常的心理活动的三原则

1. 主观世界与客观世界的统一性原则

因为心理是客观现实的反映，所以任何的正常心理活动和行为，必须在形式和内容上与客观环境保持一致，我们称为“统一性标准”。人的精神或行为只要与外界环境失去统一，必然不能被人理解。

在精神科临床上，常把“自知力”作为是否患有精神病的指标，其实，这一标准已被以上标准涵盖。所谓“无自知力”或“自知力不完整”是一种来访者对自身状态的反应错误或统一性原则的丧失。

在精神科临床上，还把有无“现实检验能力”作为鉴别心理正常和异常的指标。其实，这一点也包含在上述标准之中。因为若要以客观现实来检验自己的感知和观念，必须以认知与客观现实的一致性为前提。

2. 精神活动的内在协调一致性原则

人类的精神活动虽然可以被分为知、情、意等部分，但它自身确实是一个完整的统一体。各种心理过程之间具有协调一致的关系，这种协调一致性保证人在反映客观世界过程中的高度准确和有效。比如，一个人遇到一件令

人愉快的事但却表现得非常悲伤，或是对痛苦的事做出快乐的反应，我们就可以说他的心理过程失去了协调一致性，转为异常状态。我们把心理过程之间的协调一致性作为区分正常与异常的标准之一，应该是最容易理解的。

3. 个性的相对稳定性原则

每个人在长期的生活道路上都会形成自己独特的人格，人格形成之后具有相对的稳定性。这就是说，我们可以把人格的相对稳定性作为区分精神活动正常与异常的标准之一。

比如，一个用钱很仔细的人突然挥金如土；或者一个待人接物很热情的人突然变得很冷淡，如果我们在其生活环境中找不到足以促使其发生如此改变的原因时，我们就可以说其精神活动已经偏离了正常轨道。

以下通过案例分析，说明“三个原则”的使用。

案例2－1

一位内向而又追求完美、好胜心很强的大学生，因刚刚失恋导致心情不好，并因此影响睡眠和学习效率，自认为这样下去是“没出息”的表现，请求心理咨询师帮助自己早日摆脱不良情绪的困扰。

分析 该来访者的情绪变化是主导性症状，是在客观存在的事件刺激下而导致的主观上的情绪紊乱。因为情绪是一切心理活动的背景，所以表现出工作效率下降是可以理解的，表现了心理活动的协调一致。其表现也符合内向、追求完美、好胜心强的人格特点。本人对症状及其产生的因果关系有很好的自知和理解并主动求治。按照“三原则”判断，应属于正常人的心理活动变化。

案例2－2

来访者：某女性，55岁，由女儿陪同前来咨询。

来访者本是一位仓库保管员，退休已3年。近两个月来，突然在每天半夜12点至凌晨3点左右，都听见原来同事中的4男1女在窗外议论自己。她说自己当保管员时做事太严格，了解他们一些违反政策的事，现在他们合伙商量要把自己清除掉。于是，来访者叫来自己在公安系统工作的女婿进行侦查，但证明并无此事，可自己仍不能消除这种声音和恐惧的心情。

分析 幻听是该来访者的主导性症状。这反映了主客观不统一，显然是不正常的心理活动。

案例2-3

来访者：某女性，34岁，中专毕业，会计员。

近一年来，来访者把每月的工资花在买衣服上，新衣服到处分送给亲朋好友，认为这是“希望工程”，当家人问及此事时，还断然否认，认为“做好事不应声张”。家中经济条件好，但来访者的衣着不修边幅，家中卫生极差。给10岁女儿的信中写道：“天有不测风云，月有阴晴圆缺。让我们在今后的日子里，在各自的工作岗位上，好好做人，力争做一个21世纪继往开来的优秀的好人，一生平安。虽然我小气，但我从不伤人，让我们携手并肩，向着共同的目标奋进，好吗?”

还经常给孩子的老师写信，均表明其思维逻辑出现混乱。医院给开“米氮平”，但她看过说明书后坚决不服用，因为“吃了就是精神分裂症了”。拒绝看病，拒绝治疗。由家人陪着去某医院检查身体，勉强到了医院门口，但坚决不进去，还乘机溜走。

其丈夫说，谈恋爱时就发现她有时说话不着边际。因当时在部队上，接触少，未在意，4年前，复员回家后在一起生活，就发现她懒，不理家务，也不管小孩，一切都是由他管理，现在越来越不像话了。

分析 该来访者存在思维形式障碍和意志缺乏等症状，出现了主客观不统一，心理异常已非常明显。

案例2-4

来访者：男性，20岁。

自述从小内向、孤僻、拘谨、学习刻苦，是个“循规蹈矩”的人。两年来，不敢与人对视，回家要拉上窗帘，尽量不外出，十分痛苦。曾被某医院诊断为“精神病”，因服药无效而来。

自称中专毕业后参加工作不久，一次在食堂排队买饭，感到身后女同事的“胸部”碰了自己一下后便有人取笑。晚上反思，认为那是笑话自己“流氓”。此后，他不但见到那位女同事不自在，还脸红。而后见到其他男同事也紧张不安，总认为别人能从自己的眼神里看出一些不正经的想法。来访者自认为作风正派，并没有不好的想法，但对那位女同事确实也有好感。由于这些想法影响自己的学习、工作和生活，并出现失眠、头痛、心慌。去医院检查，被诊断为“神经衰弱”。服用过安定，病情曾一度好转，但仍不能根除。又去某医院精神科就诊，因有白天拉窗帘和不敢外出的异常行为，按“精神分裂症”治疗，也无效。

分析 该来访者虽然认为别人笑话自己“流氓”，但由于有前因，有一定的事实依据，因此，不是妄想。该来访者的问题不是精神病性的。

该来访者在青年时期有追求异性的要求，但内向，不善表达，又怕外人评论，故形成冲突，并感到痛苦。这种内心冲突最初是由现实刺激引发，并带有道德色彩，但是，由于持续时间长，出现了泛化，后来见到男同事也紧张，主客观存在一定的脱节，内心冲突发生了变形，但是该来访者对这种冲突有一定的认识和分析能力，自知力相对完整，因此，属于神经症性问题。

（二）对来访者具有典型意义的某些特异行为表现进行定性

有些异常心理行为很典型，因而具有诊断和鉴别诊断意义。例如，周期性发作的抑郁或抑郁与躁狂的交替发作，有助于“躁郁症”的诊断。患有神经症的来访者常常表现为强烈的求治愿望而主动求医，出现精神病性问题的人却很少主动求医。患有神经症的来访者对自己的症状是有自知力的，相反出现精神病性问题的人对自己的症状没有“自知力”。

（三）确定工作范围

第一，明确自己的胜任力。心理咨询师对自身胜任力的正确认识，是心理咨询师基本伦理原则的要求。明确自己的胜任力，并取得相应资质，既是对来访者负责，也是对自己的保护。没有自知之明的心理咨询师会成为自己和来访者的“杀手”。

第二，理论上，健康心理咨询的主要对象是一般心理问题、严重心理问题和部分神经症性问题。

第三，对精神病性问题，心理咨询师只能进行有条件的辅助性工作。出现精神病性问题的人很少主动求助，但是他们也会经常来访心理咨询机构，以下是一些常见情况：其一，大多由家属强行陪同而来，有的可能是遭受精神重创后的反应性精神障碍；其二，有的是早期精神分裂症，症状不典型，也曾求助过其他机构，诊断意见不一致，希望再听听心理咨询师的意见；其三，有的是其家属不相信“精神分裂症”的诊断，一厢情愿地希望只是一般的“心理障碍”，或虽然承认是精神分裂症，但希望不用抗精神病的药物，认为副作用大，会把脑子“吃坏”“越吃越傻”，留下后遗症等，希望心理咨询师通过咨询方式劝说来访者改变那些荒诞的妄想，回到社会现实中来；其四，有的家属考虑到升学、就业、婚姻等方面问题，认为找心理咨询师治疗，可以缩小社会的影响面，因为“心理问题”总比“精神病”容易接受些。

第四，慎重对待出现神经症性问题的来访者和能够确诊为神经症的来访者。由于国际上对神经症尚未形成统一的解释和明确的临床分工，神经症一直就是心理咨询师必须面对的难题。特别是在国内，由于心理健康知识普及不够，民众对心理健康认识水平的限制和传统文化的影响，许多人到心理咨询机构求助时，内心冲突已经变形，而且大多持续时间较长，影响了日常生活和社会功能，并伴有一定程度的躯体症状。

虽然，在理论上，健康心理咨询的主要对象是一般心理问题、严重心理问题和部分神经症性问题，但心理咨询师不可避免地要为某些神经症来访者提供帮助。

心理咨询师在临床上会遇到以下三种情况：

第一，能够确诊为神经症的来访者，对自己的症状也很了解，能非常详尽地诉说自己的痛苦和不幸。有时能找出问题发生的原因并推论其与症状之间的逻辑关系，甚至夸大其症状的严重程度，特别害怕会不会转成精神病，简单地说，就是承认自己有病。

对于此类来访者，有经验并具备相应资质的心理咨询师，可根据自己的胜任力制定相应的干预方案，并随时注意其病情发展，在必要时及时寻求会诊或转诊；不具备相应资质或处于实习期的心理咨询师，应该及时寻求上一级心理咨询师的帮助，或采取转诊措施。

第二，一些精神病性问题的早期症状可能不典型，而一些神经症性问题也会出现某些思维和行为的异常，心理咨询师要全面综合地分析所获得的各项资料，透过现象看本质，力求做出早期诊断。如有困难，应及时采取会诊或转诊措施。

第三，综合分析和鉴别精神病性问题和神经症性问题。心理咨询师应该随时按照精神病症状学和神经症的评定方法，对来访者的心理或行为异常的症状反复地进行分析、比较和判断，发现来访者所具症状的实质部分。也就是说，当心理咨询师倾向于把来访者的症状归属于神经症时，要再进一步按精神病性的症状学进行核实。当心理咨询师倾向于把来访者的症状归属于精神病性问题时，也要注意到有些神经症的来访者也会出现某些思维障碍和行为异常。

以下通过案例分析，有助于正确理解心理问题的症状。

案例2－5

来访者：男性，12岁。

自小受循规蹈矩和“很传统”的父亲的教育，要求自己当一个好孩子。上课时遵照老师的要求将双手放到课桌上，尽量克制自己不变换姿势；见到姐姐穿的衣服“露脐”，批评她“这样不文明”，控制自己“不看女孩子的胳膊”。自去年开始每次洗手都要反复数十遍，晚上入睡前还要下床反复检查煤气阀和自来水阀是否关闭。自己虽然知道没有必要，就是控制不住地要反复做，因此感到痛苦。去医院检查没有发现躯体疾病，转来心理咨询。

分析　该来访者同时存在自我强迫和自我反强迫的心理冲突，具备强迫症的症状，还需要进一步评估病程、痛苦程度、社会功能受损程度，并进行必要的鉴别诊断。

案例2－6

来访者：男性，42岁。

因近1个月以来心情不好，整日长吁短叹，对于妻子催促他去上班感到愤怒。其妻陈述他年轻时是足球运动员，前些日子还热衷于组织本市各单位的足球比赛，东奔西跑，精力充沛，声称要为我国的足球事业做出贡献，但不知为什么热度突然下降。其妻回忆到这种忽冷忽热的情况以前也有过，但不像这次这么严重，脾气特别暴躁，并且有时想寻死。医院查不出病来，建议转介心理咨询。咨询时不断用双手捶打自己的头部，并说自己也不理解为什么会变成这个样子。

分析　这是一例双相心境障碍的抑郁发作病例，应该转诊。

案例2－7

来访者：男性，成年，未婚，工厂技师。

由其父亲陪同前来。进门先问：“凭什么带我到这个地方来?”又指着他的父亲说：“我看他脑子有问题了。”问有什么问题，他开始不回答。其父说他工作干得不错，但近年来脾气有些怪，常疑神疑鬼对谁都不信任，谈了几个对象都未成。经反复询问，他才回答道：“说了你们也不相信。”最后，他父亲出示了他写给公安局的信，内容是控告他所在市的公安局在他所到之处都安装有高科技的监控设备，对其进行监控迫害。他说："这些高科技的设备太先进，一般人不懂，也不会相信，心理专家有什么用?"说完不顾父亲的劝说，扬长而去。

分析 这是一例被动求医案例，且出现了被害妄想症状。

案例2－8

来访者：女性，52岁，大学教师。

咨询时先提出条件说："你要完全相信我说的都是事实，我才和你谈。"又说道："我要看看你的水平怎么样。"自述她在8年前一次科研成果鉴定会上认识了一位男记者，自认为该记者钟情于她，回来之后就与丈夫离了婚。虽然鉴定会之后并无那位记者的半点音信，不过她能感到他开始暗中保护她，之后又变成了派人暗中监视她。这些人有的扮成卖报的或收垃圾的在她周围活动，无法摆脱。她说，自己为此离了婚，对方至今态度暧昧，既不告知自己是否离婚，也不来找她……还没等到答复，又接着说："我猜你不相信我说的话，算了，和你说也没有用。"遂离去。

分析 该女性先后出现了"钟情妄想"和"迫害妄想"，但来访者对于自身的症状毫无"自知力"，属于精神病性问题。其求医行为只不过是为了想证实自己的妄想内容。

案例2－9

来访者：男性，21岁，在校理科大二学生。

其父母由于不敢保证儿子是否能来咨询，在儿子放假前就先来向心理咨询师介绍情况。儿子在学期的英语考试中作弊被发现，怕受处分，向老师下跪求饶。曾在高中时就开始暗恋一位高年级的女同学，得知女方上大学后已有男朋友，为此曾痛苦得有"自残行为"（割腕后又自行包扎）。入大学以后和一位男同学非常要好，对方生病时，背他去医院，但另一面又对其有暴力行为。去年暑假带这位男同学到自己家中小住。一天中午母亲发现他们"在一张床上"，父亲认为这些都很不正常。自称从小就不"欣赏"这个孩子，认为儿子远不如自己当年那么优秀，经常训斥，甚至打骂。有一次英语老师让儿子在黑板上写出3句话时，儿子用英语写"我什么也没有学会""最难忘的是爸爸打我""最亲的家人是毛毛狗"。母亲插话说，儿子对父亲的训斥不满又不敢反抗，经常咬自己的胳膊来发泄。父亲认识到自己教育方式的不对，但认为儿子现在可能有精神病，母亲则怀疑其有同性恋倾向。

暑假期间来访者去北京补习英语。回家后，次日晚由父母陪同来咨询。第一次见面时，来访者的嘴里嚼着口香糖，脚穿拖鞋，表现出傲慢和不屑一顾的神态，父亲以介绍他到朋友这儿“谈谈英语学习问题”为由而陪同前来。

交谈是从“逆向英语”学习法切入的，来访者逐渐产生兴趣。心理咨询师不失时机地说明身份，并表示虽然是心理学工作者，但很喜欢英语。来访者说实际上早就应该给他父亲咨询，之后说明自己愿意上外地的大学，是想离家远一点，摆脱对父母的依赖。在大学是校学生会的公关部长，被评为优秀干部，还是戏剧社的组创者和社长。自己现在正追求一位女生，对方态度不明朗，大为苦恼。

在谈到他所施“暴力”的那位男同学时，称对方出身于知识分子家庭，有修养，性格比较内向，依赖性强，除了英语，其他科目都不如自己学得好。心理咨询师指出，来访者是看该同学软弱柔顺而“欺负他”，而这种“欺负”就是从小受到自己父亲“欺负”的一种投射。对此分析，心理咨询师请他先不要表示同意与否，回家进一步思考。

次日家长打电话来说，来访者认为所见到的心理专家很有水平，很佩服，并主动要求在返校之前再交谈一次。

第二次会谈，是来访者独自前来，衣着整齐，彬彬有礼，表示同意上次对欺负那位同学的分析，并说自己早就有这种感觉，但未加控制，因为对方总是逆来顺受的样子。然后又讨论了关于恋爱、选择第二门外语、如何处理学习与社会工作的矛盾等方面的问题，表示很有收获。当心理咨询师建议来访者回校后可以找本校的心理工作者咨询时，来访者认为他们没有经过正规学习，都只会说教，不信服。

分析　该来访者虽然开始时也有拒绝咨询的“不来医行为”，但通过分析可以看出，开始的不主动求医是因为不信服心理咨询能解决问题所致。

案例2－10

来访者：女性，38岁，银行会计。

怀疑丈夫有外遇，采取查电话、盯梢等手段获得“证据”后与丈夫大吵大闹，语无伦次并昏厥过去。被家人送往某精神病医院，按“精神病”治疗一个月后，因用药副作用大，要求出院。因为有报复丈夫的念头而接受一个年轻司机的邀请，与他共同进餐，虽然没有发生什么事，但感到很后悔，觉得不应该这样做。以后再见到这位司机时有些紧张，脸发热，后来逐渐发展到不敢看异性客户，因此感到痛苦，害怕这样下去肯定会发展成“精神病”。

分析 该来访者开始的吵闹、语无伦次等行为都是有因而发，是可以理解的。其后的表现显然不正常，但有“自知力”而为此感到痛苦并积极求助。根据对典型症状的分析不难看出，这是一例恐惧神经症。

案例2－11

来访者：女性，50岁，医生。

20年前搬迁至新居不久，家中的煤气炉爆炸，事后丈夫回家先问房屋、财产有无损失。当时自己心里很难过，认为丈夫应当先问自己的妻子有无受伤才对。当时，来访者也给自己宽心，勉强做出了“他可能见我还正常，所以没有问”的解释。此后，只要她丈夫在家，都必须由他来开关煤气阀门，自己“不敢动”，实际上也知道没什么可怕的，丈夫不在家时自己也能操作，并无大碍，并且也知道这样会影响夫妻感情，让丈夫感到可笑，但她就是要这么做。自认为是得了“强迫症”。

分析 该来访者对自身的问题是有“自知力”的。

案例2－12

来访者：女性，56岁。

自述自从丈夫去世后，有一个30多岁的男性骚扰自己（只听到他说话，见不到人），不断给自己下指令，要自己打扮时，佩戴首饰，为此她定做了两条超短裙。随后感到这是要破坏自己的名誉，不再听他指挥。现在“那个男人”又变换手法要手持钢刀杀害自己和家人。为此报了警，也亲自到外地告诉自己的儿子要多加小心。在描述这些情节时，来访者十分谨慎，常用耳语，唯恐“那个男人”听见。

分析 该女性已完全失去对自己症状的“自知力”，任何解释和劝说都不能消除和动摇她的这些想法，出现幻听和被害妄想，属于精神病性问题。

案例2－13

来访者：女性，36岁，未婚，中专毕业，银行职员，父母均是干部。

自述因精神不正常，已经有8年没上班。要求心理咨询师帮助她解决婚姻问题。

自述自小聪明伶俐。上初中时，父母调动工作，由于舍不得原来的学校和同学，而未随父母迁居。曾和一位男同学"好过一段时间"，很快就因为性格不合而"散"了。但此后学习成绩下降，不敢到父母所在大城市读书，继续在原来县城上学，并考上当地的财会中专。毕业后到父母所在城市的一家银行工作，业务能力强，表现出色，心态逐渐由原来"自卑"转为"自大"，认为"城市人也不过如此"。但是傲视一切的态度并未给自己的恋爱带来好处，谈了几个对象，都是谈的时间不长，对方就以性格不合为由而主动终止交往。她逐渐变得暴躁，对同事不礼貌，学会吸烟，工作效率差，时常出差错而被扣罚奖金，以至于请"病假"不能上班。在家里，开始与父母顶嘴，但发火都是冲着母亲（母亲认为当年没有带她一起迁居是自己的失误，常采取容忍的态度）。认为父亲严厉，不敢朝他发火。为了解决自己的"烦恼"，也曾按"精神分裂症"治疗，并且住过院，服用过"奋乃静""维思通"等药物，但不能彻底解决问题。认为信教也许能有好处，但一想到自己恋爱的屡屡失败，就觉得做什么都没有用。

父母称她有时认为自己有病，有时又把责任推给别人，自己有时明白，有时糊涂，虽然对自身的症状有"自知"，但却是"明知故犯""屡教不改"。

分析 本案例最后经北京、上海等地专家会诊，有的诊断为"边缘性精神障碍"，有的诊断为"人格障碍"。人格障碍尚属一个明确的诊断，而做出"边缘性精神障碍"实在是不得已而为之的"权宜之计"。

陈述本案例的目的是说明，确有一部分来访者，不但在开始，甚至经过相当长一段时间都很难给出一个明确的诊断。在这种情况下，要根据典型症状、对症状的自知力及求医行为等进行综合分析，先给出一个或两个带有倾向性的初步诊断（或称初步印象）也是允许的。有些问题的性质随着咨询的不断深入，也许就会显现出来。

因此，心理诊断可能是一个动态连续的过程。要求咨询工作者要以锲而不舍的精神去完善这一过程。在错综复杂的症状中，心理咨询师必须能够抓住重点，主要从来访者的特异性心理与行为表现中寻找那些具有典型意义的症状，并结合其“求医行为”及对症状的“自知力”的水平这两个方面做深入的分析。

（四）不属于心理咨询范围问题的处理

心理咨询师必须明确自己的工作范围。因为有些问题即使和心理有关，也不是心理咨询所能解决的，心理咨询可能只是部分问题起作用。对此，心理咨询师要有自知之明，不能包揽一切。例如，夫妻俩已经决定要离婚，想问一下孩子由谁来抚养比较好，心理咨询师可以提供参考意见；股民们要选择什么股票，应该找股评家咨询，但因炒股票失利引起的焦虑情绪可找心理咨询师。此外，老年痴呆、儿童智障、器质性病变、精神病性问题等都应及时地转介到有关科室。

以下通过案例分析，有助于了解不属于心理咨询范围问题的处理方法。

案例2－14

来访者：女性，50岁，离异。

来访者是前来为她在美国求学的女儿咨询，得知女儿有改变性别的要求时十分吃惊、愤怒。感觉是世界末日，一切都完了。苦苦哀求心理咨询师帮助她，让她的女儿“改邪归正”。如果能保证心理咨询成功，马上让其女儿回来求治。来访者也看了有关书籍，要求心理咨询师不要说“不可能”。因为如果没有希望，她就会和女儿“同归于尽”，不留在世上被人耻笑。

分析　来访者的痛苦是令人同情的，但心理咨询师不能做出保证心理咨询成功的许诺。显然，帮助她面对现实可能更为可行。

案例2－15

来访者：男性，38岁，大学毕业。

自称是心理咨询师，并且是同性恋者，从外省专程前来咨询，目的是要求心理咨询师给他找个性伴侣（当然是同性）。

分析　心理咨询师建议他去咨询专门研究同性恋问题的专家。

五、一般心理问题的诊断

一般心理问题的诊断有以下几个方面：

（1）分析来访者问题是否有器质性病变作基础。

（2）根据区分正常与异常的心理学原则，分析来访者自知力及有无精神病性症状，与精神病性问题相鉴别。

（3）分析来访者的内心冲突类型。由于现实生活、工作压力、处事失误等因素而产生内心冲突，并因此体验到不良情绪，与神经症性问题相鉴别。

（4）分析来访者情绪是否泛化：情绪未泛化，与严重心理问题相鉴别。

（5）确定来访者心理问题持续时间、心理、生理及社会功能影响程度。不良情绪不间断地持续一个月，或不良情绪不间断地持续两个月仍不能自行化解；不良情绪反应仍在相当程度的理智控制下，始终能保持行为不失常态，基本维持正常生活、学习、社会交往，但效率有所下降。

（6）形成初步诊断。

以下通过案例分析，说明一般心理问题的诊断。

案例2-16

来访者：男性，22岁，由父母陪同前来，系独生子。

父母以儿子上网、不读书、有时与家长顶嘴、脾气暴躁而求助。

该青年仪容及服饰均正常，入座后说自己主要是情绪不好，后悔以往学习不努力，也未及时调整学习方法，学习成绩不理想，高中毕业考入一所大专。由于不是自己的理想大学，学习无动力，三年的时间忙于社会活动和谈恋爱。毕业后发现没有学到什么东西，女友也因异地而分手。一个月前，经人介绍一位正在读研究生的女性朋友，对方愿意和自己建立恋爱关系，但考虑到自己只是个专科学历，有自卑感，犹豫而不敢继续发展。后悔当初不努力，造成现在的被动。着急，又不知从何处下手，心烦意乱，只好上网打发日子。近半个月以来，迟迟不能入睡。家长虽然自小宠爱自己，但并不知道自己的内心感受，说不到自己心里去，因此向他们发脾气。医生检查后认为应该看心理咨询师，自己开始不愿来，是因为自卑，不好意思，见到心理咨询师后，觉得也很愿意请心理咨询师帮助走出困境。

心理测验　EPQ：E 45；P 55；N 70；L 40

SCL-90：焦虑因子分25，其余各因子分均小于1

SAS：57（标准分）SDS：47（标准分）

分析　该案例诊断过程有以下六个方面：

（1）该来访者有睡眠不好的症状，需进一步了解既往医学史，以排除器质性病变。

（2）根据区分心理正常与异常的心理学原则，该来访者产生情绪困扰有明显的原因，情绪性质和强度与现实处境相符合，有良好的自知力，也有求治愿望，心理活动协调一致，人格没有发生明显变化，心理状态正常；没有出现精神病性症状，可排除精神病性问题。

（3）该来访者的内心冲突是趋避式冲突，与现实处境相符，属常形冲突，可排除神经症性问题。

（4）该来访者的焦虑情绪仅局限于与现女友的关系上，没有泛化，可排除严重心理问题。

（5）该来访者的主导症状是焦虑情绪、情绪反应在正常范围内，持续时间一个月。没有严重影响社会功能。

（6）根据以上分析，初步评估诊断为一般心理问题。

案例2－17

来访者：男性，32岁，已婚，初中毕业。

来访者在某县城做化妆品生意，由妻子陪同前来咨询。自述近来由于生意亏本，难以为继，有穷途末路之感，一个月来睡眠不好，心烦，有时脾气暴躁。夫妻二人经营化妆品已十余年，从厂家现款购得化妆品，转由乡镇经营点代销，售后付款。由于利润空间较大，原本生意不错，赚了些钱。去年购置了一辆面包车，送货很方便，无需代理商再来提货。夫妻感情好，妻子无论在事业上还是家庭方面都是自己的贤内助。7岁的儿子刚上学，也很可爱。不想原本幸福美满的生活却被几个人给打乱了。"他们来到这个县城推销他们的化妆品，拼命压价，两个月的价格战，已经让我有些承受不了。每当我去代销点看到货架上竞争对手的产品十分畅销，而我的产品都成为滞销产品时，心里很不是滋味。看到代销人员不像从前那样热情，就联想到我的产品滞销不只是价格问题，也与他们促销不力有关。当看到从他们那里退回的产品已近失效期时，想到不能向厂家退货，损失只能由我承担，内心怨恨、气愤，脸色也不好看，常常弄得双方很不愉快。事后也感到后悔，但是觉得路越走越窄，真不知如何是好。妻子比我乐观，说困难是暂时的，要沉得住气。但我总觉得被这几个人逼得快破产了。去医院检查又查不出什么病来，真不知该怎么办……”

分析 该来访者的情绪问题是有因而发，强度并不太重，时间也不太长，理智可以控制，主观认识与客观现实是统一的。有自知力，感到痛苦，希望得到帮助并解决问题，有求治愿望，属于一般心理问题，具体原因是经商失利。

六、严重心理问题的诊断

严重心理问题的诊断步骤有如下六个方面：

（1）分析来访者问题是否有器质性病变作基础。

（2）根据区分正常与异常的心理学原则，分析来访者自知力及有无精神病性症状，与精神病性问题相鉴别。

（3）分析来访者的内心冲突类型。由较为强烈的、对个体威胁较大的现实刺激引起，内心冲突是常形的，与神经症性问题相鉴别。

（4）分析来访者情绪是否已泛化。痛苦情绪不但能被最初的刺激引起，而且与最初刺激相类似、相关联，也可以引起此类痛苦，即反应对象被泛化，分析泛化的具体表现。

（5）确定来访者心理问题持续时间、心理、生理及社会动能影响程度。从产生痛苦情绪开始，痛苦情绪简短或不间断地持续时间在两个月以上、半年以下；遭受刺激越大，反应越强烈，大多数情况下，会短暂地失去理性控制；在后来的持续时间里，痛苦可逐渐减弱，但是单纯依靠“自然发展”或“非专业性的干预”，却难以解脱；对生活、工作和社会交往有一定程度的影响。

（6）形成初步诊断。

以下通过案例分析，说明严重心理问题的诊断。

案例2－18

来访者：男性，18岁，艺术学校高三学生。

自述从小喜欢绘画，想报考中央美术学院，认为上文化课纯粹是浪费时间，故从高一就经常借故逃避文化课。自认为应该用这些时间来练习自己的绘画技巧。但家长认为，文化课必须要有一定的分数才能被学院录取，不让他放松文化课。来访者当时认为，只要稍微看看文化课就能通过，用不着花费那么多时间，为此经常与父母发生言语冲突，很是心烦，即使在家作画，也没有好心情。进入高三后，发现文化课不如自己想的那么简单，恐怕考中央美术学院的理想要落空，很是焦急，睡眠不好（主要是入睡困难）。父母更是经常责备自己，心中有些后悔，但表面上还要装出理直气壮的样子，不肯承认。还有几个月就要参加考试了，一家人都着急，自己更感到希望渺茫，对生活中的一些事情也打不起精神。拿起画笔，觉得很沉重。听课时注意力不集中，记忆力下降。来访者母亲证实儿子所说的内容属实。某医学专家建议他进行心理咨询。

分析 对该案例诊断过程有如下六个方面：

(1) 该来访者有睡眠不好的症状，需进一步了解既往医学史，以排除器质性病变。

(2) 根据区分心理正常与异常的心理学原则，该来访者产生情绪困扰有明显的原因，情绪性质和高度与现实处境相符合，有良好的自知力，也有求治愿望。心理活动协调，人格没有发生明显变化，心理状态正常，没有出现精神病性症状，可排除精神病性问题。

(3) 该来访者的内心冲突来自三个方面。一是自一年级开始就存在学习文化课与绘画的内心冲突；二是与父母意见不一致形成的内心冲突；三是高考临近。这些冲突，都是具有现实意义的心理冲突，属于常形冲突，可排除神经症性问题。

(4) 该来访者的不良情绪已经泛化。

(5) 该来访者的主导症状县焦虑和抑郁情绪、情绪反应尚在正常范围内；但从高三一直持续到高考前几个月（推算下来，至少有 4 个月）；社会功能受到较大影响。

(6) 根据以上分析，初步诊断为严重心理问题。

以下案例可以诊断为严重心理问题，请分析其依据。

案例 2－19

来访者：女性，38 岁，大学本科，中学英语教师。

自述心情不愉快，没有幸福感，看什么都不顺眼而求助。

丈夫是潜艇军官，与他恋爱结婚后而随军。原在北方部队驻地附近的一所中学教书，丈夫住家，生有一儿子，各方面都很顺心。

半年前部队调防，随军来到南方，由于条件不便，工作安排在距部队驻地较远的一所中学，仍教英语。丈夫只能节假日回家，为了儿子上学方便，租赁一栋较旧的居民楼房居住，住三楼，没有防盗门。

居民成分混杂，楼中住有三四十名外来务工人员，感到不安全。自己虽安装防盗报警系统但晚上睡觉仍不放心。丈夫不在家时，要求10岁的儿子到自己房间来睡。儿子不情愿。自己也怕不利于儿子的性心理发展，但无可奈何。睡眠质量也很差，工作受影响。

刚来时，觉得语言不通不是大问题，工作时师生及同事交流一般都是用普通话，有时听他们说当地话，也不难明白，觉得他们说得挺有节奏感，而且自己学外语都能行，这点困难算什么。但自从一次吃饭后发生了改变。一次加班较晚，同事说很累，不回家做饭了，就一起去了饭店吃饭。饭后结账时他们说费用平摊制，当时就觉得南方人真小气，就抢去把单买了，他们也没意见。晚上睡不着觉。觉得这事不大对，自己初来乍到，怎么反倒让自己花钱？是不是看自己好欺负？越想越睡不着。

此后，见到这些同事就觉得别扭，又过了些日子听他们说当地方言，也觉得非常难听，想堵着耳朵。

分析 （1）该来访者年轻，平素没有重大躯体疾病，最近睡眠不好有明显现实原因，暂不考虑器质性精神障碍，但需要进一步了解，以排除该类情况。

（2）根据区分心理正常与异常的心理学原理，该来访者产生“心情不愉快，没有幸福感，看什么都不顺眼”有明显现实原因，其情绪困扰的性质和强度与现实处境相符合（主客观世界统一），人格没有发生明显变化（人格相对稳定），有良好自知力及治疗欲望，心理活动正常，可以排除精神病性障碍。

（3）该来访者的内心冲突来自三方面：一是居住地环境差，但为了儿子只好居住的内心冲突；二是晚上害怕，想要儿子陪睡，但又怕影响儿子性心理发育的内心冲突；三是对南方人的生活方式不习惯（费用平摊制），但对自己买单又感到不合算。这些冲突都具有现实意义，属常形冲突，可以排除神经症及神经症性心理问题。

（4）该来访者的不良情绪已经泛化（没有幸福感，看什么都不顺眼，不接当地口音的电话，不让儿子学地方话等），但尚在正常范围内。

（5）该来访者的不良情绪，从半年前随军安排工作开始，持续几个月，社会功能受到影响（工作受影响）。

（6）根据以上分析，该来访者的问题属于“严重心理问题”。

案例 2－20

来访者：男性，24 岁，家中独子。

半年前某大学国际金融专业应届毕业，为择业而苦恼。

父母均为公务员，社会地位及经济条件比较优越。姥姥年轻守寡后即与自己的独生女生活在一起，从小把自己带大。一家人与姥姥感情深厚，都非常敬重她。

自述自己是“三个一般”，即智力一般，努力程度一般，因此成绩也一般。总认为凭自己的家庭条件，将来衣食无忧应该没有多大问题。父母也认为自己是个善良的孩子，对人讲礼貌，很懂事，不惹祸，只是有些散漫，时间抓得不够紧。但最近几个月来发现自己有点反常，经常为一点小事发脾气，甚至在别人看来就是没事找事，无理取闹。脾气发过后，自己知道不对，甚至会主动道歉。每当发脾气的时候常想起高中一年级的不愉快经历。

昨天下午，姥姥问来访者晚饭想吃鱼还是想吃肉，来访者一听就火了，说：“你们总拿这些破事让我做决定，烦不烦人。”这时又想到高一的事，更加生气，闹得一家人都没吃晚饭。出去转了一圈，心情逐渐平静，感到自己不对，特别听到姥姥说没有功劳也有苦劳时，更觉得羞愧难当，赶忙回来向姥姥道歉，恳请她原谅。

当心理咨询师问及高一那件事时，来访者表情痛苦，给人不堪回首往事之感。来访者自述从小身体较胖，刻意锻炼身体。自己喜欢乒乓球，但父亲说他有个战友是篮球教练，所以就按父亲的意见学打篮球。高一时参加篮球比赛，扭伤踝骨。中医大夫说用小夹板治疗效果很好，而且不用住院，可以上学。但父亲的一位战友说伤筋动骨一百天，一定要打石膏，住院治疗。自己没有主见，听从父母安排住院。出院后发现功课落得太多跟不上，只好休学一年。后来听说有位同学也是同样骨伤，人家就是用的中医治疗，没有耽误功课，自己后悔莫及。这一年在家无聊，成天上网打发日子，白白耽误一年的时间，还学了一些不好的习惯。真恨自己没有主见，什么都听父母的。

高考成绩不理想，不过也是意料之中的事。自己当时有两个选择，一个是学计算机；另一个是学国际金融。因为自己的英语学得还不错，父亲说这一年上网打游戏把眼睛都弄坏了，不能再学计算机了，于是就学了国际金融。没想到一毕业就碰上经济危机，真倒霉。想想爸爸当时的专业选择理由也不充分，现在哪个工作不用计算机啊？计算机学好了就业门路会宽些，想想又是不会选择，真后悔。

毕业后面临的就是应聘上岗。父母通过关系给自己找到两份工作，但说这是大事，为了不落埋怨，让自己拿主意。一个工作是要经常出差，虽可以游山玩水，但学不到什么本事。另一个和财务有关，很忙，工资高一点。我又拿不定主意了。在网上查来查去，经常到深夜，也没有个明确的答案，烦死了。怨恨父母管得太多，没有给自己机会锻炼自己的决策能力。自己经常问的一个问题是：父母给自己创造的这些条件对自己来说是利还是弊？

现在只要一遇到让自己做决定的事就头皮发麻，有无名火，控制不住……想想真对不住姥姥……

来访者父亲的自述：当年在部队上顾不上家，总觉得亏欠孩子很多，现在条件好了，总想多补偿一些，没想到事与愿违。孩子自己不好意思说，发起脾气来失去理智会砸东西，事后总是后悔，但又悔而不改，什么法子都用了也不管用。

分析 （1）该来访者年轻，平素没有重大躯体疾病，最近睡眠不好有明显现实原因，暂不考虑器质性精神障碍，但需要进一步了解，以排除该类情况。

（2）根据区分心理正常与异常的心理学原理，该来访者产生“烦恼，发脾气、自责”等情绪有明显现实原因，其情绪困扰的性质和强度与现实处境相符合（主客观世界统一），人格没有发生明显变化（人格相对稳定），有良好自知力及治疗欲望，心理活动正常，可以排除精神病性障碍。

（3）该来访者的内心冲突主要来自两方面：一是既依赖父母，又怨恨父母包办太多；二是想找轻松的工作，但又想有发展前景。这些冲突都具有现实意义，属常形冲突，可以排除神经症及神经症性心理问题。

（4）该来访者的不良情绪和行为已经泛化（经常为小事发脾气，甚至无理取闹砸东西），但尚在正常范围内。

（5）该来访者的不良情绪和行为持续几个月（最近几个月），社会功能受到影响（简单的事情都难以做决定）。

（6）根据以上分析，该求助者的问题属于“严重心理问题”。

以下通过案例分析，说明精神病性问题和神经症性问题。

案例 2 – 21

来访者：男性，41 岁，大学文化，工程技术人员。

因感到妻子身上有放射性射线而不敢与之见面而就诊。

单位陪诊人员介绍：该同志业务水平很高，工作努力，承担重大的科研项目，只是长期不敢回家，觉得妻子身上有射线发出，使自己浑身难受、紧张出汗。开始时，不能与妻子同在一室，后来不能见面，再往后听到妻子的脚步声就浑身发抖，这样一来，工作也受影响。

以下是心理咨询师和来访者的一段对话：

心理咨询师：你真的感到妻子身上有射线吗？

来访者：真有。但别人感觉不到。

心理咨询师：可是你妻子经过有关单位检查，没有发现身上能释放出射线。

来访者：可能仪器本身灵敏度不够。我是真的感觉到射线的伤害，我不会说谎。

以下是心理咨询师和来访者妻子的一段对话：

心理咨询师：您是否愿意把你丈夫的情况详细介绍一下。如果您愿意的话，也可以把夫妻关系的情况谈谈。

来访者的妻子自述：结婚16年了，在他害病之前，夫妻关系一直很好。记得是3年前，有一次他在朋友家喝酒，醉了。当晚有一次性生活，出了许多汗，有点像虚脱。次日他觉得不舒服，我和他一起去某中医院看病，一位中医问过病情和病前情况，诊断说大汗亡阴，虚症，要好好治疗，要节制房事。服用的多是补药。过了一段时间开始分房了。我觉得他仍然有性生活的要求，但却努力克制住自己。开始虽然分房但还是在一起吃饭、看电视。后来，他说有我在旁边时浑身不舒服，所以就不能在一起看电视或聊天，但见面说话还是可以的。再往后连见面他也害怕，所以只好他先回家做饭吃饭，他吃完饭走后我才能回家，有事只能让孩子传达信息。这样生活了一年多。最近，更严重了，如果他在家，即使我在另外的房间里也不敢大声说话，他听到我讲话也害怕，甚至听到我的脚步声也害怕。理由是觉得我身上有放射线能伤害他，他能感觉到，我自己和孩子都感觉不到。我去有关单位做过检测，什么放射物质都没有。

当心理咨询师向来访者说明与射线相关的道理时，该来访者说可以接受心理咨询师的意见，但坚持说自己的感觉是存在的。后来请有关专家进行暗示治疗，两次暗示治疗均已成功，症状消失。

分析　该来访者已产生了类似妄想的思维活动，感觉的异常也近乎躯体幻觉。但就其发病原因来看，心理因素似乎是主要因素，而不单纯是诱发因素，所以仍可以试用心理疗法。

被射线刺伤感和认为妻子身上有放射线等与精神分裂症的幻觉、妄想在形式上近似。但如果全面理解来访者的精神状态，就可以排除精神分裂症，来访者在工作、生活的其他方面均是正常的，甚至在出差外地时一切都是很正常的，躯体也无任何异常感觉，社会交往中除了不能见到妻子外，多年来人际关系都很好。

另外，仔细分析现有症状时可以发现，这些症状都不是无中生有的，躯体感觉是在酒后行房而产生的虚弱感，再加上中医师给的信息是危及生命的，这更增加和强化了这种感觉。在服用大量补药和身体康复后，性需求肯定会产生，但原遭受折磨的痛苦经验很强，必然形成压抑因素，为使这种压抑理由化，就必然寻找另外的原因。理由化过程中的逻辑推理显然是错误的，因为有一个前提是以假设为根据的（即妻子身上有放射线）。

之所以说来访者认为妻子身上有射线这种观念与精神分裂症的妄想有区别，其理由是用说理的方法可以动摇这种观念，而在使用清醒状态下的暗示疗法之后，来访者立刻能承认自己思维的反逻辑性。这种情况在精神分裂症来访者身上是极少见的，分裂症的急性期几乎无法用心理治疗解除妄想和幻觉。

当然，在进行心理治疗时必须保持高度警惕，如治疗无效或症状加重时，必须立即转介精神病科。

案例 2－22

来访者：女性，22 岁，初中文化，待业。

来访者 5 岁时，父亲因有外遇和母亲离婚。母亲再次结婚后，来访者跟母亲和继父一起生活，家庭基本和睦。自幼学习很好，老师也很喜欢。初中时，做社会工作也很积极。有一次打扫卫生，有一堆土没有人清理，老师错怪是她的责任，批评了她。当时觉得很委屈，哭了一场，但此事没和任何人讲，只是闷在心里。不久，和老师的关系不太好了，觉得班里的同学也躲着自己。后来突然闻到自己的脚有一种怪味，心想，可能是别人觉到我的脚有怪味而不愿意与自己接近。去医院治疗，心理咨询师说是心理作用，脚没有任何病。自己不甘心，上街买各种药洗脚，但自己还是能闻到脚的怪味。现在待业，别人多次介绍工作也不敢去，因为怕自己的脚气影响别人，招致别人的讨厌。

分析　该来访者的感觉肯定是异常的，而且持续了好多年。如果属于精神分裂症的感觉异常，在经过若干年的发展之后，其他症状也会充分表现出来，但事实上多年来并未出现其他症状。同样，在进行心理治疗的同时应警惕转化为精神病的可能。

我们也不能否认这样的事实，凡具有精神症状的来访者，即便是目前无充分根据诊断为“精神分裂症”或其他精神障碍，但这类人是精神病的易感者，在人群的精神健康水平的分布中，他们的确处在正常与异常的边缘状态。这一点必须在心理咨询治疗时，对其本人或家属讲清楚，以便使他们更加注意心理卫生，提高适应能力，逐步认识到自己出现问题的性质，只有这样才可以防止疾病发生。

七、神经症性心理问题的诊断

神经症性心理问题的诊断有以下四个方面：

（1）分析来访者问题是否有器质性病变作基础。

（2）根据区分正常与异常的心理学原则，分析来访者自知力及有无精神病性症状，与精种病性问题相鉴别。

（3）分析来访者的内心冲突类型：内心冲突是变形的，但是根据许又新教授的神经症简易评定法，还不能确诊为神经症。

（4）神经症性心理问题，是指临床表现已接近神经症，或本身就是神经症的早期阶段。有时也把有严重心理问题但没有严重人格缺陷者（临床症状就是神经症）列入这一类，属于神经症性心理问题。

以下通过案例分析，说明神经症性心理问题的诊断。

案例 2－23

来访者：女性，50 岁，初中文化水平，干部。

来访者走路时总想重复地多走几遍，接触水时怕水里有死人。

既往史：1969 年曾做人工流产，当时心里不太同意，手术后感到身体不适，休息近两个月。事后心情总是不好，总想自己可能落下后遗症。1973 年机关人员下放，来访者当时正给孩子做棉衣，为了下放的事与领导吵架，边哭边赶制孩子的衣服。衣服做好后，觉得衣服里可能有虫子或硬东西，怕伤着孩子，又把衣服拆了重做。事情过去后，有几年时间比较平静，没有任何精神刺激，类似情况均未发生。1979 年因为和同事闹矛盾，哭了一场，哭后洗脸时总觉得没洗干净，反复洗几次，后来每天洗脸都要反复洗，又过了一段时间，症状自行缓解。后来，凡遇精神不愉快的情况都有这类动作出现，持续一段时间自行缓解。

分析 该来访者的强迫症状是明显的，但持续一段时间后自行缓解。这又与强迫症略有差异，在没有精神刺激或精神活动不进入高度紧张的状态时，不会出现症状。看来症状的出现的确是反应性的。如果将来访者归入反应精神性精神障碍和强迫性神经症也是可以的，但问题又没有那样严重。然而，该案例如果遇到更强的精神刺激是否会发展成精神病性障碍？我们说这种可能性要比别人大得多。因为这类人对精神病性障碍是易感的，他们虽然在日常生活和工作中所表现出的精神活动与行为都是正常的，但当前的症状却一样预示着在他们身上潜在着精神病性障碍发作的可能性。

案例2－24

来访者：男性，51岁，大学文化程度，某省机关宣传干部，已婚，体健。

来访者在学校读书期间，爱好广泛，与同学的关系很好。聪明、敏感、胆小。曾担任学生会干部，负责宣传工作，有一定的组织能力，颇受同学赞赏。生活和学习上从未遭受过挫折。1965年，某大学毕业后被分配到某省机关，工作得心应手。

1968年，随机关下放干校劳动。某日，军宣队组织大家吃"忆苦饭"，吃过"忆苦饭"后，又开座谈会。军宣队问他"忆苦饭"的味道如何，他说，实在难以下咽。为此，军队立即批评他，说他缺乏劳动人民感情，要他好好检查自己的资产阶级思想，第二天在"平私批修"会上，他为了表示自己的思想已经转变，说："忆苦饭好吃。"这时，有人反驳，认为说"忆苦饭"好吃，是阶级立场问题。因为这等于说旧社会的劳动人民的生活不苦，是站在剥削阶级立场上说话。当晚，他难以入眠，反复权衡应如何表态为好。他想，立场问题比感情问题严重，所以应该认为"忆苦饭"不好吃，这样罪过轻些；可是又一想，这样说也不行，应和他们保持一致。所以必须承认"忆苦饭"好吃。就这样，"忆苦饭"好吃还是不好吃的问题，想了一夜。往后，虽然别人再没提及这个问题，但是他自己总觉得心里放不下。

从那时起，他在任何场合再不敢表态。如果开会必须发言，一定先照报纸社论拟好稿，再逐字逐句地读。

与人交往、朋友聊天、开会发言等，都显得比较自如。前不久被领导委以重任，担当宣传干部，在任命会上，突然要他讲几句话，表一下态。在兴奋紧张的情况下，似乎突然想起当年上台挨批判的情景，所以言不由衷，觉得词不达意。后来，不仅大会上讲话不流畅，在小的座谈会上说话也紧张。这一状况持续了两个多月。

目前，当宣传干部必须经常发表讲话，所以前来求助心理咨询师。（以上由来访者的妻子表述）

分析 在该案例中，来访者最近两个月在开会发言时，出现了趋避式冲突，又要努力讲好，又要摆脱当年挨批判的感受，而且这种冲突脱离了现实处境的实际情况。现实中已经不会出现当年的情况了，一般人不会有这种冲突的情况出现。因此，他的内心冲突是变形的。但是，病程只有两个多月，病程评为 1 分；痛苦无法自行摆脱而求助，痛苦程度评 2 分。会上可以发言，只是不流畅，社会功能受损程度轻微，评为 1 分；总得分 4 分，可以初步诊断为可疑神经症。

八、神经症的诊断

神经症又称神经官能症或精神神经症，是一组大脑功能失调的疾病总称。神经症是心理门诊最为常见、心理治疗效果较好的一类心理疾病。

（一）神经症的评定方法

许又新教授在《神经症》一书中提出的神经症临床评定方法，简洁、明快、实用。神经症的临床评定关键在于深入了解清楚心理冲突的性质。从现象或事实的角度来说，心理冲突有常形与变形之分。

心理冲突的常形有两个特点：一是它与现实处境直接相联系，涉及大家公认的重要生活事件，例如，夫妻感情不和，来访者长期想离婚又不想离婚，十分苦恼；二是它有明显的道德性质，不论来访者持什么道德观点，总可以将冲突的一方视为道德的，而另一方是不道德的，上述的例子便是如此。

心理冲突的变形也有相应的两个特点：一是它与现实处境没有什么关系，或者它涉及的是生活中鸡毛蒜皮的小事，一般人认为简直不值得为它操心，或者使不懂精神病学的人感到难以理解，为什么很容易解决的问题却解决不了？例如，某人每天晚饭后就陷入吃药还是不吃药的痛苦冲突之中，吃药怕肝硬化和上瘾，不吃药怕睡不着。这在不懂精神病学的局外人看来是不成问题的，想吃就吃，不想吃就不吃，实在决定不了可以去问医生，让医生决定。二是它不带明显的道德色彩。如上例，不能说吃药和不吃药何者道德、何者不道德。心理冲突的变形是神经症性的，而心理冲突的常形则是大家都有的经验。

显然，如果与生理功能障碍相伴随的心理冲突限于常形，甚至并没有什么痛苦的心理冲突。那么，这充其量只是心理生理障碍，而不是神经症。要注意的是，一旦出现头痛、失眠、记忆差或内脏功能障碍，原来不明显的心理冲突便会尖锐化，也很容易发生变形，例如明显的疑病症状。

对心理冲突的揭示和分析需要从以下三个方面来判断：

（1）病程。不到3个月为短程，计1分；3个月至1年为中程，计2分；1年以上为长程，计3分。

（2）精神痛苦的程度。轻度，来访者自己可以主动设法摆脱，计1分；中度，来访者自己摆脱不了，需要借助别人的帮助或处境的改变才能摆脱，计2分；重度，来访者几乎完全无法摆脱，即使别人安慰、开导，或陪伴、易地休养也无济于事，计3分。

（3）社会功能。能照常工作学习以及人际交往，只有轻微妨碍者，计1分；中度社会功能受损害者，工作学习或人际交往效率显著下降，不得不减轻工作或改变工作，或只能部分工作，或某些社交场合不得不尽量避免，计2分；重度社会功能受损害者，完全不能工作学习，不得不休病假或退学，或某些必要的社会交往完全回避，计3分。

如果总得分为3分，可以认为还不能诊断为神经症；如果总分不小于6分，神经症的诊断是可以成立的；如果总得分为4～5分，则为可疑病例，需进一步观察确诊。

要补充说明的是，对精神痛苦和社会功能的评定，至少要考虑近3个月的情况，评定涉及的时间太短是不可靠的。

（二）神经症与其他疾病的鉴别

对每一位可疑的神经症来访者都必须进行常规的身体和神经系统检查，这也是内科和神经科临床工作中的日常实践。

根据一次会谈或检查便下诊断，尤其是缺乏经验的心理咨询师，常常是不可靠的。安排定期复诊，例如一两周或一个月复诊一次，多复诊几次是可以确诊的。下诊断，有时需有内科和神经科的检查报告或案例记录，有时需与家属会谈，以了解有关情况和核对来访者的叙述。

诊断神经症不能单纯依靠排除。身体和神经系统检查阴性不能构成神经症诊断的充分根据。反之，如果神经症症状典型而且持久（例如长期存在心理冲突的变形），即使来访者确有内科疾病（如慢性肝炎、高血压病、结核病等），神经症的诊断仍然是可以成立的。换言之，在某些情况下，我们必须下两个诊断，即某种内科疾病和神经症。这样做不仅在理论上是站得住脚的，而且在治疗上对来访者也有好处，也就是一方面治疗内科病，另一方面也同时针对神经症进行相应的治疗，尤其是心理治疗。对于暂时不能确诊的，必须做充分的解释，解除不必要的顾虑。

（三）神经症与人格障碍的鉴别

这并不是一个非此即彼的问题。近来，西方国家已经通行多轴诊断。据彼得·泰勒（1983）分析发现，神经症来访者中40%的人有人格障碍。又据西姆斯（1975）对一组神经症来访者追踪12年发现，70%的人有人格障碍，而对照组外科来访者有人格障碍者只占25%。

因此，清楚每一位神经症来访者的人格是重要的，这对治疗和预后都有必要。参考许又新教授的方法，本教材神经症的评定步骤是：确定来访者心理冲突的性质，如果心理冲突为变形，则使用简易评定法。如果总得分为3分，则为神经症性心理问题；如果总得分为4~5分，则为可疑神经症；如果总得分为6分及以上，则可确诊为神经症。

以下通过案例分析，说明神经症问题。

案例2-25

来访者：男性23岁，大学毕业，待业。

自述高考时因紧张发挥不好，成绩不理想。当时有两种选择：一个是复读来年再考；一个是读大专。父母因为家庭经济不宽裕主张上大专，自己虽然想复读，但看到父母的态度就没有坚持自己的意见而勉强同意。就读的学校在外省，位置偏僻，条件较差，宿舍里有老鼠，一到晚上老鼠就出来活动，扰得自己睡不着觉。特别是自己睡下铺，总怕老鼠跑到床上骚扰，经常担心害怕，彻夜难眠。与同学调换床位，睡到上铺，睡眠有所改善。但每天早晨起来要检查床上有无老鼠粪便，总担心老鼠夜里跑到自己床上，弄脏衣被，要经常换洗衣被。一年前毕业回家，头一个月觉得家里很安全，晚上也能安睡。

求职过程不顺利，认为这和自己只是大专学历有关，此后开始参加本科自学考试。学习遇到困难时，不免想起现在的被动局面都是因为当初父母不能克服困难，做出一些牺牲，让自己复读。同时也认为与自己当时没有坚持复读有关，特别看到和自己情况差不多的姨家表妹复读后考取了一所理想的大学，更加伤心后悔。某天夜间又听到自己房间里出现声音，怀疑老鼠作怪，紧张得一夜没睡好。次日，检查自己房间并无老鼠的证据，但还是不放心。半年多来，总认为院子里和马路上都会有老鼠的踪迹。碰到垃圾箱要远远地绕开走。从外面回到家要反复洗手，虽然知道没有必要，但就是不能控制，否则就很难受。晚上看书时，更时时刻刻地注意有无老鼠活动的声音，失眠、头晕、心慌，心烦，学习效率很差，总想发脾气，对父母的态度不好。医院检查未发现器质性病变，医生建议寻求心理咨询。

分析 该来访者对老鼠的过分注意和担忧显示出变形的心理冲突；出现躯体症状，但经医院检查未发现器质性病变；时间为半年以上，计2分；痛苦无法自行解脱而求助，计2分；学习效率很差，家庭关系因此紧张，但没有回避行为，社会功能受损程度，计2分。总得分6分。该来访者可以初步诊断为神经症。

案例2－26

来访者：男性，25岁，未婚，司机。

来访者7年前高中毕业后到现工作单位当司机。3个月前领导发现来访者驾车时打瞌睡批评他。来访者说自己无法克制，暂停工作，去某医院神经科检查，未发现器质性疾病。同事们反映他消沉、闷闷不乐已经有好长时间了。

来访者自述：有一女友，是中学同学，现在家乡附近的一个大城市里的一家公司做会计。女友的长相、性格、工作都很好，自己非常满意。但她家庭负担较重，母亲务农，还有一个上初中的弟弟。她父亲于一年前因肝病去世，欠下了一些债务。考虑到调到对方所在的城市工作可以对她多一些照顾。在她父亲去世后，向她提出定亲的要求，以便有理由向领导提出调动。没想到女友不同意，困惑之余，想到她也可能考虑到经济问题，想傍个大款，但这似乎又与对方每天都来电话的热情态度相矛盾。因此每天晚上通完电话后都久久不能入睡，次日上班没有精神。这种矛盾心情持续快一年了。“我这个单位纪律很严，我也没有机会去看她，她刚到那家公司工作统管财务，一天也不能离开。两人沟通只闻声、不见人，很多问题说不清楚，就怕哪一天她提出分手。原来我还有雄心壮志想自学考试，想出人头地。这几个月来感到做什么事都没有劲头，连喜爱的足球比赛也不想看了，整天待在宿舍里发呆。想发脾气也找不到地，胸前像压了一块大石头，沉沉的，很难受，两条腿发软，觉得自己的心吊在半空，一活动就出虚汗，我年纪轻轻的，这得的是什么病？”

分析 该来访者的变形心理冲突持续时间近一年，自觉痛苦不安并出现了心理、生理功能紊乱的症状，停职休息影响了社会功能，但并没有检查出什么疾病可以解释这些症状，可初步诊断为神经症。

（四）区分不同类型的神经症

神经症有很多的分类方法，许又新教授把神经症分为神经衰弱、焦虑神经症、恐惧神经症、强迫性神经症、疑病神经症五种典型的神经症，还有抑郁神经症、人格解体神经症、其他类型和无法分型的不典型的神经症。许又新教授不认为癔症也归类于神经症。

根据心理咨询的实际需要，主要介绍上述五种典型的神经症和不典型神经症中的抑郁神经症。

在讨论抑郁神经症时，请注意抑郁、抑郁神经症和抑郁症这些概念的区分和相互关系。

此外，在诊断不同类型的神经症时，首先分析它是否符合神经症的基本条件，然后再察看其符合哪一类型的特点。

1. 神经衰弱

（1）与精神易兴奋相联系的精神易疲劳。

（2）情绪症状主要有烦恼、易激惹、心情紧张。并且必须具备以下三个特点：① 来访者感到痛苦，并常常向别人倾诉，寻求帮助或治疗；② 感到控制不了或摆脱不了；③ 情绪的强烈程度和持续时间之久与生活事件和处境不相称。

（3）常见的心理生理障碍有睡眠障碍、头部不适感、个别内脏功能轻度或中度障碍。

2. 焦虑神经症

（1）主要类型。

① 急性焦虑发作（惊恐障碍、惊恐发作）。主要临床相：发作无明显诱因、无相关的特定情境，发作不可预测；在发作间歇期，除害怕再发作外，无明显症状；表现强烈的恐惧、焦虑，及明显的植物性神经系统症状，可有人格解体、现实解体、濒死恐惧或失控感等痛苦体验；突然开始，迅速达到高峰，发作时意识清晰，事后能回忆。

鉴别诊断：躯体疾病可能引起类似于焦虑发作的症状：心律失常、脑缺血，冠心病，甲状腺毒肿，可从病史及躯体检查排除；若仅发生于某些特定的场所，要与恐惧神经症相鉴别；若同时存在心情低落或悲伤，要与抑郁症相鉴别，在等级制诊断系统中，抑郁症等级较高，要做出焦虑症的诊断必须排除抑郁症。

② 广泛性焦虑。这是一种以缺乏明确对象和具体内容的提心吊胆及紧张不安为主的焦虑症。主要临床相：有显著的自主神经系统症状，肌肉紧

张，运动性不安；因难以忍受的担心和紧张而又无法解脱，感到痛苦。

诊断要点：符合神经症的诊断标准；以持续的原发性焦虑症状为主，并符合下列两项：经常或持续的无明确对象和固定内容的恐惧或提心吊胆；伴自主神经症状或运动性不安。

鉴别诊断：如果心境低落或悲伤占有优势，要与抑郁症相鉴别；如果存在突然的非诱发性的焦虑发作，要与焦虑发作相鉴别；如果存在恐惧并回避特定的场景，要与恐惧神经症相鉴别。

（2）主要特点。

① 焦虑的情绪体验；② 焦虑的身体表现（运动性不安和植物性神经系统的功能障碍）。

3. 恐惧神经症

（1）主要类型。

① 场所恐惧症。

② 社交恐惧症。

③ 特殊恐惧症。

鉴别诊断：如果害怕得病，要与疑病症相鉴别。疾病恐惧症来访者只害怕得种病，无求医要求；疑病症来访者对健康过分担心，四处求医。如果出现强迫观念，要与强迫性神经症相鉴别。如果出现抑郁症状，要与抑郁神经症相鉴别。

（2）主要特点。

① 害怕与处境不相称。

② 来访者感到很痛苦，往往伴有显著的植物性神经系统功能障碍。

③ 对所怕处境的回避，直接造成社会功能受损害。

4. 强迫性神经症

（1）以强迫和自我反强迫同时存在为临床特征的一组心理障碍，又称强迫症、强迫性障碍。

（2）主要临床相：有意识地自我强迫和自我反强迫同时存在；体验到观念或冲动系来源于自我；有症状自知力，感到异常，希望消除，但无法摆脱，因而焦虑和痛苦。

（3）主要类型。

① 原发性强迫。

② 强迫观念、强迫表象、强迫恐惧、强迫意向③ 继发性强迫动作。

5. **疑病神经症**

（1）主要特征。

① 对健康过虑。

② 对身体过分注意。

③ 感觉过敏和疑病观念。

（2）主要临床相。

① 对自身健康状况过多关切，有各种主观症状。

② 各种检查均不肯定有器质性疾病，未发现主观症状的躯体原因。

③ 医生的解释不能消除其疑虑。

④ 多合并焦虑和抑郁。

6. **抑郁神经症**

（1）轻度抑郁症的临床相。不论轻重如何，抑郁的必要特征是心情低落，没有心情低落便根本不能称为抑郁。作为精神病理状态，抑郁的程度必须达到使心理功能下降或社会功能受损害。否则，心情低落便不能诊断为抑郁症。当然，持续时间的长短也是抑郁症诊断的一个必要条件。通常，至少持续两周以上才能达到诊断标准。

抑郁有以下六个主要的表现：① 兴趣减退甚至丧失。② 对前途悲观失望，严重者可感到绝望。③ 无助感：来访者感到对处境毫无办法，对自己的不幸和苦痛无能为力，这是许多神经症来访者常见的倾诉。抑郁更特征性的体验是，来访者感到别人对其爱莫能助，尽管其完全能体会到别人的善意，看到别人在为他操心努力，但他感到无济于事。④ 精神疲惫，似乎精力已经耗尽，想振作也振作不起来，至少无法持久。⑤ 自我评价下降，几乎只看到自己的错误和缺点，似乎什么长处和优点都没有，过去引以为豪或者可以自慰的品质在来访者心目中也消失了。抑郁的自我评价下降伴有自责，甚至有罪恶感。神经症来访者往往怨天尤人，自卑与羞耻密切有关。⑥ 感到生活或生命本身没有意义，活着还不如死了好，常有自杀念头，甚至有自杀行动。

（2）抑郁神经症的特点。严格地说，抑郁本身不是神经症性的，因为它并不包含着心理冲突。把轻度抑郁症与神经症性抑郁等同视之是不正确的。抑郁神经症应该理解为，心情低落伴随着尖锐而持久的心理冲突，甚至可以说，沮丧和无能为力感正是长期心理冲突的结果。

在症状上，抑郁神经症在情绪低落的背景上有持续存在的心理冲突。表现出明显的神经症性症状。例如，既自卑又怨天尤人；既承认自己追求的目标或标准太高，又不屑于脚踏实地地做日常工作；自怜、疑病诉苦、责怪别人等。而且，这些症状不是由于器质性病变、酒精和药物等物质滥用造成的。

在人格上，病前大多有人格缺陷，表现为缺乏自信和自尊，对人过分依赖和自我强求，容易心情不良，是所谓的抑郁人格者。

抑郁神经症大多呈慢性病程，病程至少持续两年，多年不愈。

（3）区分轻度抑郁症和抑郁神经症的意义。在心理咨询和治疗上，对于轻度抑郁症，要告诉来访者，其患了真正的病，这跟肺炎没有什么两样，应该治疗。鼓励来访者放松，不要用自责来折磨自己，因为其对自己的病没有责任也无法负责，其无法使自己的病痊愈。

对于抑郁神经症，心理咨询师会逐渐委婉地说明，神经症是某种生活风格的产物，是一定行为模式的结果，它与以前的生活态度直接相关。来访者必须发挥主动性促使自己走向健康，等等。

以下通过案例分析，分析不同类型的神经症案例。

案例 2－27

来访者：男性，22 岁，独子。

来访者父母都是领导干部，年轻时工作忙，又分居两地，属于晚婚晚育。对儿子格外疼爱，关注他的一举一动，唯恐他受到伤害。生怕他有什么不正常，没有及时被发现，造成不良后果。儿子运动后说心慌，马上就去医院查心电图，儿子说胃里不舒服，就带他去查胃镜。为防止意外发生，或万一发生意外时家长不在场，儿子从小学到大学都是在本地上的。两年前，儿子大学毕业，一家人出去旅游，想锻炼锻炼他。第一次买的是一般的火车票，车厢内人多拥挤，空气不好，结果一上火车，儿子就浑身发抖，喘不上气，大汗淋漓。于是赶紧下车，过了一会儿，才恢复正常。过了几天，买到动车的票，车厢条件较好，没想到一上车后又开始发抖了。此后再要外出，坚决不坐火车，都是父亲用自家的车往返接送，现在一提及火车他就紧张，连火车站附近他都不愿去。

孩子聪明好学、善良，但内向、腼腆，业余爱好不多，就是愿意看书，中外名著看了不少，自己觉得应该到社会上闯荡闯荡，但现在出师不利，自己很痛苦，埋怨父母对自己太多保护，造成今天这样的结果。

分析 该来访者表现为对“火车”的害怕，但是实质上是对具体的场所的恐惧，恐惧的心理在特定的场景下转换为具体的生理反应：浑身发抖、喘不上气、大汗淋漓等，导致不敢坐火车，甚至一提及火车站就紧张，连火车站附近也不愿意去，影响社会功能。具体情况符合恐惧神经症的三个特点，排除疑病神经症的区别，初步可以诊断为恐惧神经症。

案例 2－28

来访者：女性，34 岁，已婚，会计。

来访者因害怕别人在自己面前吸烟而来求助。

自述自己的丈夫本来也吸烟，并未成为二人婚姻的障碍，但自从去年父亲因肺癌去世后，想到父亲的病可能和吸烟有关，就开始对“烟味”特别讨厌。一开始时，闻到烟味就会咳嗽，尽量回避，逐渐发展到一闻到烟味就要“哮喘”、呼吸困难，有时更会出现憋死的感觉。为此，吸烟多年的丈夫戒了烟，朋友到她家来，都不能吸烟，办公室的同事谅解她，办公室也成了“无烟办公室”。最近症状加重，看到电视上有吸烟的镜头，也要犯“哮喘”，甚至看到烟盒也感到不舒服。有时感到“烟味”无处不在，因而不想上街，不想上班，很苦恼。

分析　该来访者虽然表现为对“烟”的过敏，但实质上是对吸烟能引起肺癌这一现象的恐惧。恐惧的心理又转化成为一种哮喘的躯体症状。去医院检查，认为是心理问题，遂来咨询。症状符合恐惧神经症的三条标准，故可初步诊断为恐惧神经症。

案例 2－29

来访者：女性，36 岁，未婚，美容师。

来访者因腹痛半年，屡治无效，近半月来失眠、心烦而前来咨询。

心理咨询师和来访者的对话如下：

来访者：您看我的气色怎么样？

心理咨询师：您的气色看起来很好。

来访者：很好？没有面黄肌瘦吗？

心理咨询师：没有，看起来很正常。

来访者：那您再看看我的舌苔。（伸出舌头）

心理咨询师：舌苔也很正常。（确实很正常）

来访者：那试试脉吧。

心理咨询师：（把试脉搏）脉率 1 分钟 70 次，均匀有力，没有什么不正常。

来访者：可我有消化系统的毛病。我看书了，书上说有消化系统毛病的人会面黄肌瘦，舌苔改变，有的眼珠子还会发黄。最近我又有些心慌，您发现我有什么不正常?

心理咨询师：脉搏很正常。您消化系统有毛病？去医院检查了吗？

来访者：有时腹痛，大医院都检查遍了，能做的检查都做了。大夫说胃镜检查就是有点胃黏膜充血，诊断为“浅表性胃炎”，给开了些药吃，一点也没效果。有的大夫说“胃炎”应该是上腹疼痛，可我是下腹痛，而且位置很不固定，有时左边，有时右边，串来串去，没有个准地方。偶尔有稀便，医院给做了结肠镜检查，也没查出什么，大夫说可能是“应激性结肠炎”。已经折腾了半年多了，到现在花了 1 万多元，也没有个准确诊断，我很着急。怕是得了癌症，早期查不出来，把病给耽误了。我想再去北京、上海的医院做检查，我总想有病怎么会查不出来呢？还是医院技术水平不行。家里人也催我，让赶快把病治好，都这么大了。越催我越心烦，最近半个月失眠，开始吃点安眠药还管用，现在也不行了。弄得我生意也懒得做了，有大夫建议我看心理咨询师，这和心理有关系吗?

心理咨询师：有些病的确和心理有关系，您刚才说家里人催您说“都这么大了”是指您的婚姻大事吗?

来访者：您怎么知道的?

心理咨询师：您看，您在登记表上填写是 36 岁，未婚，家里人能不着急吗?

来访者：着急也不是一年半年了。这一年来，也不知听谁说的年龄大了生孩子会难产，就一个劲地催我找对象结婚，可我就是不想结。

心理咨询师：男大当婚，女大当嫁，您本人条件不错，却不想结婚，一定有您的理由吧?

来访者：和谁结婚？男的触碰一下我，我都会起鸡皮疙瘩。

心理咨询师：讨厌男性?

来访者：虽然说不上讨厌，但不能谈婚姻事。我自己就是个男孩子脾气，怎么能和男人结婚？我喜欢和女孩子接触，所以干了美容这一行，真要谈结婚，我倒想找个女孩子和我过。有人说我这是“同性恋”，您说我是吗？这些话，可不能和我父母讲，他们知道后非气死不可。

心理咨询师：我肯定为您保密。

分析 对该来访者，疑病症的初步诊断是可以成立的。她表现出对身体的过分注意和感觉过敏，怀疑自己得了癌症，各种检查不能动摇她对“疾病”的恐惧，交谈中注重的是“诊断”而不是治疗，等等。疑病症者出现一些情绪反应是很常见的。

对本例还有两点要说明的是：一是有些医生为了对来访者的求治要有个“交代”，会勉强地做出诊断，但又不做深入细致的说明，这无疑会加重甚至造成来访者的疑病倾向；二是父母不明内情，逼迫结婚引起来访者的内心冲突，可能是导致本例来访者“腹痛”的原因，而“疑病”所导致的反复求医可以理解为是对父母施压的一种“反抗策略”。

案例2－30

来访者：男性，45岁，已婚，外企工作。

来访者因感到焦虑不安而前来求助。

来访者负责一家外企驻某市办事处工作已十余年。老板为美国人，常住美国，有时会回国。经营业务的内容是在本市组织货源，用集装箱海运到美国销售。前几年生意好做，来访者的薪金较高，房子车子都有。妻子是中学教师，夫妻感情好，女儿正在上高中，学习优异。近一年来生意有些难做，老板似有不满之意，但是市场变化很复杂，来访者虽然很努力，也不尽如人意。逐渐感到生意不会再有起色，忧心忡忡。有时担心货运船只会不会中途沉没，又担心美国老板会突发某种疾病不治身亡。有时想到虽然现在夫妻恩爱，等到他将来退休白发苍苍，妻子仍然貌美年轻，可能会离婚再嫁，又想到女儿考上大学后要面临工作择业和谈婚论嫁等诸多困难，他自己如何应付得了，头痛、失眠、心慌、胸闷、烦躁，半夜醒来经常是一身大汗，坐立不安，吸烟量明显增加。睡不着觉时就只好起来在房间里走来走去，既怕影响家人的睡眠，也担心楼下的邻居有意见，但他自己也没有什么更好的办法。到医院检查，查不出什么病来，服用安定药物有些效果，但又怕长期服用会成瘾。

分析 归纳来访者的问题表现为：① 有焦虑的情绪体验，其基本内容是对未来的担心和害怕，而这种担心和害怕并没有事实的依据。担心的内容很广泛，想到什么就害怕什么，是很典型的无名焦虑。② 有植物性神经系统功能紊乱的症状，表现为心慌、胸闷、出汗。③ 有运动性不安（走来走去，坐立不安）。这些症状持续的时间已超过半年，故可初步诊断为广泛性焦虑。

案例2－31

来访者：男性，33岁，已婚，大学毕业，公务员。

来访者一年半前乘坐长途车时，因车辆强烈颠簸摔倒在地，头晕眼花，腹部难受恶心，好像要“休克”，但神志清楚，去到急救中心，静脉输液后好转。

以后又有几次类似事件，均无明显诱因，为每月1～2次，都是静脉输液药物缓解，每次检查都没有发现身体有异常情况。近一个月来发作频繁，为5～6天发作1次。每次发作后都是出一身大汗，平时感到手足发冷、乏力，担心再发作。

来访者工作很努力，但有时不能达到领导的要求，心里有压力，每当向领导提交一份提案时，都担心会被领导否决。近一年来，好像对许多事都担心，因为吸烟多、常咳嗽，痰多，每次检查都查看痰中有无血丝，担心自己生病，工作怎么办。坐飞机怕飞机失事，坐火车怕出轨，坐汽车怕出交通事故，住楼房怕地震，即使步行也害怕交通事故。总之整天提心吊胆。虽然多次去医院，心理咨询师说并没有器质性的病，只是对症治疗。

因为工作忙、应酬多，近5～6年来很少运动，早饭经常不吃，妻子工作忙，两人很少交流，性生活每周2～3次，感觉还可以。

分析　该来访者是在广泛性焦虑的基础上，伴有惊恐发作。

案例2－32

来访者：女性，25岁，护士。

来访者患甲状腺功能亢进2年，经药物治疗症状已控制。半月前，丈夫接到通知被录取为硕士研究生，要去外地就读。一周前，来访者半夜突然惊醒，心慌、脉率加速、呼吸困难，有窒息感和濒死感，惊恐不安，全身发抖，出汗，去医院急诊，排除甲状腺迹象发作，给用安定静脉输液约1小时后缓解回家。次日能正常上班工作。昨晚又有一次类似发作，再去医院急诊仍未发现与器质性病变有关，再次用安定（肌肉注射）缓解。医生认为可能与心理因素有关，建议来访。

咨询中得知该来访者对于新婚丈夫外出求学依恋不舍，但又怕耽误他的前程，考虑自己有甲状腺功能亢进，担心病情加重时无人照料。近日内心一直矛盾，心情不好且影响到食欲睡眠。

心理测验结果：EPQ：E12，P9，N12，I8；SAS：76 分；SDS：58 分。

分析　结合临床表现及心理测验结果，该来访者处于焦虑、抑郁混合状态，但以焦虑为主。又因其有短时的惊恐发作，伴有植物性紊乱的主导症状以及用安定有良好的疗效等方面的证据，对该来访者可初步诊断为惊恐发作。

案例 2－33

来访者，男性，16 岁，高一学生。

来访者在信中写道："别人的灵魂是自由的，而自己的灵魂被一张网缠着，这张网对别人来说一触即破，可自己却只能在网中挣扎，得不到解脱。"

从电话咨询中得知，两年前，来访者偶然发现父亲手机中有一条短信，是一个女人和他"谈情说爱"的内容。当时感到很震惊和痛苦，有种"世界末日"之感。因为自己对父亲非常崇敬，不敢相信这是真的。想到父母二人非常相爱，又为受父亲欺骗的母亲感到十分痛苦。想揭穿父亲的"罪行"又没有勇气。自己是个正直、善良的孩子，内向而认真，崇拜鬼神，认为做坏事是要受到惩罚的。于是每天晚上临睡前双眼注视墙上的菩萨像，不准脑子中有杂念，如果有就要重新做一遍。关灯时，必须在关灯的那一瞬间在脑中浮现出一种全家幸福地在一起的意境。如果不能，就要重新开启和关闭一下电灯，有时反复做十几次。这种"睡前仪式"通常要持续半个小时或更长的时间。虽然知道世上没有鬼神，这样做并没有什么意义，很想用顽强的意志克服它，曾经有一段时间"睡前仪式"有些简化，但由于恰在这时，伯母心脏病手术失败而死。自己认为是因为"睡前仪式"简化所引起的，因此，症状加重，学习成绩直线下降，医院的心理咨询师对此束手无策。自己也曾找到一位心理咨询师，但她所进行的那些简单开导比自己的"自我开导"逊色得多。知道自己患有"强迫症"，为此与它展开了殊死搏斗，写了 9 份宣言和无数条自警语句，两次刺破手指血写"克服强迫"，然而无济于事。

分析　该来访者在发现父亲"不轨内容"的短信后，对于要不要揭穿父亲的"罪行"内心十分矛盾，形成心理冲突。这种冲突逐渐演变成为具有强迫特征的"睡前仪式"，自己明知不必要，并且想克服它。说明确实是一种强迫和反强迫的冲突，并导致自己的痛苦。故可诊断为强迫性神经症。

案例2－34

夫妻两人同时前来进行心理咨询。

来访者：丈夫，45岁，高中毕业，私企经理。

来访者：妻子，41岁，在丈夫的企业中管理财务。

一周前妻子去法院起诉离婚，法官听了她的起诉理由后建议她和丈夫先看看心理咨询师再说。

妻子陈述主要内容如下：我们本为中学同学。他是高中毕业后参军，服役时二人恋爱结婚。婚后两人感情好，生一男孩，现年20岁，去年考入外地一所大学。丈夫复员转业时为团级干部，转业后在政府机关工作，年年都被评为优秀或先进。五年前下海经商，开始效益颇丰。两年前被人诈骗百万元，报案后至今没有结果。丈夫为打官司耗尽精力，脾气逐渐变得暴躁，影响经营，生意走下坡路，出现亏空。开始是埋怨司法部门办案不力，又埋怨家人不提醒自己以至于上当受骗，也悔恨自己警惕性不高盲目相信别人。经常唉声叹气，说自己不适合做生意，当时下海经商是错误选择。日常饭量减少、人渐消瘦，原来喜欢热闹，经常有应酬，现在有的客户来了他让我安排作陪，自己却托故回避。对性生活毫无兴趣，其实他并非没有能力，而就是不想。经常凌晨两三点钟就醒来，非要把别人叫醒和他说话。其实他说的无非就是多么难受、多么遭罪，还经常说活着没意思，不如死了解脱。最近更发展到对我猜疑，说我有外遇，不一心一意和他过日子。脾气更加暴躁，开始是摔东西，之后动手打人，打完了也知道不对，说自己后悔、道歉，但过些日子又会发作。我感到委屈、冤枉，也曾陪他去医院检查，医生说他各方面检查都正常。我觉得要是有病还可以治疗，查不出病来就这个脾气怎么劝说解释也没有用。

丈夫虽然衣着整齐，但头发凌乱，蓄须；动作、语速缓慢，声音低沉，目光无神，面部表情呆板。

与来访者丈夫的部分交谈内容如下：

心理咨询师：你妻子说你从前很优秀，是吗？

丈夫：没有什么优秀的，稀里糊涂地就那么干吧！再说好汉不提当年勇，说那些过五关、斩六将的事没意思。我现在是败走麦城，一塌糊涂，没什么可说的了。

心理咨询师：人生中都可能有低谷的时候，再不顺也不能打妻子出气呀。

丈夫：这道理我懂，可我上来一阵就是控制不住自己。

心理咨询师：你怀疑妻子不忠，其实并没有证据，是吧？

丈夫：我也不是总怀疑她。我们可以说是两小无猜、知根知底，我了解她也不会做对不起我的事，我们是有感情的。你问问她，我对她是不是挺好的？我自己也不知道为什么，上来一阵子为什么会那么想。我也怀疑自己有病，可医生又检查不出来。

心理咨询师：你是说“上来一阵子”才会那么想。这个“一阵子”都是什么时候？

丈夫：就是我心情最不好的时候。

心理咨询师：什么时候心情最不好？

丈夫：半夜醒来睡不着的时候，凌晨两三点钟吧！醒来真难受，就想这一天怎么熬呀，这时老觉得不如死了好。看到她睡得那么香甜，我又是羡慕，又是嫉妒。这时候就觉得她和我不是一条心，叫不醒她就生气。动手大多是在这个时候。

心理咨询师：白天心情能好一些吗？

丈夫：白天也不好。

心理咨询师：晚上呢？

丈夫：晚上好一些。能看看《新闻联播》，有时也能看看电视剧，我也不知道为什么会这样。

心理咨询师：自从你被诈骗后就没有感觉好的时候吗？

丈夫：有时也会有那么几天感到还可以。我当时想，要总是这样该多好。可是好景不长，过些日子又不行了。

心理咨询师：如果这个时候告诉你，案子已经破了，被诈骗的钱已经追回来了，你会觉得高兴起来吗？

丈夫：我好像觉得即便中了500万的大奖也高兴不起来，因为太难受了。

分析　该来访者的问题表现在以下五个方面：

（1）精神痛苦。几乎无法完全摆脱痛苦，即使“被诈骗”事情得到解决也认为无济于事。

（2）夫妻生活兴趣减退、人际交往减少，回避正常工作。

（3）情绪抑郁。自我评价下降；对工作失去信心；对自我能力及决策产生怀疑。猜疑，怀疑妻子有外遇。

（4）生理表现。饭量减少，消瘦；入睡困难，浅睡易醒。动作、语速缓慢，声音低沉，目光无神，表情呆板。

（5）心理冲突持续时间 2 年左右，自觉痛苦，并会冲动家暴妻子，过后后悔却又控制不住自己。综合上述症状表现，对该来访者可初步诊断为抑郁神经症状。

案例 2－35

来访者：女性，44 岁。

由妹妹搀扶着进入咨询室，面容憔悴，目光呆滞，入座后即自言自语地说：什么都没有用，你们只要把他给我找回来，我就什么事也没有了。我一个人活着有什么意思，你们为什么不让我死？说完便趴伏到桌子上哭泣。

胞妹介绍情况如下：

姐姐本来有一个令人羡慕的家庭，自己为中学英语教师，姐夫为一大型国企老总，他们的独生女在北京读美术研究生。

两年前的夏天，她女儿暑假探亲，不想一场暴雨改变了一切。那天下午 5 点多，特大暴雨已停，姐夫来电话说司机被暴雨拦住不能及时回来送他下班回家，姐姐说已是雨过天晴，女儿等他回来做他的拿手好菜呢，再说也不太远，就走回来吧，还开玩笑说难得锻炼锻炼，姐夫说好，一刻钟后见。没想到这竟是永别。姐夫回家路过一个桥洞，洞下积了水，淹没并冲走了下水道的井盖……之后在下水道里发现了姐夫的尸体。此后，姐姐几天不吃不喝，天天以泪洗面，反复说她是凶手，要随他（丈夫）去，曾趁我们不注意，把医生给开的 30 片安眠药一下子都吞吃了，幸亏发现及时，到医院洗了胃。经常埋怨我们不给她死的机会，天天躺在床上，两眼盯着窗外，有时会突然说："看，他回来了，快开门。"有时又会说，听听他来电话啦，过一会儿又会失望得大哭。饭吃得很少，没有力气，下床去厕所都得我们搀扶。电视不让开。她女儿来电话说已经考上博士研究生，她面无表情地说："有什么用。"本以为接她到我们这里来住，换换环境会好一些，但她对一切都不感兴趣，整天诉说的就是痛苦、难受，悔不该让丈夫走路回家，害了他。

分析　该来访者在丈夫意外去世后，后悔自责，主要问题表现在以下五方面：

（1）无法摆脱痛苦，即使别人安慰、开导也没有用处。

（2）基本不能正常工作和生活。

（3）对生活中其他一切丧失兴趣，抑郁明显；有无助感，沉浸在自己的痛苦之中。精神疲惫，对任何事情都提不起兴趣。感到生活没有意义，认为死可以解脱，并尝试自杀。

(4) 心理冲突持续2年，内心自责，埋怨家人不给她死的机会。

(5) 生理表现：面容憔悴，目光呆滞，生活不能完全自理；出现幻听、幻觉等。结合上述症状表现，对该来访者可初步诊断为抑郁症状。

九、提出心理评估报告

(一) 临床资料的核实

一般使用调查法（访问来访者的父母、朋友、同事等）核实临床资料。

(二) 评估来访者的心理、生理及社会功能状态

当心理咨询师向来访者询问“您希望在哪些方面得到我们的帮助”时，来访者常会对其心理、生理及社会功能状态做出回答。但回答的内容可能只是心理、生理或社会功能的某一方面。例如，来访者可能回答说：“我很心烦。”心烦是一种心理状态，但说得比较笼统，心理咨询师必须就“心烦”这一话题展开询问。比如，心烦从什么时候开始，是经常的还是断续的；除了心烦以外还有哪些心理感受，此外，还要了解有关的生理及社会功能状态。

无论采取结构式的会谈或无结构式的会谈，为了不遗漏信息，其所询问的内容都应满足关于“来访者目前精神、身体和社会工作与社会交往状态”的要求。

所谓评估实际上是要求心理咨询师确定来访者心理、生理及社会功能的哪方面出了问题，其表现程度如何，引发问题的关键点和原因是什么。

(三) 导致心理问题的原因的分析

仅仅对来访者心理、生理及社会功能状态做出评估，只是一种现象学的诊断（或如医学上所说的“症状诊断”），为了解决问题，心理咨询师还必须探明引发心理问题的原因，即要做原因诊断。引发心理问题的原因也可能不止一个，要分别对其在来访者心理问题的发生中所起的作用大小做出评估。

在对来访者心理问题产生原因进行分析时，不同学派有不同的观点。例如，精神分析学派强调潜意识中的冲突，童年时期的情结；行为主义学派强调条件反射的形成；认知理论则强调不恰当的认知评价方式，等等。我们主张，在融会贯通的基础上，因人而异，灵活运用。

综合以上三项内容，确定来访者心理问题的性质及产生的原因，写出分析评估报告。

以下通过案例分析，说明心理评估过程及其结果。

案例2－36

来访者：女性，14岁，初三学生。

来访者因对母亲有一种不好的想法和行为，感到痛苦而求助，由母亲陪同。该女生长相清秀、身材修长、衣着得体、表情自如、举止大方、懂礼貌。

心理咨询师与来访者对话如下：

心理咨询师：什么想法和行为让你感到痛苦？

来访者：每当我母亲碰我一下的时候，不论是有意的或无意的，我都会感到不舒服而必须碰她一下还回来，否则心里就会感到难受。为此我感到很痛苦。

心理咨询师：你认为碰你一下是对你的一种伤害吗？

来访者：那肯定不是。

心理咨询师：就是说，你知道母亲碰你并非是有意识地要伤害你，但你仍感到被碰了很不舒服，是这样吗？

来访者：是的。

心理咨询师：怎么会感到难受呢？

来访者：必须要还回来，否则就会很难受。

心理咨询师：还回来就不难受了？

来访者：是的。

心理咨询师：那为什么还会感到痛苦呢？

来访者：那是我母亲啊，她是我最亲的人，我对她有这样的报复心理，我能不痛苦吗？

心理咨询师：这种痛苦的心情会影响你的学习吗？

来访者：到学校后还好，一回到家见到母亲就不好，影响晚上复习功课。

心理咨询师：睡眠和食欲受影响吗？

来访者：还好。

心理咨询师：请问你母亲做什么工作？

来访者：我母亲是中学教师，她非常优秀，我很为她骄傲。

心理咨询师：你父亲呢？

来访者：我父亲在一家外企工作，他经常出差。

心理咨询师：和父亲沟通的机会会少一些吧？

来访者：虽然少，但父亲也很爱我，很理解我。

心理咨询师：对父亲也有那种想法和行为吗？

来访者：没有。真的，我也挺奇怪，我怎么只对妈妈有这种想法呢？（困惑、茫然的神情）

心理咨询师：（转移一下话题）你这个年龄，应该是独生女吧？

来访者：是的。

心理咨询师：你们班的同学也应该都是。顺便问一下，你对班里的同学有没有这种想法和行为呢？

来访者：原先好像没有……嗯，有一点，但不重。

心理咨询师：原先好像没有，那就是说现在有了。从什么时候开始的？请谈一下这方面的情况好吗？越详细越好。我再重申一遍，你对我所说的一切都会保密的。

来访者：暑假里和开学第一周，我心情挺好的。但自从我同桌搬到我家附近后，情况有了变化。我同桌也是个女生，有一次放学路上她和我闹、胳肢我，我突然有种被触动了潜藏在内心深处的感觉。从那以后，我就对她的行踪特别注意，不愿让她靠近我。上课、下课都觉得不自在，晚上睡觉时手脚不知放在什么地方。

心理咨询师：那时就出现了她碰你一下你就要还回一下的感觉吗？

来访者：开始没有，直到有一天在马路上见到我小学同学的父亲之后。

心理咨询师：请谈谈这次见面的情况好吗？

来访者：不是什么见面，只是偶尔碰上。因为从前到他家去过一次，认识他就是了。当时并没说话，他也可能没看到我，只是在他走过去之后，很习惯地回头看了他一下。当时，我想多回想小学同学的事，也许会转移一下我对现在同桌的这种注意，分散一下精力，没想到这竟勾起了那极为可怕的往事。

心理咨询师：是什么往事会这么可怕呢？

来访者：在小学五年级时，那个同学从别的学校转到我们班，住得离我家很近，又都弹钢琴，我们逐渐好起来。有时打闹，我很争强好胜，逐渐在心里产生了一种很强烈的念头，在打闹中必须占上风，每天必须赢。这个同学的形象在我的心目中变得越来越丑，我对她还产生了一种莫名的恐惧。两年多的时间，我几乎每天都要计算赢了几下。小学毕业时，我认为总的来说赢了1/4。当时我发誓，到中学后不论碰到谁，都不会再把这种输赢放在心上了。

心理咨询师：一直到现在的同桌？

来访者：也不是。刚上初一时，我对当时的同桌开始也有点那种想法，但庆幸的是，她长得不像那个小学同学，这种想法就渐渐地消失了。以后，又换过两个同桌，都是这种情况。

心理咨询师：有些地方长得像小学同学，就会有那种想法。那么，你现在的同桌长得像小学同学吗？

来访者：有些地方像。真的，细想起来，只要某个同学有那么一点点像那个小学同学，我就会产生那种想法。

心理咨询师：但从什么时候变成对妈妈也有这种想法呢？

来访者：就在碰到小学同学父亲后的那个星期天，我碰到了这个小学同学。

心理咨询师：小学毕业之后一直没有见面？

来访者：一直没有。没想到"冤家路窄"，又碰上了。

心理咨询师：看来这次见面很不愉快，请谈谈这次见面的情况好吗？

来访者：也不是见面。我和妈妈在吃饭，她和另外一个女孩也来了。开始我没有看到她，是妈妈告诉我的。她并没发现我，可我一见到她，就感到呼吸立即急促起来了，两腿发软，有点透不过气来，三口两口吃完拉着妈妈赶快离开，回到家中埋怨妈妈为什么让我看到她。想到又是这个同学让我不舒服，我非还回来不可。第二天就以借书为理由到她家，碰了她一下，但回来还觉得不够，当晚又以还书为由再到她家，又碰了她一下，心里有种"胜利"的满足感。心想，这回可以安心学习了，没想到这种状态也就持续了2周左右，在我父亲上个月出差之后，竟然不知不觉地把这种想法转移到了妈妈身上。我觉得不对头，就向妈妈说了，妈妈说想还就还吧，不怪我，让我好好学习。可我只要想安心学习时，就想去找妈妈还一下，这多影响学习呀。爸爸知道了，从外地打电话安慰我，还开玩笑说等他回来后，让我碰个够。听了后，我虽然暂时好一些，但总觉得是心理上出了问题，要求妈妈找个好的心理咨询师看看。

心理咨询师：现在还想找那个小学同学去碰她一下吗？

来访者：我总不能老找理由去碰她吧！再说，我们现在不在一个学校，没有见面的机会。

心理咨询师：说到这位小学同学，我想问一下，当时她的功课比你好吗？

来访者：不如我。

心理咨询师：长相呢？

来访者：好像也不如我。

心理咨询师：你们都弹钢琴，是吧？

来访者：是。可我会画画，我的画在全国得过奖，她不会。

心理咨询师：她琴弹得比你好吗？

来访者：没比过。

心理咨询师：你考过几级？

来访者：8 级。她也是。

心理咨询师：一起考的吗？

来访者：不是，她比我早一期。

心理咨询师：有没有老师让她参加表演而没有让你去的时候？

来访者：没有。

心理咨询师：你曾经去过她家，是吧？

来访者：就去过一次。

心理咨询师：在她家弹琴了吗？

来访者：没有。

心理咨询师：她到过你家没有？

来访者：来过。

心理咨询师：弹过琴吗？

来访者：弹过。

心理咨询师：是你让她弹的吗？

来访者：不是，是我妈妈让她弹的。

心理咨询师：你妈妈说她弹得怎么样？

来访者：当她面的时候当然说她弹得很好了，不过她走了以后，又说她弹得有点慢。

心理咨询师：你当时怎么想的？

来访者：因为我平时弹琴有点快，钢琴老师经常批评我控制不住节奏，所以当时认为妈妈说的并不是批评她。

……

为了进一步搜集资料，也是为了核对以上资料的真实性，心理咨询师又与来访者的母亲进行了交谈。

来访者的母亲说：女儿从小争强好胜。在幼儿园里，如果老师表扬了别的小朋友，不表扬她，她会生气，不吃饭。6 岁开始学弹琴，小学四年级时考过8级。为了表现自己弹得好，经常弹得比较快。钢琴老师说太快了会破坏节奏，要我们经常提醒她。那天，是我让她小学的同学弹的。这小姑娘弹得确实不错，我赞扬了她几句，就看到女儿在旁边噘着小嘴不高兴，等她同学走了之后，我就安慰她说，她同学弹得有点慢。没想到她听了之后反而抹眼泪，转身不理我了。事后有一天，我们母女俩在马路上碰到了那个小姑娘和她妈妈，自然又谈到学钢琴的事，我还是夸了那个孩子几句，我女儿好像是生气了，自己跑回了家。

12岁月经初潮，现在很正常。饮食睡眠还可以，比较注意打扮，花钱并不多，学习成绩在班里前5名，老师很喜欢她。已经有两年多没弹琴了，说是功课太忙，没时间。

分析 因为来访者年龄14岁，未做心理测验，资料主要来自会谈及观察。

从上述摄入性会谈中获得如下资料：

（1）来访者提出需要解决问题：因对母亲有一种想报复的心理而感到痛苦。

（2）自我体验、行为表现（自述与观察）。

① 母亲无意中碰了自己一下就要还回来。

② 有一次放学路上，小学同学和我闹、胳肢我，我突然有种被触动了的感觉。从那以后，我就对她的行踪特别注意，不愿让她靠近我。上课、下课都觉得不自在，晚上睡觉时手脚不知放在什么地方。

③ 如果有谁长得像小学同学，也会有这种想法和行为。

④ 对父亲没有这种想法和行为。

⑤ 能正常上学，但影响晚上复习功课。

⑥ 主动求治。

⑦ 行为举止正常。

⑧ 最近一个月症状明显。

（3）问题的严重程度（参照“许又新标准”）为中等程度。

（4）相关资料（自我回忆）。

① 自小有争强好胜的特点。

② 症状开始于小学五、六年级。

③ 症状开始是针对和自己一样会弹钢琴的女同学。

④ 这位同学在其他方面都不如自己。

⑤ 遇到小学同学的爸爸后，勾起了对小学“可怕往事”的回忆。

⑥ 是妈妈提醒自己才看到小学同学的。

⑦ 当年妈妈曾表扬过小学同学弹得好。

(5) 上述资料具有可靠性。来访者自知力很完整，求治欲强，态度诚实；与母亲提供的资料一致。

(6) 心理问题的关键点：症状的表层是与两个人物（一个是来访者的小学同学，一个是来访者的母亲）的冲突。其背后的实质是，幼时自尊心曾经受到伤害，并形成了情结。

(7) 来访者问题的性质。按三项原则来分析，来访者的问题不属于精神疾病。理由是：来访者的主观世界与客观世界是一致的，表现在出现问题时都有一定的诱因，自己对症状有很好的自知力，并因内心冲突感到痛苦；主动要求解决问题。其情绪表现与其想采取报复行为，与其认知过程是一致的。认为自己报复成功了，情绪就好；认为报复不成功，情绪就不好。并且会想方设法地去采取报复行为。其认知、情绪、意志三个方面的心理活动是协调统一的。其人格特征很稳定，这主要表现为一贯地争强好胜，从幼儿园、小学到来访时说的“我会画画，她不会”都可以看得出。

本例也不属于神经症。理由是虽然来访者有痛苦感，但其时间短，仅是一个月左右，对社会功能尚未造成明显影响，其生理功能也基本正常，故本案例初步诊断为一般心理问题。

(8) 原因分析。来访者有争强好胜的人格特点，又会弹琴，又会画画，在小学里也是很出色的。五年级调来的小学同学，各方面都不如自己，唯一出色的是她也会弹琴，而母亲两次赞扬了她，这让来访者感到自尊心受到了伤害，而产生了心理不平衡。自己显然改变不了对方钢琴弹得好这一事实，就通过碰一下还回来和多碰一下赢回来的心理和行为来补偿自己的心理不平衡。之所以最近对母亲也产生了这种想法，是因为：一方面，当初母亲赞扬了小学同学；另一方面，现在又是母亲提醒自己看见了小学同学。在对小学同学的报复心理和行为不可能实施的情况下，就转移到了自己母亲身上。

第二节

识别引起心理与行为问题的因素

一、引发心理与行为问题的生物学因素

引发心理与行为问题的生物学因素有以下几个方面：

第一，咨询或了解来访者是否有躯体疾病。如果考虑到心理与行为问题有生物学的因素时，应首先请来访者到有关专业医院进行检查，以确定为何种生物因素。

第二，对有躯体疾病的来访者，确定疾病与心理行为问题之间有无因果关系。

第三，考虑生理年龄对心理行为问题形成的影响。例如，老年人由于记忆力减退，在描述事实时，有时会出现张冠李戴的错构，甚至子虚乌有的虚构，也不要轻易地认为是老年痴呆。

第四，考虑性别因素对心理行为问题形成的影响。

以下通过案例分析，说明引发心理与行为问题的生物学因素。

1. 生理功能的改变与心理活动的改变的相互关系（身心反应）

心理因素会导致生理功能方面的变化，生理功能的改变也会引起心理活动的改变。来访者对自己生理活动的改变未加陈述或只是轻描淡写，其原因或是由于来访者没有这方面的知识而无意忽略，或是由于涉及某些隐私而有意回避。为此，在咨询过程中要注意询问了解来访者是否患有躯体疾病。

案例 2－37

来访者：男性，12 岁，初一学生。

家长发现来访者考上初中后，学习吃力，成绩下降。

来访者自述有头痛、头晕，上课注意力不集中。自己虽经努力但不能克服，且每节课的后半部分情况加重。由于这一年来迅速发育，个子长得较高，被安排在班里后排的座次后，症状加重。考虑到视觉疲劳的因素，又考虑到在当地所配的近视眼镜可能质量有问题，遂请他去正规医院的眼科做检查，最后诊断有较重的屈光不正，改配合适的眼镜后症状消失。

案例 2－38

来访者：女性，19 岁，学生。

母亲发现近两年来访者心情不好，有时哭泣，学习成绩下降，怀疑是抑郁症，因此来访。

在谈及中学生青春期性心理变化时，该来访者表示不可能有男同学喜欢她，其原因是一次与同学一起洗澡时，有位同学说她的下身与别人的不一样。当时未在意，但次日发现有的男同学在背后窃笑，认为可能是那位女同学“告密”，说了自己不正常的隐私，认为男孩子不会喜欢“不正常”的女孩子，心里感到伤心。一位资深的妇科医生为她做了检查，结果只是一侧小阴唇稍大。由于经常抚摸和对私部的关注及好奇引发手淫，因不注意卫生又引起阴道炎症，出现白带多，下腹疼痛症状。因害羞和害怕不敢向家长说，只觉得症状日渐加重，加重了心理压力。妇科医生为她进行消炎治疗并做了一个简单的“整形”手术，并向她讲解了对“手淫”应有的正确认识，除却了该女生几年来沉重的“心病”。

2. 常见躯体疾病所致的心理行为异常

要确定躯体疾病与心理行为问题之间有无因果关系，必须了解以下七个方面的基本知识。

（1）感染所致的心理行为异常。病因以细菌和病毒多见，可见于流感、肺炎、疟疾、流行性出血热等严重感染者，多表现为程度不同的意识障碍，或虽然没有意识障碍但有狂躁、抑郁、幻觉、妄想等表现。妄想多为片段的被害妄想或关系妄想，内容较接近现实。少数人会出现感染后的人格和行为异常。

（2）肺性脑病。多见于慢性肺气肿、慢性支气管炎、肺纤维化症、肺结核等慢性阻塞性呼吸系统疾病，也可见于肌无力症等神经肌肉疾病时的呼吸肌麻痹，颅内病变所致的呼吸中枢抑制性疾病，早期出现头昏、头痛、耳鸣、不安、淡漠等前驱症状，逐渐出现间歇性意识障碍、嗜睡、谵妄，严重者可能会进入昏迷状态。

（3）肝性脑病。见于急性重型肝炎、亚急性肝炎、肝硬化、肝癌后期。开始表现为迟钝、少动、寡言，或先有躁动不安、兴奋，继而出现嗜睡，并出现昼夜睡眠颠倒现象，有的出现朦胧、谵妄等状态，之后进入昏迷状态。

（4）心源性脑病。心理行为障碍。其表现由于多种心脏疾患引起的脑血流量减少、脑缺氧，从而引发为易疲劳、易激怒、情绪不稳、抑郁、注意力涣散、健忘、失眠、噩梦、失神、晕厥、死亡恐怖等。

（5）肾性脑病。表现为迟钝、无欲、精神萎靡、淡漠、昼夜睡眠颠倒或嗜睡，谵妄（急性脑综合征），以幻听、被害妄想为主的幻觉妄想状态和类狂躁状态，慢性肾功能衰竭者可有记忆减退、智力减退，并可有人格改变。

（6）内分泌系统疾病所致的心理行为异常。常见有以下四种：

① 甲状腺功能亢进时表现的精神兴奋性增高，早期表现为情绪不稳、过敏、急躁、易激动、失眠、注意力不集中，进一步可出现狂躁状态。老年人则常有抑郁、焦虑，也可出现幻觉、妄想状态。

② 甲状腺功能减退者则有淡漠、无欲、呆滞、主动性减退、言语行为迟缓等。

③ 脑垂体前叶功能减退者，轻者可有淡漠、呆滞、主动性缺乏、言语减少，重者可有幻觉、妄想、抑郁状态。有的可出现重性精神病的症状，如人格改变、情感淡漠、不修边幅、思想迟钝、工作能力丧失等。

④ 肾上腺皮质功能亢进者，可出现焦虑、抑郁、妄想、情绪不稳、易激惹、伤感、哭泣。重者可有人格改变及智力障碍。

（7）代谢疾病所引起的心理行为异常。见于胰岛 B 细胞瘤或肝脏疾病引起的低血糖，急性发作时的来访者表现为烦躁不安、头昏、眼花、恐惧、焦虑、易激动。以后逐渐出现注意力不集中、记忆力减退，出现躁动兴奋、意识障碍、谵妄以至昏迷。躯体方面可有头痛、心慌、饥饿感、心动过速、大汗、手足震颤等表现。发作频繁者可有人格改变，情感淡漠，理解力、判断力都下降，严重时呈痴呆状态。

案例 2－39

来访者：女性，30 岁。

因婚后不育，一年前离婚改嫁给现在的丈夫，丈夫为村办企业负责人，经济条件较好，原配因病去世留下一儿一女。

来访者常和家人说丈夫对自己哪方面都好，就是经济不公开，不告诉自己他挣多少钱，觉得这一点不如前夫。每想到此事，心里总觉得有些不愉快。有一次侧面问丈夫收入时，他显得有些不高兴，冷冷地说："知道那么多干什么，又不缺你吃、不缺你穿。"从此来访者再也不问他的收入，但每当他发钱这一天，来访者都要昏迷一次。去过医院，查不出什么病，输液后也就好了。后来，发现发作时喝点糖水也能好。

心理咨询师进一步了解发现，除了她丈夫发工资这一天发病外，还有一次是在下午下班回家的路上，另一次是清晨起床时发病。

心理咨询师建议来访者去医院内分泌科检查，后证明是胰岛素瘤。

分析 此案例说明，有些症状不能用心理学知识合理解释时，要及早请会诊或转诊。

(8) 手术后精神障碍。多见于颅脑手术、心脏手术、眼部手术、腹部大手术。急性者以意识障碍多见，如麻醉清醒2~5天后又出现嗜睡、谵妄状态，部分来访者在谵妄状态后残留幻觉、妄想症状，有的出现抑郁状态或幻觉、妄想状态，多发生在手术后1~2周。

(9) 艾滋病所引起的心理行为异常。获得性免疫缺陷综合征（Acquirde Immune Deficiency Syndrome，简称AIDS，也称艾滋病）是一种由逆转录病毒——人类免疫缺陷病毒（Human Immunodeficiency Virus，简称HIV）引起的传染病，与注射毒品和同性恋行为等密切相关。HIV感染者和AIDS感染者的心理状态可分为如下两种类型：

第一，经确认为HIV感染者后，通常会出现一系列相应的心理变化。

① 否认期。尽管确认实验极少可能出现假阳性，但感染者通常不愿接受。他们或认为化验不准确，或者怀疑弄错了血液标本，因此四处奔走，多次化验，直到一再被证实为阳性，才承认事实。

② 怨恨期。表现为怨天尤人，或自责，或迁怒于使之受感染的人，甚至责怪政府打击贩毒和卖淫不力。由于早期病毒感染者长期保持与健康人一样的活动能力，因此少数怨恨期的感染者可能迁怒于他人，实施报复，破罐破摔，这样的感染者对社会危害极大。

③ 妥协期。向现实妥协，不再怨天尤人，心境恢复平静，但威胁仍未摆脱，于是四处求医问药，寻求一线生机。

④ 抑郁期。感染后了解到特效药和疫苗的研制遥遥无期，因而丧失信心，陷入焦虑、抑郁状态，甚至绝望而轻生。

⑤ 接受期。绝大多数感染者最后都只能面对现实，接受与病毒共存的事实。他们开始比较理智地处理疾病与个人生活和工作的关系。无论哪一种社会环境，HIV感染者都面临着一系列生活难题，如经济、家庭、社会、医

疗、人际关系等。

由于社会文化背景的不同，心理素质不同，个人心理反应有很大差异，表现也不一，并非每个感染者都顺序地出现上述特征的心理改变，各种心态持续时间也有差别，界限并不明显，可以混合出现，有人非常冷静，但也有人在受感染后立即自杀。总之，多数感染者是循着这一规律，相继出现各种心理反应。

第二，AIDS感染者的心理状态主要表现为：一经确诊往往会受到巨大的心理冲击。多数感染者会出现心理或情绪危机，表现为末日降临、茫然不知所措，陷入悲观、绝望的心境。不论病情轻重都会经历否认、怨恨、妥协、抑郁和接受等阶段的心理变化，但持续时间则因HIV感染者而异，病情重者迅速进入抑郁和接受期，最后面对死亡来临的现实。

HIV除了对免疫系统的损害外，还可直接侵袭脑实质，引起感染者反应迟钝、记忆力减退、智力下降、情感淡漠等神经精神症状，可以出现意识障碍和其他脑实质损害症状。这类感染者不仅有心理障碍，而且还有神经、精神症状。

生物学因素导致的心理障碍，在生物因素消除以后，心理症状应渐渐消除。如果有后继性的心理障碍再次出现，就要首先排除生物学因素，而后进行心理治疗。

案例2－40

来访者：男性，56岁，干部。

因生活不检点而染上性病，十分害怕和后悔，已经过两次系统治疗后，连续三次化验检查结果均正常，性病专家再三确诊所患不是艾滋病，也未留下原来所患淋病的后遗症，但就是终日担心害怕，出门自带报纸，以备在别人的凳子上坐时铺上，以免“传染”别人。现在已不能正常上班。

分析 该来访者的躯体疾病“性病”已经治愈，躯体疾病本身的治疗已无意义。现在的主导症状是性病后恐惧所致，故初步诊断为要治疗的心理障碍。

3．生物年龄对心理行为活动的影响

在考虑生物学因素对心理行为的影响时，年龄是一个不可忽视的因素，因为同样的外部条件对儿童和成人来说意义是不同的，心理效应的估价也不同。例如儿童尿床不会成为心理负担，但对成人来说就会引起高度的焦虑。

从发展心理学的角度看，人从出生到死亡是一个精神活动的连续体，在这个连续体的不同发展阶段上，心理活动有其各自的特征。对一般心理活动来说如此，对心理问题和心理障碍来说也是如此。无论就心理问题的性质还是表现方式上来说都有差异。对于一个学龄段儿童来说，心理障碍由一个恐怖电影镜头的惊吓产生，但却很少可能由小朋友之间打架而形成，今天打了架，明天可能又是好朋友。但对成人来说就完全不是这样。儿童蒙受刺激之后，很易泛化。这是由于他们的大脑皮层功能尚未完善，内抑制力较差，认知水平低，不易分化。所以，心理问题就很容易转化为心理障碍。而成人则不然，从情绪发展来看，儿童的情绪结构比较简单，情绪的内容多为与个体保存有关的安全感和生物需要是否获得满足有关。很多复杂的人际关系和社会要求对儿童构不成直接威胁，即便是家庭不和或其他成人之间的矛盾，也是威胁到儿童安全感时才能形成所谓精神压力。为此，年龄较小的儿童，其心理紊乱的内容与形式并不十分复杂。由于儿童情感表达没有成人那样的高度语言化和内心压抑，所以心理障碍更多以行为障碍为主，如表现为多动、缄默、退缩行为等。

案例 2－41

来访者：男性，5 岁，幼儿园学前班。

据母亲陈述，男童自幼聪慧，2.5 岁能讲很多大人话，但胆小、敏感，不敢一人不敢在家。晚上必须妈妈陪在身边才可入睡。入读幼儿园时全托，开始很不喜欢，强迫送进幼儿园一周后，发现他经常一人独处，不与小朋友一起玩耍，对老师有恐惧感。后来迫于无奈，请保姆在家看管。5 岁时，为了将来入学做准备，送进学前班。开始阶段还好，老师教的课程内容均能学会，也有兴趣。一月前，因与另一小朋友争夺一块橡皮被老师大声训斥，当即因害怕而失声大哭，又被老师严厉制止不敢哭泣。回家后，发现男童不自主地挤眼、歪头，大人制止时可以控制，但过后仍改不掉。最近不单挤眼、歪头，而且喉咙里还同时发出一种怪声音。

男童的上述行为障碍是在大脑皮层功能发育尚不完善的基础上由惊吓引起的，成人的制止非但无效，反而是一种强化信号。故建议家长无须过于注意孩子的多余动作，顺其自然，绝对不应再给予精神刺激，一般 2 ~ 3 个月后可自愈。半年后电话随访，男童大约在 6 周后再不出怪声音，2 个月后多余动作消失，只是在老师提问时偶尔做挤眼动作。

4. 性别因素对心理行为的影响

例如，一对未婚的青年男女发生过性关系，后因感情不睦，关系破裂，男方对性行为的经历可能并不在意，但女方可能因“失贞”而引起较大的焦虑并导致较重的心灵创伤。

同样都有“更年期”，但由于性激素改变的幅度有较大的性别差异，对男女心理行为的影响不同，男性的更年期综合征远远不如女性那么明显和严重。

二、引发心理与行为问题的社会性因素

引发心理与行为问题的社会性因素有以下向个方面：

第一，确定相关生活事件、人际关系及所处的生存环境。

第二，分析所获得的资料，确定来访者的临床表现与社会生活事件的关系。

第三，确定社会文化（如道德、风俗、习惯等因素）与心理障碍发生的关系。

以下通过案例分析，说明引发心理与行为问题的社会性因素。

（1）当发现来访者的问题是由社会性原因引起的，应当重点就经历的生活事件和社会支持系统等情况进行查询，并分析其与来访者问题的因果关系。

案例2－42

来访者：男性，38岁，某省级剧团的编剧。

来访者的妻子是名演员，女儿10岁。他因思念家乡及惦念年迈的双亲，加之改革开放后，工作、调动政策较灵活，故萌生了由省城调回家乡的念头，但原籍是省城的妻子坚决不同意，认为当时刚分新居，居住条件好，有女儿的钢琴室。夫妻双方均受重用，丈夫所编剧本曾获得国家级奖项，妻子也是国家级演员，是“台柱子”。妻子认为丈夫家乡虽然美丽，但工作、居住条件很难达到省城的水平，女儿也不愿意离开自己熟悉的学校和同学，在丈夫执意要调回的情况下，最后达成协议，先由男方调回。果然正如其妻所言，回去后，工作不对口，特长不能发挥，与父母同住在一间只有28平方米的房子里，冬天没有取暖设备，工作、生活与原来有天壤之别。正在想以夫妻不能分离为由再调回省城之际，妻子提出了坚决离婚的要求。而原单位已调入另一位有才华的新编剧，对自己的请求调回并没有热情欢迎和积极促成的态度，自己感到人世炎凉，自尊大受伤害。悔恨、失望又无法挽回，自

述各种痛苦交织在一起，终于把自己“打垮”了，失眠、吃不下饭、胸闷，有时还想一死了之，又撇不下父母。咨询时来回走动，搓双手，请求吸烟（一支接一支）。他文艺界的朋友较多，本来就嗜好烟酒，现更无节制，因不满新单位安排的工作，一直未到岗，生活无规律。

分析 本例在所获得的临床资料中，未发现相关的躯体和认知因素与临床表现有因果关系，其焦虑和抑郁情绪直接与接二连三的负性社会生活事件有关，应用“社会适应量表”测定其频率和程度有较高得分，其社会支持系统的不利因素当然也起了“雪上加霜”的作用。

（2）社会支持系统与心理的关系。

案例2－43

来访者：女性，30岁，未婚，大学毕业，工程技术人员。

来访者性格活泼，爱好广泛，业务能力较强，好学上进，事业心很强。自幼受父母宠爱，在单位受领导重视。

大学毕业后即被分配到某单位开发部，跟随主管两年多，因工作关系，经常与主管一起出差，日常生活中接触也较多。突然主管的妻子怀疑她与主管关系不正常，并找到单位领导吵闹，在群众中散布各种对她人格有侮辱性的言语。主管本人由于惧内，不敢站出来替她辩解，一直保持沉默。为此，领导便调她到另外的部门工作，从现象上似乎相信了主管妻子的说法。她的父母得知这种消息后，不但不予同情，反而施加压力，要与其断绝父女关系和母女关系。她在内外交困的情况下感到世界上没有人理解她，开始感到头昏、头痛、失眠、胸闷、记忆减退，随后出现不自主的苦笑，出现自杀念头。

分析 该例来访者的各种症状都与社会因素有关。来访者原来的人际关系（包括亲子关系）和社会生活发生了突然的巨大变化，使她无法承受。对一个未婚女子来说，在中国的社会习俗中，这种变化是致命的打击。社会的舆论以及对她的态度，与她原有的自我评价有天壤之别，为此情绪上的强烈反应虽然有其内在的个性基础，但导致心理极度紊乱的直接原因却是社会关系的急速改变、社会舆论和不公平的对待。

三、引发心理与行为问题的心理因素

引发心理与行为问题的心理因素有以下几个方面：

第一，从个人心理发育史资料入手，查看其认知能力和成长中有无错误观念产生。

第二，查看来访者对现实问题有无误解或错误评价。

第三，分析来访者内心世界中有无新、旧观念冲突或对人、对事的持久偏见事例。

第四，寻找来访者的记忆中有无持久的负性情绪记忆。

第五，分析来访者的思维倾向和习惯，有无反逻辑性思维和不良的归因倾向。

第六，分析经验系统中存在的不利因素（老眼光）。

第七，分析有无深层主观因素——价值观（人生价值观）方面的问题。

第八，分析是否有心理发育停滞。

以下通过案例分析，说明引发心理与行为问题的社会性因素。

（1）关于如何从个人心理发育史资料入手，查看认知能力和成长中有无错误观念产生的事例。

案例 2－44

来访者：男性，20 岁，父亲是个体企业老板。

来访者高二辍学，现在一家外资企业干体力活。曾有两次自杀均被抢救过来。母亲陪同前来咨询，一见面就说自己有“恋母情结”，怕“乱伦”。

来访者自述：小学三、四年级乖巧，五、六年级顽皮，打架、骂人、偷东西。送到做教师的姨母家住，要求严格，学习成绩变好，并且考入初中，到初二时从原来班中的 30 名变为前 10 名。但恰在此时，暗恋本班的一名女同学，在她面前逞强，惹得对方大笑，认为那是“嘲笑”而感到尴尬，导致心情不好，学习退步。初三时得到一位好老师的帮助和鼓励，学习又有进步并顺利升入高中。

上高一时，告诫自己千万不能再想男女之事，以免影响学习。高二成绩达到班级第二名，自认为不幸的是此时从外地转来一位女同学，长得漂亮，一开始见到她就担心自己会“陷下去”，并认为“这下完了”。挣扎着不去想，但难以自控，上课时总想要多看她几眼，为此痛苦，觉得“命中注定，难逃一劫”，服用了 50 片安定，抢救过来之后，被家人送往某医院接受治疗，开始服用“百优解”无效后，又服用“米氮平”，休学在家。夏天某日吃饭时见母亲穿得很漂亮、很性感而有“邪念”，认为自己“罪不可教”“死有余辜”，于是通过干体力活、自残（螺丝刀扎手、刺伤胳膊）来惩罚自己和转移邪念。见到漂亮的女孩子就想亲近她，觉得可耻，认为自己“无可救药”了，又服用一瓶安定，昏迷三天被抢救过来。也曾求助过心理热线，用过“森田疗法”，无效而来求助。

分析 该来访者早期症状是青春期对异性的爱慕或好感的正常性心理变化，因为没有这方面的知识，对此做了“罪恶”“可耻”的错误认知而引起的。该学生的这种错误认知与“完美主义有关”，即脑子中只能学习，不能有任何“杂念”，否则就不宽恕自己，甚至不容许自己生存。当时如果给予指导，可能不至于产生自杀及其后抑郁情绪的严重后果。虽然有过自杀的极端行为，但从他当时内心的痛苦感受及对症状的自知来分析，诊断“精神分裂症”显然是不对的。进一步的咨询要解决“乱伦邪念”问题。每次咨询均由母亲陪同而来，观察到母亲对儿子倍加呵护，为其整理衣服，梳理头发，遂了解到母亲自小娇惯和宠爱儿子，至今仍为他洗衣袜、盛饭、端水，心理咨询师建议立即改变这一“不健康的行为方式”，要求去饭店时由儿子料理一切，侍奉母亲。向母子说明这是一种治疗对母亲过分依恋的有效方法。午饭回来，母子情绪都非常好。儿子说自己好像一下子长大了，头脑清楚多了。嘱回家后就要按照这一原则生活，3 个月后，病情好转，准备复学。本例还说明，有些问题产生的原因是在咨询过程中不断发现和认识的。

（2）关于如何查看来访者对现实问题有无误解或错误评价的事例。

案例 2－45

来访者：男性，19 岁，高三学生。

来访者的父亲为县城教师。来访者已经确定保送某大学，但自认为能力不够，近来失眠、头痛，怕学习有困难去医院检查，医生建议心理咨询，而来求助。

来访者自幼内向，在陌生人面前特别拘谨，初中时当过班长，工作不顺利，认为自己没本事，自卑，后主动辞职。老师、同学都挽留，认为干得不错。来访者欣赏孟子的“仁爱”，认为社会黑暗的东西太多，自己常有“愤世嫉俗”之感。喜欢看名人名言，欣赏拿破仑，想扫除一切丑恶腐败但又做不到。对“性”的看法很保守，认为自己应当是一个“一本正经”的人，“但有时又有杂念”。有时，对一些不能解释的自然现象感到困惑，怕“被迷信思想俘虏”，怕“精神分裂”。认为父母供自己上学不容易，怕“学习不好，对不起父母”。

分析 心理测验结果：EPQ 中 E3、P10、N20、L8；SCL－90 中强迫、

人际关系、焦虑、抑郁分值均呈中等程度地偏离正常。初步诊断为焦虑性神经症。分析其原因，与性格内向、富于内省及凡事都追求完美有关。该分析中也看出该生对问题产生的原因多采取内归因解释，因而容易自责自罪。

（3）关于如何分析来访者内心世界中有无新、旧观念冲突或对人、对事的持久偏见的事例。

案例2－46

来访者：女性，34岁，职员。

来访者主诉：近半年来，终日心烦，注意力不能集中，工作效率很低，情绪低落，失眠，乏力。

个人生活史：自幼丧父母，被姑母收养。从小学到中专毕业，一直比较顺利。27岁结婚，一直未生育。婆婆为此很不高兴，对其态度冷淡。去年秋天，来访者发现丈夫与同院的女邻居有越轨行为，虽经丈夫解释后能基本原谅，但心里总觉得不愉快，可自己不能生育，所以对丈夫有负疚感。今年春天开始，来访者内心冲突很大，想另外寻找新的生活，不愿再这样生活下去，但又觉得一个女人离婚后再结婚太难为情，多少年来自己一直清白和守规矩，如一离婚，岂不破坏了自己的形象，在这种矛盾冲突中，精神日渐萎靡，生活兴趣渐渐低落。

分析 该来访者的心理障碍是由新的观念与旧的行为模式的冲突造成的。而旧的行为模式是在一种错误的和陈旧的观念支配下形成的，所以归根结底是新旧观念的冲突，这类问题虽然与社会文化和传统影响有关，但个人的认知偏差却是造成问题的关键。

（4）关于如何寻找来访者的记忆中有无持久的负性情绪记忆的事例。

案例2－47

来访者：女性，29岁，大专文化程度，管理人员。

来访者主诉：经常头痛、健忘，一考试就紧张，睡眠不好，多梦，白天嗜睡，乏力，头昏。近半年来，情绪低落，经常觉得委屈而哭泣，对未来觉得太遥远，而现实又冷酷。工作和学习压力太大。

个人生活史：幼年时，由于父母感情不和，家庭气氛终日紧张，母亲偏爱弟弟。常常打骂来访者。父母多年分居，矛盾从未缓和过。同学们有意孤立来访者，使其经常蒙受羞辱。不久前恋爱失败，心里的委屈没处倾诉，母亲和父亲的关系一天天恶化，由于一直没结婚不得不和家人住在一起，无法摆脱家庭带来的烦恼。

分析 从该来访者主诉的精神状态和躯体症状可以看到她有着较严重的心理问题，心理问题既影响着她的情绪，也影响到她的思维，同时也使她对自己失去信心。那么这种情绪抑郁、委屈感和自信心不足的原因在哪里呢?从来访者自己写的一份自述中可以得到答案。来访者写道："自从有了弟弟以后，大家的注意力转移了。上学以后，有时我把成绩单拿给母亲看时，旁人都说好，而母亲却说将来儿子上学一定比女儿好，当时旁人都没有作声。但从那以后，我就不断地感到在家庭中缺少重视和母爱。常常想，我要和别人一样有个哥哥或姐姐多好，或是没有弟弟也好。多年来我与母亲关系相处不好，别人不能理解，我把自己紧紧封闭起来。感觉自己就好像是在一个纸盒中，就是无法逃出来……""长期家庭不和给我带来的心灵创伤，是很难愈合的……我母亲，那让人心中充满了深深的恨和更深的爱而集于一身的母亲，说起来她这一生并没有享受到做母亲的快乐，而我也没有体会到什么是做女儿的幸福，她不懂得施爱。作为儿子，那是她将来的依靠。为完成一个生命过程的寄托，她对他有所求；作为女儿，那是自降生以来就欠了她一笔一辈子也还不完的债，她需要的是钱和物，没有吗?那你就应该备受侮辱和折磨……你不堪忍受吗?要反抗就是大逆不道，不义不孝，哪有晚辈违背长辈意志的道理。你说这是封建家长制，可谁管呢?自古如此，这是残酷的现实。用这沉重的心，写这沉重的事，呼吸沉闷的空气，看着这压抑的世界……"

案例2－48

来访者：女性，17岁，初中文化，农民。

来访者自述：对自己无信心，感到做不好任何事，对事对人都冷漠，无所谓。有时想哭，高兴不起来，有时一句话也不愿意说，每天无论什么时候都回忆往事、回忆童年。

心理咨询师：这种情况在什么时候开始的，还记得吗?

来访者：一年前，我姐姐因对婚姻不满与家人闹矛盾，家里吵成一团，当时我心里压力很大。有一天，有一个人闯入我家，拿菜刀逼我父母，我当时吓得发抖，从那以后就开始了。

心理咨询师：你为什么总要回忆童年呢?

来访者：童年的事印象太深了，特别是父母打架的场面和母亲醉酒后失态的情景总出现在眼前。母亲和父亲吵架后拿我出气，狠狠地打我，现在想起来心里都发抖。

分析 来访者的情绪障碍和躯体反应的直接原因是家庭问题。而且经历背景上的阴影也是来自家庭问题，其自信心不足和懦弱的个性，是由于缺乏童年期的母爱造成的。弗洛伊德说过："自幼充分享受母爱的人一生充满自信。"该例从反面证实了他的这一判断。

案例2－49

来访者：女性，30岁，已婚，大学文化，技术人员。

来访者每日处在精神紧张状态中，怕把事情办错，不相信自己，经常自卑而就诊。

来访者主诉：整个头部像有一条带子绷着。记忆力下降，反应迟钝。我觉得对什么事都漠不关心。和比较熟的人在一起常感到手足无措，干什么事都是被动服从，别人不说，我就不敢做。和别人一起做事或别人看着我做事时心发慌。有时一听说要做某件事就会四肢无力，不相信自己能干好。做事总怕出错，可每次都出错，填一张支票写错，一笔一画地写，最后还有错。

个人生活史（来访者自述）：小时候生活在农村，有一次我的姑姑带着表姐来我家。表姐比我大一岁，相貌较好。当时一见面我就听见大人评论我们两个，大人说小亮（表姐的名字）真好看，比小军（我的名字）好看多了。这句话当时很刺激我，对我影响很深。从那以后，我就把自己归在长得不好、没有能力之类的孩子中，处处都觉得别人好而自己不好，可又怕别人说我笨、看不起我。一次，有一个比我小许多的孩子打我，我不敢还手，只会哭，什么事也不敢与别的孩子争。上学以后，总想和别人看齐，学别人。可是，好的不学，专门学做坏事，总想引起别人的注意。如写作业，成心写错字，引起老师注意。改不了，于是觉得自己没能力写好。上大学以后，不自信，办事总爱盲从。如看到别人戴眼镜，我也买来戴，其实我并不近视，结果戴眼镜时间一长，真成了近视。生活中特别大的精神刺激没有发生过，但上述毛病也改不掉。

分析 该来访者的自信心不足以及由此而产生的焦虑，影响到生活和工作的各个方面。除了个性弱点之外，最早的起因是发生在童年，对一个天真的幼小心灵，只是贬低性的评价，这就足以摧毁自尊和自信。社会环境中的所谓舆论，可能对一些人影响不大，但对于另一些人可能就是致命的打击。

（5）关于如何分析来访者的思维倾向和习惯，有无违反逻辑性思维和不良的归因倾向的事例。

案例2－50

来访者：男性，29岁，机关办事员。

因担心自己很快就要死去而求助。

来访者主诉：从去年冬天开始我的双腿出现疼痛，时轻时重，在医院诊治效果也不明显。今年冬天痛得比去年还重。我特别害怕得癌症。孩子才两岁，我死了没人管他们了（哭泣）。

心理咨询师：你怎么产生死的念头呢？

来访者：我叔叔去年得肺癌死了，他临死之前就腿痛，痛得厉害。我觉得我的腿痛跟他的病情差不多。

心理咨询师：你到医院检查过身体吗？你的这种想法对检查身体的医生谈过吗？

来访者：检查过身体。我的想法也对医生说过，可医生说我是瞎想。

分析　该来访者产生疑病思想，可能是在亲属去世时的悲痛情绪背景下发生的，但无论如何，来访者得出结论的前提是错误的，“得癌症前腿痛”的逆命题是不真实的，以这种不真实的命题为前提进行推理，结论必然荒谬。该来访者在进行归谬法说理治疗后，轻松而去。

案例2－51

来访者：男性，30岁，大专文化水平，干部。

来访者原为工人，利用业余时间报读夜大和函授大学，结业后，领导委以重任。1988年自己提出申请承包规模为200人的工厂。之后，工作十分紧张，有时几昼夜不能睡。1990年上级单位调他出任劳资科长，欣然受命。来访者高标准要求自己，处处要周到。但终因能力有限，工作常出差错和失误，为此常常自责。去年冬季患重感冒，持续高烧，神情不安。突然产生一个念头：“得了精神病怎么办？”想到此，立刻心慌意乱。病愈后这种想法自行缓解。半月后，又突然想到：“我不会自杀吧？”立刻又心慌。吃饭时会突然想到“我不会把舌头咬下来吧”等等。这类念头不时出现，来访者觉得奇怪而就诊。

分析　该来访者的症状第一次出现时，肯定有生理原因，如长期疲劳和高烧后的体弱状态都会使大脑皮层弱化。但从更深的层面上看，来访者过高估计自己的能力而承担过重的任务是造成问题的根源。自我评估过高，强制自己超负荷工作，显然会伤害心身健康，导致心理障碍。

案例 2－52

来访者：男性，32 岁，大学文化，技术干部。

来访者因情绪不稳，白天工作时间坐不住，晚上睡不着，对生活没有兴趣，原有的爱好几乎全部放弃，学习工作注意力不能集中等困扰而来访。

来访者自述，去年向领导提过一个改革建议，当时领导很高兴，可后来就没见实行，也再没有下文。从那以后，就觉得自己的才能根本发挥不出来，想找领导谈一谈，又觉得领导根本不通业务，说也没用。与周围的同事交换意见时，大家都认同改革意见，但实行起来有困难，不太现实。为此，他觉得别人都是胆小鬼。在这种情况下，再不愿与他人谈论有关建议的事，只觉得愿望无法实现，从而陷入苦恼之中。

分析　该来访者对问题的认识过分简单化，自我评价过高。当然，个性的弱点也起到一定作用，但认知水平不高是决定性的因素。由于该来访者具有正常的思维逻辑，所以在进行说理疗法和帮助提高认识以后，各种不良情绪很快消除。在咨询中，心理咨询师指出了几种具体解决实际问题的可能性，最后来访者选择了其中之一。

（6）关于如何验证经验系统中存在的不利因素（老眼光）的事例。

案例 2－53

来访者：男性，53 岁，某机关中层领导干部。

来访者因情绪不稳，与下级和上级相处不和，心情郁闷和经常发脾气而就诊。

来访者：我心情最近越来越坏，很多事看不惯，每天总觉得心里堵得慌。

心理咨询师：能具体地谈谈吗？

来访者：上月，赶上我值班，下午 6 点下班，我在外边吃了饭便回单位，传达室的同事说大家都下班了，办公楼门已锁上。随后我拿了钥匙开了楼门。按我多年的工作习惯，我要查看各办公室，检查电源、窗户和门是否关好。查到其中一间办公室时，一开门，碰见我们单位一个男同事和一个女同事在屋里，我当时就不客气，质问他们为什么在这里，门还锁着。这两人不但不认错，反而和我吵起来，最后还骂我缺德，男的说那女孩是他女朋友，下班来找他聊天。我当时很生气，第二天向保卫科报告。保卫科问我看到他们干什么事没有，我说他们反锁门在屋里，没有见到什么。保卫科说那女的是小伙子女朋友，保卫科不管。我又找局长，局长说这些事他不管，让我找男同事所属科室的科长问问，科长说我老糊涂了，少管闲事。我当时跟他们吵了一架，最后还是不了了之。像这样的事都没人管，怎么得了！

分析 该来访者的心理不平衡完全是自己在认知上的缺陷造成的。来访者所在单位，并非国家政府机关，也没有办公室内不得会客的规定，也没有下班后必须离开办公室的规定。当然，按来访者的传统观念，即便无规定，一男一女也不能单独在办公室谈话，况且门是反锁着的。但这在这位老同志眼里却算得上大逆不道了，所以他愤然。再加上小青年出口不逊，骂他缺德，就更难以忍受。上告保卫部门，因无违纪行为，保卫部门自然无法出面。局长日理万机也无法过问这类事情，这些也可以理解，但这位老同志却认为他们太官僚了。

现实生活中随时都有新状况出现，有的是合理的，但就只因为它新，所以不为常理所容，这种常理的卫道士自然愤愤不平，心情不好。为此，在心理咨询和治疗门诊，常常会遇到这类认识落后于现实而产生不良情绪的来访者。

(7) 关于如何认识深层主观因素——价值观（人生价值观）问题的事例。

案例 2－54

来访者：男性，34 岁，会计。

来访者近一周来有失眠、心慌、烦躁、食欲不振等症状，去医院检查为“神经衰弱”，给服“安定”，按“神经衰弱”治疗无效而前来咨询。自述是因为领导发放奖金不公，心里憋了一口气而引起的。咨询中得知，他初中毕业后参军，复员后在原籍县城法院工作，看惯了那些“不正之风”和司法部门的“腐败”。半年前调入本市的一个效益很好的单位担任会计。年底发放奖金时，他只得到别人的一半奖金，自认为这个奖金本来就是单位私设的“小金库”，不合法，自己又是会计，为什么要计算得那么清楚？问他，既然知道“小金库”不合法，作为一名会计人员，为什么不坚持原则，按章办事呢？他说：“那样我不是连这一半的奖金也没有了吗？”

分析 咨询过程中又得知，该来访者自调入本单位后，总感到不如在原单位那么心情舒畅，觉得别人对他总是敬而远之，自认为可能是怕他会向上级部门告发本单位的“小金库”，自称“我才不会干那种傻事呢”。他的心理冲突不是因为要坚持正义向上级举报，怕遭受打击报复，而是由于“分赃”不匀所引起的，反映他深层次的价值观有问题。

（8）关于如何确定心理发育停滞问题的事例。

下面以《认识领悟疗法》（钟友彬，贵州教育出版社，1999 年）中的一个案例加以说明。

案例 2－55

1988 年 3 月某日，心理咨询师接到一封不相识的来访者的来信，大致内容如下：“×大夫：我是一个怪病患者，被病魔折磨好多年了，非常苦恼。在我们当地用尽了方法，都没有效。我的父亲为治我的病费尽了心。近来听说你们那里能治我的病，先去信向您介绍我这难以启齿的病情，希望您能帮助我。”并大略地叙述了变态性行为的事实以及受惩罚和治疗的过程。信的最后说：“我自己暗地里不知下了多少次决心，就是改不了。看到父母、姐妹为我操心，我真是痛苦至极，也非常盼望能够改邪归正，早日把精力用到工作学习上，也盼望早日成家立业……可是病根不除，这些愿望又怎能实现呢?”

我们看了这个可怜的人的信，立即回信请他来接受治疗。1988 年 3 月中旬，来访者在父亲的陪同下来到门诊部。

来访者男性，1964 年生，高中毕业，没有职业。

来访者的父亲向心理咨询师报告说：来访者自幼老实、听话。学习成绩好，老师也喜欢他。初中快毕业时，老师向家长反映他因偷看女厕所受到学校处罚。家长批评了他，他承认了错误，表示以后不看了。但从那以后，更沉默寡言。高中毕业后，高考刚过，又因这种行为被派出所拘留并被送去劳动教养两年，以致得知某大学录取了他，也未能入学。劳教结束后，仍未改过。家人怀疑他有病，曾送他到当地精神病院住院治疗，无效。只好不许他出家门。他自己说克制不住自己，非常痛苦，主动要求治疗。

来访者单独和心理咨询师会面时表现得有礼貌，说他对不起父母和姐妹，希望心理咨询师能治好他的“怪病”，但又承认，他心里并不感到有什么病，只是“到时候克制不住自己”。

按心理咨询师嘱咐，叙述“病”的经过如下：

大约在 1973 年，9 岁，读小学三年级，有一次进公共厕所，发现男女厕所之间的木制隔板上有一个小孔，可以看到对面女厕。出于好奇偷窥看一下，正好看到有一个妇女蹲在那里。只看到臀部和大腿，当时感到兴奋，有一种满足感。以后陆续看过几次。

小学四年级时，10 岁，发现学校里男女厕所之间的隔板也有一条裂缝，通过它可看到女厕所如厕女性的阴部。有一次看到小女孩的阴部，感到更兴奋。以后看过多次。并发现年长的女性阴部还有阴毛，更觉得好奇、激动、满足。脑子里老想着女性的阴部。有时在窥看时，阴茎勃起。

读小学五年级时，11 岁，有一次正在窥看。被一男同学发现，并转告了其他男同学，有许多男同学给他“起哄”。感到没脸见人，每天上学都“心惊胆战”，下决心不再去看了，并尽量避开公厕。一年多没有再去看。但心里感到非常压抑，时常有要看的冲动。

12 岁进入初中，换了新环境，窥看女厕所的冲动又强烈了，时常在女厕所窗外隐蔽处偷窥。有机会看到时，心情激动，阴茎勃起。又一次被同学发现。心里感到羞耻，努力克制自己不去看，平时少出门。

1978 年，初中三年级，14 岁。学习成绩好，平时表现也有礼貌，爱劳动。老师准备发展他加入共青团。因有同学反映他经常偷看女厕所，未被批准。来访者承认并做了检讨。父亲也知道了，来访者受到责骂。

1979 年，15 岁，入高中学习，仍有要看的冲动。忍不住，偷窥女厕所多次，否则即感到烦躁不安。

1981 年，17 岁，发现某处公厕男女厕所中间的木隔板下空隙稍大，即开始用反光小镜子来看，果然看到隔壁如厕女性的会阴部，而且看得很清楚。有一次被一女性发现，学校给予警告处分，非常悔恨自己。怕给考大学造成不利影响，借病休学半年到外地亲戚家补习外语。但窥看厕所的欲望并没有消失，一有机会便去行动。

复学后，仍不断地到许多厕所找机会窥看，有时用反光镜，有时通过隔板缝隙窥视。虽然机会难得，但一旦看到后即感到兴奋、满足，自觉是一种“享受”。

1982 年，18 岁，又被发现并被拘留半个月。回家后，悔恨，痛哭，下决心不再干了。但“念头”一来，实在难以克制，还是寻机去行动。

1983 年，19 岁，高考后未发榜前，在家无事，又“干”了多次。再一次被发现，拘留半个月后，被送去劳动教养两年。劳教期间表现好，提前两个月释放回家。但失去了进入大学的机会。

劳教结束后，旧习未改。父母怀疑他的行为是病态，即送他到当地精神病院诊治。被诊断为“精神分裂症”，住院接受药物和胰岛素治疗两个月，自感到没有去掉想看的念头，即出院。旧习不改。

1985 年和 1986 年，两次被公安人员拘留、批评，要求父母严厉管教并想法给他治病。父亲不让他出家门。但一有机会，即偷偷地外出行动。自己虽然不感到有什么病，但也奇怪为什么“一到时候就不能克制”。

来访者叙述详细，花了近一个小时的时间。预约一周后再来。告诉他，他的行为确是一种心理病态，可以治好，但要和心理咨询师合作，认真听心理咨询师解释并仔细思考。

来访者表示合作。

一周后，第二次会面。

心理咨询师让他谈谈 9 岁以前的经历和家庭情况。父亲是当地县医院的药剂师，母亲是家庭妇女，有一姐一妹。父亲对孩子管教很严。来访者说，他自幼性格腼腆、胆小，不爱说话。从不和别的孩子打架。学习成绩一直很好。

经心理咨询师提示，回忆起在刚能记事的时候（3～5 岁），和邻居小孩一起玩耍，通过开裆裤看到女孩和男孩的阴部不一样，当时有些好奇，觉得很有意思，很愿意看。有时还扒开女孩的开裆裤去看，她们也不怕被人看。渐渐长大，不穿开裆裤了，有时还想看，只是没有机会。有时父亲带他到浴室洗澡，看到大人们阴部有毛，觉得有趣。

心理咨询师告诉他，一个人出生后，随着实际年龄的增长，他的身体、智力、情感等都在不断成长变化，从幼稚到成熟。人虽然都有食欲、性欲，但小孩和成人满足的方式却不一样。如果满足的方式停止发展或发育成熟后又倒退回来，就是病态了。在讨论中有以下一段对话：

心理咨询师：人从出生到两三岁，能吃到妈妈的奶或用奶瓶喝奶就满足了，你想他们会想吃什么美味佳肴吗？

来访者：当然不会。

心理咨询师：为什么？

来访者：小孩还没长大，还没有那么高的欲望，也没有吃饭的能力，如没有长牙……

心理咨询师：可以说，小儿用奶瓶吃奶就可以满足他的初级食欲了，而且公开用奶瓶吃奶，别人会感到奇怪吗？

来访者：当然不，人们认为这是当然的！

心理咨询师：如果一个成年人对吃饭不感兴趣，喝奶也用奶瓶或吸妈妈的奶头，别人会怎么看？

来访者：不能理解，要不就是他有什么病了。

心理咨询师：可以说，喝奶就能满足小儿的食欲，用奶瓶喝奶是小儿满足食欲的方式，对吗？

来访者：对。

心理咨询师：几岁的小孩不懂事，喜欢在人前裸体，对自己和小朋友的阴部感到好奇，互相观看并有快感。他们能想到结婚和异性性交吗？

来访者：不会。

心理咨询师：对。小孩的性欲只是求得简单的快感，窥看异性的阴部是儿童满足初级性欲的方式之一。青春期性生理功能成熟以后，性的最高欲望是性交，用和异性性交来满足性欲是成年人满足成熟性欲的最后方式。你已经25岁了，想过恋爱、结婚、性交的事吗？

来访者：也偶尔想过，但不是很强烈。手淫过，但不如看一次感觉愉快。因为一旦看到了，立即感到轻松和满足。

心理咨询师：请认真想一下，你已经成年了，满足性欲的方式是成年的？还是幼年的？和一个成年人还坚持用奶瓶喝奶有什么区别？

来访者：（沉默不语）。

心理咨询师：你的实际年龄已经25岁，身体发育和智力发育都已达正常成年人水平，和实际年龄相适应，而你的性心理年龄实际上仍停留在三四岁小孩子的阶段。这就是你的病的本质。要赶快放弃儿童的幼稚行为。

……

来访者说，以前没有人这样分析过，愿意回去好好思考。

一周后，第三次会面。

来访者说，上次和心理咨询师讨论，听了心理咨询师的讲解以后，回去仔细想了想，认识到自己那些难以克制的行为的确是小孩的行为。回忆在女厕窗外或在男厕里通过隔壁窥看时，心里有时想："我要是一个小孩该多好！那样可以无拘无束地到女厕所直接去看了。"前些天，看到邻居一个妇女带她两岁的小男孩去女浴室洗澡，感到很羡慕，说明自己内心里还是存有小孩子的幼稚的欲望。认识到这些以后，想窥看女厕所的冲动自然地就减轻了，心里感到轻松了许多。对心理咨询师的启发表示感谢。

心理咨询师再一次讲解并和他讨论成年人和幼年儿童的行为模式以及社会道德感等问题，指出成年人受到社会教育，要受社会道德和行为规范的约束。小孩不懂事做出幼稚的性行为，人们不怪他；成年人这么做，人们不会理解，当然就认为是不道德的"流氓"行为，而进行惩罚。

来访者说，他以前也想过，自己没有直接侵犯过任何女人的身体，只是偷偷地看一下，就受到这么重的惩罚，内心里有些不服。现在想起来，这种行为当然是道德和法律不允许的。

10天后，来访者由父亲陪伴来门诊，这是第四次会面，也是最后一次。父亲说，来访者没有再犯以前的坏行为，准备回家。来访者交上最后一次治疗的书面体会，其中写道："现在我确实认识到在性心理上还停留在小孩水平，只有几岁的孩子由于好奇心驱使才干出那种事。我现在实际年龄已经25岁了，要按成年人的方式来解决性欲问题……这几年我的行为和几岁的孩子没有两样，为正常成年人所不能理解和耻笑，正像一个成年人还公开抱着奶瓶喝奶一样，是多么荒唐、幼稚和可笑。"

来访者说，这些天来，要去窥看女厕所的冲动几乎完全消失，已经不用有意去克制。但是，出现了另外一种情绪。多年来虽然多次被惩罚，没有职业，为改不了这种"毛病"而焦急，但总觉得有一种"兴趣"和"力量"在驱使自己去干，每次看到以后都可得到一些轻松和满足感。近来，这种愿望消失了，回想自己荒废了这么多年，失去上大学的机会，没有工作，婚姻问题也难解决，感到前途渺茫，生活乏味，偶尔想到死。

心理咨询师鼓励他，病态的"兴趣"丢失了，出现了"失落"感，也是可以理解的。他以前曾经是一个好学生，现在年纪还轻，赶快追上去，还是有前途的。

结束治疗半年后，来访者来信说，行为已完全正常，正在当地文化馆乐团工作。信中还附有父亲的信作证。

年后又来信说，他已考入某中等专科学校，学习成绩好，一切正常，父母都很高兴。

第三章 心理咨询技能

第一节 建立咨询关系

咨询关系是指心理咨询师与来访者之间的相互关系，咨询关系在咨询中具有非常重要的意义。第一，良好的咨询关系是开展心理咨询的前提条件。心理咨询师和来访者是两个不同的人，双方的人生观、价值观、生活态度、生活方式等都可能存在巨大的差异。双方关系如何，是否能够相互接纳、理解和信任等，决定了咨询关系是否能够存在。很难想象，在双方互相排斥、敌对的情况下，咨询关系还能存在。第二，良好的咨询关系是达到理想咨询效果的先决条件。心理咨询师要帮助来访者解决心理问题，但任何心理咨询学派的理论和方法，都必须建立在良好咨询关系的基础上，才能体现出助人的效果。因此，建立良好的咨询关系是心理咨询的核心内容之一。

咨询关系的建立与维护受心理咨询师和来访者的双重影响。首先，心理咨询师的咨询理念、咨询态度、个性特征等对咨询关系的建立与维护有至关重要的影响。咨询态度不仅仅是单纯的方法，而是心理咨询师职业理念和人性的表达。其次，来访者的咨询动机、合作的态度、期望程度、悟性水平、自我觉察水平、行为方式以及对心理咨询师的反应等，也会在一定程度上影响咨询关系及咨询效果。因此，建立与维护良好的咨询关系是心理咨询师与来访者双方共同的责任与任务。

一、尊重

尊重就是心理咨询师在价值、尊严、人格等方面与来访者平等，把来访者作为有思想感情、内心体验、生活追求和独特性与自主性的活生生的人去看待。尊重既是建立良好咨询关系的基础，也是建立良好咨询关系的重要内容。要做到尊重，应该先理解尊重的意义。罗杰斯非常强调尊重对心理咨询的重要意义，他提出心理咨询师应该“无条件尊重”来访者，并将其列为使来访者人格产生建设性改变的关键条件之一。他认为来访者为了得到更好的帮助，迫切需要知道心理咨询师是否能够很好地理解他们的内心感受和想法，如何看待他们的过去和现状，而心理咨询师的尊重恰好能打消来访者的顾虑。心理咨询师尊重来访者，来访者能了解和感受到。心理咨询师的尊重给来访者创造了一个安全、温暖的氛围，使其敞开心扉，最大限度地表达自己，也使心理咨询师可以完整把握和体验来访者的内心世界。尊重可以使来访者感到自己是受尊重的、被理解的、被接纳的，从而获得自我价值感。特别是对那些急需得到尊重、接纳、信任的来访者，尊重本身就会产生明显的助人效果。尊重还可以使来访者对心理咨询师产生信任感，强化咨询动机，端正合作态度，增加咨询的主动性、自觉性等。尊重也可以激发来访者的自尊心和自信心，发掘来访者的潜能，使之具有改变自我的力量。这些都是咨询取得良好效果的基础，具有非常重要的意义。

为了理解和掌握尊重一词的意义，恰当地对来访者表达尊重，应着重理解和掌握以下六点。

（一）尊重意味着接纳

在心理咨询中“尊重”一词所有的中文含义都是成立的，尊重是平等、是礼貌、是信任、是真诚、是保护来访者的隐私等。尊重的心理学核心和本质含义是心理咨询师对来访者的接纳，既接纳来访者积极、光明、正确的一面，也要接纳其消极、灰暗、错误的一面；既接纳和心理咨询师自己相同的一面，也要接纳和自己完全不同的一面；既接纳心理咨询师喜欢、赞同的一面，也要接纳心理咨询师厌恶、反对的一面；既接纳来访者的价值观、生活方式，也要接纳其认知、行为、情绪、个性等。总之，尊重就是无条件地接纳来访者的一切。

从态度上讲接纳是带中性的，所谓“接纳”，不是心理咨询师欣赏或喜欢来访者陈述的某些内容，也不是心理咨询师讨厌或仇恨来访者陈述的某些内容，而是中性的接纳，即心理咨询师知道了来访者的某些内容。没有喜欢、厌恶等情感内容，没有欣赏、仇恨等态度差别，这就是接纳。同理，心理咨询师对来访者的接纳应该体现在接纳来访者的一切上。

理解接纳或做好接纳对某些心理咨询师来说是困难的，原因在于心理咨询师与来访者可能是完全不同的，其人生观、价值观、生活态度、生活方式等都可能存在极大的差异。一个持传统道德观，非常反婚外感情的心理咨询师面对一个受婚外感情困扰的来访者时，可能压制不住内心的痛恨、反感，从而难以接纳来访者的言行。一个非常乐观、开朗的心理咨询师面对一个消极、悲观的来访者时可能会流露出不满和指责。一个爱学习的心理咨询师在面对某个不愿意在学习上下功夫的学生时，可能对其提出批评，这些都不是接纳，更不是无条件的接纳，而是都存在着先决条件。心理咨询师应该把自己的价值观抛开，不按自己的生活态度、生活方式要求来访者，应该无条件地接纳来访者，无论来访者是一个什么样的人，有着何种信仰、怎样的价值观，也无论存在多么扭曲的认知、偏激的行为、偏执的个性、消极的负性情绪等。总之，就是要接纳来访者的一切。

在咨询理念上，心理咨询师务必理解、接纳来访者，这是心理咨询师职业道德的基本要求，也是心理咨询职业活动的基本条件。心理咨询师应该把来访者视为有人权、有价值、有情感、有独立人格的人。心理咨询师应该尊重来访者的价值观，不能把自己的价值观强加给来访者，不能按照自己的好恶而接纳或拒绝来访者，更不能要求来访者按照心理咨询师的生活态度、生活方式去生活。对来访者而言，心理咨询师的评估是中立的，态度是非评判性的。以上这些是心理咨询师与来访者互相接纳与平等的基础。

（二）尊重意味着平等

心理咨询师对来访者的尊重也表明心理咨询师与来访者之间是平等的。平等，体现在心理咨询师与来访者在价值、尊严、人格等方面的平等。现实生活中，人与人之间的关系在很多方面是不平等的，教师教育学生，教练指导运动员，警察改造犯人，这些都是不平等的关系。而心理咨询师与来访者之间的关系是平等的，心理咨询师应该主动忽略双方在价值观、信仰、民族、职业、地位、文化程度、个性及心理健康程度等方面的差异，不因差异批评、指责来访者，或接纳、奉承来访者，或排斥、贬低来访者，更不因相貌、年龄、身体情况等歧视来访者，不以自己的好恶厚此薄彼。

（三）尊重意味着礼貌

心理咨询师的工作是帮助来访者解决心理问题，因此双方建立起平等、信任的关系是非常重要的，而礼貌则有助于建立这种关系。礼貌是一种态度，心理咨询师对来访者热情、礼貌，必然会使来访者感受到尊重。如来访者进入咨询室，心理咨询师礼貌相待："你好，请坐！"礼貌也是一种姿态，无论面对怎样的来访者，即使是无礼或失礼的来访者，心理咨询师应始终以礼相待。面对一个喋喋不休、不停抱怨他人的来访者，心理咨询师不粗暴地打断对话，这也是礼貌。对来访者的礼貌应该体现在不批评指责、不歧视嘲笑、不冷漠无情等方面。

（四）尊重意味着信任

心理咨询师与来访者之间建立信任的关系是非常重要的，信任是尊重的基础与前提。心理咨询师只有对来访者信任，才能尊重来访者，才能全身心地帮助其解决心理问题。来访者既然前来咨询，心理咨询师就应该充分信任来访者的来访动机。首先，应该相信来访者有解决心理问题、改变自我的主观愿望。在咨询开始阶段，良好的咨询关系还没有完全建立，来访者在某处敏感、隐私问题上可能会有所顾忌，表现出犹豫或有意掩饰等。心理咨询师应理解来访者的表现，通过理解、温暖等解除来访者的顾虑，促使双方建立信任关系。其次，应该相信来访者需要解决自身的心理问题。但由于其心理能力等原因，可能会出现各种矛盾或不一致，也可能会出现阻碍咨询的一些因素，心理咨询师不能简单地否认来访者解决心理问题的动机，应该帮助来访者澄清。最后，还应该相信来访者可以通过自身的努力，进行自我调节、自我发展，最终解决自身的心理问题。

（五）尊重意味着保护隐私

在心理咨询中可能会涉及来访者某些方面的隐私，心理咨询师对来访者的尊重就是要对这些内容给予接纳和保护，不赞赏或批评，也不随意传播。对暂时不愿透露隐私的来访者，心理咨询师可通过承诺保密，消除来访者的顾虑，而不应强行逼问，除非涉及危害公共安全等问题。对于来访者主动述说的隐私，心理咨询师不必进行评价，也不应进行干预，更不能因为好奇而询问。

（六）尊重意味着真诚

心理咨询的过程中，心理咨询师的尊重表现之一是真诚。尊重不代表心理咨询师没有原则、没有是非观念、没有自己的主见，或是无原则地迁就来访者。尊重应体现在对来访者的真诚上，应该怀着真诚的心、真诚的情感、真诚的态度对待来访者。真诚体现在咨询中，心理咨询师根据咨询关系的建立情况，表明自己的观点、态度、意见等。心理咨询师与来访者有不同的观点、意见等，不是不尊重来访者，更不是否定来访者。在良好的咨询关系已经建立起来的前提下，适度地表明对来访者的看法，不但不会损害咨询关系，还会对咨询起到积极的促进作用。

二、热情

在心理咨询中，心理咨询师既要表现出接纳来访者、平等交流、帮助来访者解决心理问题的理性部分，也应该表现出热情助人的感性部分。热情应该是心理咨询师助人愿望的真情流露。尊重而不热情，心理咨询师与来访者之间显得公事公办。将两者结合，才能情理交融，感人至深。热情应该体现在咨询的整个过程，心理咨询师热情、耐心、周到、细致的态度能使来访者感受到心理咨询师的关心、温暖，感到自己得到最友好的接待。这些对建立良好的咨询关系是非常重要的。要理解热情的意义，对来访者表达热情，应着重理解和掌握以下四点。

（一）在初诊接待阶段打好热情的基础

来访者在初诊接待阶段可能抱有非常复杂的心态。大多数来访者可能对心理咨询似懂非懂，既迫切希望得到帮助，希望咨询是有效的，要求心理咨询师是出色的；又担心心理咨询师的态度，担心心理咨询师是否会批评、指责自己，还怀疑其帮助自己的能力等。因此，来访者可能表现出不安、疑惑、紧张、犹豫等情绪。心理咨询师的热情、友好、关爱等可以有效地消除来访者的不安与紧张，可以使来访者感到自己是被接纳的。

在初诊接待阶段，心理咨询师可以关切而简单地询问来访者以前是否进行过心理咨询，是否了解心理咨询，是否需要介绍心理咨询师是怎么回事，等等。这些充满热情、关切的询问会使来访者感到心理咨询师的热情、友好，是良好咨询的开始。但开场白一般以几分钟为宜，时间久了，可能会使来访者觉得心理咨询师并不关心他（她）来咨询的目的，也可能会使一些急于解决问题的来访者认为心理咨询师故意耽误时间而产生紧张感。

（二）通过倾听和非言语行为，表达热情

在心理咨询过程中，心理咨询师应适度地运用倾听技巧，对来访者表现出最大限度的倾听，这本身就是对来访者的热情。同时也要关注来访者非言语行为的表达，目光关注来访者，面部表情、身体姿势等都表达出对来访者的关心和热情。心理咨询师的热情可以大大激发来访者的合作愿望，而对有些来访者而言，心理咨询师的热情本身就具有助人的效果。咨询过程中，心理咨询师应非常认真，一旦漫不经心或随意打断来访者的话语可能使来访者感到心理咨询师对自己缺乏热情，可能因此感到失望和不满。

（三）咨询中认真、耐心、不厌其烦的态度，是热情的最好表达

咨询中有些来访者可能与心理咨询师存在明显的价值冲突，或在生活方式、态度上明显不同，甚至引起心理咨询师厌烦等情绪；有些来访者可能缺乏逻辑性，在语言表述上思路不清，语无伦次；有些来访者可能文化水平较低，让心理咨询师不知所云，可能过于紧张，出现前言不搭后语；有些可能心存顾虑，顾左右而言他。凡此种种都让心理咨询师难以清楚地理解来访者。面对来访者的种种情况，心理咨询师都应该表达出对来访者的热情、耐心、不厌其烦的态度。不把自己的价值观、生活方式和生活态度强加给来访者。

具体表现是心理咨询师应根据来访者难以表达的原因，循循善诱，耐心细致地梳理。如果来访者缺乏逻辑性，心理咨询师应善于整理归纳，帮助来访者建立理性逻辑；如果来访者文化水平较低，心理咨询师可以帮助来访者叙述，主动澄清心理问题的表现、原因过程等；如果来访者过于紧张，心理咨询师可以重新阐述保密原则，说明心理咨询是帮助来访者的，来稳定来访者的情绪，促使来访者进行表述；如果来访者摸不着头绪，不知该讲什么或不该讲什么，先讲什么或后讲什么，心理咨询师可以多启发，适当多提一些问题，指出明确的谈话方向和范围；如果来访者主次不清，表述杂乱，心理咨询师应耐心倾听，从中归纳总结出问题的重点和一般性问题，帮助发现关键所在。

对来访者任何的表达内容，心理咨询师都应接纳。对来访者述说的符合咨询目标的内容，心理咨询师应予以肯定或鼓励；对没有实际意义的内容不能漫不经心，也不能厌烦，尤其应该注意不能批评来访者。在对来访者进行心理帮助的过程中，来访者可能出现反复，有些原本已经改变的认知、行为或情绪等也可能会回到原点。此时，心理咨询师不应批评指责来访者，应该以热情、耐心，不厌其烦的态度帮助来访者。在对来访者进行启发、引导，并进行指导、解释和训练时，来访者可能似懂非懂，接受较慢，甚至出现反复，心理咨询师更应表现出热情和耐心。

咨询中为促进来访者的有效表达，心理咨询师要正确使用参与性技巧。

（四）咨询结束时，心理咨询师的热情使来访者感到温暖

在每次咨询结束时，心理咨询师应该感谢来访者的密切配合，可以通过咨询小结、布置作业、告之注意事项、给予来访者适当鼓励，促使来访者回去后继续进行自我探索和改变，以巩固咨询效果。心理咨询师可以热情地询

问何时有时间进行下一次咨询，使来访者感受到他（她）是受欢迎的，从而促成对咨询的期待。

热情是建立良好咨询关系的重要内容，也是心理咨询师的必备素质，热情是心理咨询师真情实感的表达。只有对来访者充满热情、关爱，才能推动咨询向前发展，实现帮助来访者解决心理问题的目的。缺乏热情的咨询，必然使心理咨询工作变成模式化的公事公办，既无法帮助来访者解决心理问题，也无从体现咨询的效果，甚至还会给来访者造成伤害。

三、真诚

心理咨询师在与来访者构建良好咨询关系中，真诚是一个非常重要的因素。真诚是指心理咨询师对来访者的态度真诚，心理咨询师以“真实的我”“真诚的我”的角色帮助来访者，没有防御式伪装，不把自己隐藏在专业角色下，不戴着“咨询专家”的面具，表里如一、真实可信地置身于与来访者的咨询关系中。

心理咨询师的真诚具有如下两点重要的意义：一是真诚可以为咨询营造安全、自由的氛围，使来访者感到可以向心理咨询师敞开心扉，袒露自己的内心世界，无需顾虑地坦诚自己的心理问题所在，包括软弱、失败、过错、隐私等，同时感受到自己是被接纳、被信任、被保护的。二是心理咨询师的真诚为来访者提供了一个良好的榜样。通过榜样学习，来访者学会真实地与心理咨询师交流，坦然地表露或宣泄自己的喜、怒、哀、乐等情绪，并可能发现和认识真正的自我，在心理咨询师的帮助下，促进自我探索和改变，而这种改变会减少会谈过程中的模糊不清和误解，使双方的沟通清晰和准确。

心理咨询师在对来访者表达真诚时，不是简单地不掩饰、不虚伪、不说假话，把握真诚应该理解和掌握以下七个问题。

（一）真诚不等于实话实说

有些心理咨询师认为真诚就是实话实说，在咨询中想怎么说就怎么说，而不应该刻意修饰。其实这是对真诚的误解，是对真诚僵化的、绝对化的理解。真诚与实话实说之间既有联系，又不能等同。对真诚正确的理解，恰恰不是实话实说。咨询过程中双方通过语言进行交流，语言应该如何表述既是理念的问题，又是技巧的问题。心理咨询师表达真诚应该遵循既对来访者负责，又有利于来访者成长的原则，这一原则还应该贯穿咨询始终。因此，心理咨询师的真诚不等于想说什么就说什么的实话实说，那些可能伤害来访者或破坏咨询关系的话，虽不能实话实说，但应该以真诚表达。例如，某位30多岁的女性来访者，因在适婚年龄，但未找到合适的对象而苦恼，谈到原因时，该来访者说是因为自己的外貌，她认为自己长得不漂亮，此时她很真诚地问心理咨询师："我很少和异性探讨我的长相问题，您能否坦诚地告诉我，您对我的长相如何评价？要是打分，您给我打多少分？"某心理咨询师很真诚地端详了一下来访者，告诉她："我不知该如何评价你的长相，但可以告诉你我的感觉，我要是没有结婚，打死我都不会娶你！"心理咨询师很可能是这么想的，也是这么说的，但这样的实话实说可能使来访者想到：常言道，两害相遇取其轻，在娶我和被打死的问题上，你选择了后者，那我在异性眼中得多么丑啊！来访者可能因此受到更大伤害。其实对这个问题，心理咨询师可以不直接回答，如"我对你的长相如何评价其实意义不大，关键是你的男朋友如何评价"，也可以真诚地回答："我和其他男性在择偶上都喜欢漂亮的女孩子，但漂亮不是唯一的因素。我承认你是最漂亮的，但你好吃懒做、无事生非，我不会娶你；我承认你是最漂亮的，但你胡搅蛮缠、道德败坏，我也不会娶你。"前面一种回答是实话实说，后面一种回答是真诚的表达。

咨询中面对来访者的种种问题和表现，心理咨询师应更多地表现出真诚，一个存在不良人际关系但把原因都归结于他人的来访者问心理咨询师："您说，这能怪我吗？"心理咨询师说："你把原因都归结于他人，我看不到你在自己身上找原因，实际别人不认同你为人处事的方式，尤其是你得理不饶人的做法。"这可能是事实，但实话实说很可能使来访者感觉心理咨询师和其他人一样在批评、指责他，因而产生不良的咨询关系的作用。真诚的说法是："你更多的寻找了他人的原因，也许你忽略了在自身找原因，实际上别人可能只是对你为人处事的方式有些不认同而已，你可以思考在你有理时是怎样做的。"心理咨询师真诚的描述比实话实说更准确，避免了贴标签或过分概括化、绝对化的印象。心理咨询师这种真诚的态度能够让来访者感觉到，也容易被来访者所接受，从而促进其认真思考，自然就会促进良好咨询关系的发展。当良好的咨询关系已经建立，有时也可以使用较为严肃的语言，但这样做的目的是刺激来访者，促使其对自己身上的问题的严重性有所认识，即使如此，态度上也要真诚。

（二）真诚应该实事求是

心理咨询师的真诚体现在咨询态度上，应该建立在实事求是的基础上，不能脱离事实基础。一位身高1.62米的男性，因身高感到自卑，如心理咨询师不能置事实于不顾，对来访者说："别听别人的，你哪里矮了，我看你比我还高。"这样的话只能让来访者感到心理咨询师的虚伪并引起其气愤，将损害咨询关系。真诚的表达是："按照亚洲人的标准，你的身高确实矮了一些，我能理解你因为身高而感到自卑。"这是非常真诚的，来访者能感受到他被心理咨询师理解了。

在咨询中，心理咨询师可能会遇到各种各样的来访者，面对来访者五花八门的问题，心理咨询师可能不具备有效帮助来访者的经验，甚至可能对某些问题无从下手。有些心理咨询初学者过于注重树立个人威信，希望来访者对自己产生敬佩感。有些心理咨询师为了维护自信或尊严，会掩饰自己在知识、经验等方面的欠缺，或者为了炫耀自己的知识、能力等，可能置事实于不顾，过分注重个人威信，不懂装懂，装腔作势。一旦来访者察觉到，很容易使来访者失去信任，拉大了两者之间的距离，给沟通带来困难，而且不懂装懂还可能误导来访者，更加严重地破坏咨询关系。因此，心理咨询师应真诚地承认自己的不足，这样更容易被来访者接受。

如一位来访者看了一本有关催眠的书，似懂非懂，要求心理咨询师使用催眠疗法帮助其解决某方面的问题，该心理咨询师恰好不擅长催眠疗法，真诚的回答可以是："我对催眠疗法知道的很少，恐怕难以对你有实质性的帮助，我在认知行为疗法上有很多成功的经验，不知你是否愿意让我用它来帮助你解决问题?"心理咨询师坦诚地承认自己不擅长催眠疗法，这种实事求是的回答，既体现出心理咨询师的真诚，又容易被来访者所接纳。心理咨询师不应该不懂装懂地说："催眠疗法太玄乎，某些无意识的东西很难确定，不如认知行为疗法直接、实在，我就用认知行为疗法来帮助你吧。"一旦来访者知道实情，反而使来访者对心理咨询师产生不信任感。

（三）真诚不是自我发泄

在咨询过程中来访者的某些问题或情感可能与心理咨询师有相同或相似点，来访者的话可能对心理咨询师有所触发，心理咨询师可能有感而发。这种有感而发，属于自我发泄，在咨询中应该尽量避免。如一位来访者，经过努力拼搏，但仍为几十万的购房贷款没有还清而苦恼。心理咨询师恰好也买了房子，也还有购房贷款没有还清，有与来访者相同的经历和感受。心理咨询师有感而发，从国家的政策，到房地产商的利润；从心理咨询师的收入，到房子的地理位置，等等，滔滔不绝，把咨询变成了自己的发泄。这样，一方面占用了大量的咨询时间，另一方面置来访者于不顾，很可能喧宾夺主，让来访者怀疑心理咨询师连自己的问题都没有解决是否还有能力帮助自己，也使来访者对心理咨询师的专业性产生疑问。

（四）表达真诚应该适度

有些心理咨询师对真诚的理解有限，以为真诚既然是建立良好咨询关系的关键，就应该表达得越多越好，其实不然。心理咨询师表达过多，会适得其反。如同对来访者，过度的热情或真诚可能让来访者怀疑心理咨询师的动机，会损害咨询关系。

（五）真诚还体现在非言语交流上

心理咨询师的真诚不仅仅体现在语言上，还应该体现在非言语交流上，心理咨询师在咨询中采用的非言语的身体语言更是表达真诚的最好方法。心理咨询师关注的目光流露的是真诚；前倾、谦和的坐姿表达的是真诚；倾听时平和的表情表达的是真诚；无条件地接纳来访者表述的任何内容，点头表达的是真诚；无论来访者的认知多么扭曲，行为多么怪异，情绪多么低落，心理咨询师平和的语调就是真诚；不管来访者如何阻抗咨询或移情，心理咨询师热情助人的真情流露就是真诚。

（六）表达真诚应考虑时间因素

在真诚的表达上，可能会因时间的不同而有所不同。在咨询的早期，良好的咨询关系还没有建立起来，真诚的表达应体现在“不虚伪”，心理咨询师可以更多地倾听而不急于表达自己的观点或评价等。随着咨询时间的延长，如果良好的咨询关系已经建立，心理咨询师可以真诚地表达来访者自身的不足或缺点，也可以表达自己的观点或评价等，以不损害咨询关系为原则。

（七）真诚体现在心理咨询师的坦诚上

心理咨询师态度是否真诚会在咨询中表现出来，例如自我介绍时，有些心理咨询师可能摆出一副专家的样子，觉得自己无所不能，这不是真诚。真诚应该如实相告自己的教育背景、从业时间、擅长与不擅长的咨询内容等；真诚是心理咨询师内心的真情流露，不是靠技巧获得的；真诚应该建立在正确的职业理念下，建立在对来访者乐观的看法、信任的态度、充满关切和爱护的基础上，同时也建立在心理咨询师接纳自己、充满自信的基础上；真诚是心理咨询师的基本素质要求，是心理咨询师不断自我提升和实践的结果。

四、共情

心理咨询师对来访者内心世界的理解及体验就是共情。“共情”一词在心理咨询各理论流派中有不同称谓或译法，如“投情”“神入”“同心”“同理心”“通情达理”“设身处地”等。

在咨询过程中，如何理解来访者是一个非常重要的问题。有些心理咨询师可能只是站在自己的角度上去体验来访者的内心世界，这样做的结果往往是让来访者感到自己不被心理咨询师所理解，不但难以建立良好的咨询关系，也往往打击了来访者继续咨询的动机。如某来访者因不知该如何择偶而苦恼，他说：“我已经到了谈婚论嫁的年龄，亲戚给我介绍了一个女孩，非常贤惠、温柔，但不漂亮，我有些不满意。我姨知道了，又给我介绍了另一个女孩，人长得非常漂亮，属于人见人爱的那种，但既不温柔也不贤惠，而且脾气很大。两个女孩都同意与我交往，可我犯愁了，该同哪个女孩进一步发展感情呢？”某心理咨询师从自己内心的感受出发，说道：“你这算什么难事？既然各有优缺点，选择哪一个都行，你就随便选吧，犯什么难啊，实在选不出来，就掷硬币，漂亮的是字，温柔的是徽，哪面朝上就选哪一个！”这时来访者可能会说：“你说得轻巧，如果真能这样我也就不来找你了，看来你理解不了我，我不和你谈了。”的确，心理咨询师确实没有很好地理解来访者的内心世界，从来访者角度看其存在的问题，如何把漂亮和贤惠集中到一个人身上，这简直比登天都难，对来访者来说的确是一个难题。心理咨询师不能理解并体验来访者的内心世界，不但良好的咨询关系没法建立，咨询活动也不能继续下去。

从上面例子不难看出，心理咨询中，心理咨询师需要也必须体验来访者的内心世界。

（一）共情的含义

按照罗杰斯的观点，共情是指体验来访者内心世界的能力。共情的具体含义包括以下三点：

（1）心理咨询师通过来访者的言行，深入来访者内心去体验他的情感与思维。

（2）咨询中借助知识和经验，把握来访者的体验与其经历和人格之间的联系，更深刻理解来访者的心理和具体问题的实质。

（3）心理咨询师运用咨询技巧，把自己的共情传达给来访者，表达对来访者内心世界的体验和所面临问题的理解，影响来访者并取得反馈。

（二）共情在心理咨询中的意义

共情在心理咨询中具有以下四个非常重要的意义：

（1）心理咨询师通过共情，能够设身处地、准确理解来访者，把握来访者的内心世界。

（2）心理咨询师通过共情，使来访者感到自己是被理解、被接纳的，从而促进良好咨询关系的建立。

（3）心理咨询师的共情、鼓励促进了来访者进行深入的自我探索，促进自我表达，促成了来访者深入、全面、准确地认识自我，也促进了咨询双方彼此的理解和深入的交流。

（4）心理咨询中某些来访者迫切需要被理解、被关怀，迫切需要得到情感倾诉，心理咨询师的共情可以直接起到明显的助人效果。

（三）咨询中缺乏共情的表现或后果

咨询中，某些心理咨询师，尤其是心理咨询初学者，可能对来访者缺乏共情，缺乏共情的咨询可能会导致咨询受阻或失败。缺乏共情的表现或后果主要表现为以下四个方面：

（1）来访者可能感到失望。由于感到自己不被心理咨询师所理解而较少甚至停止自我表达，也因此减少或丧失了继续咨询的信心。

（2）来访者可能觉得受到伤害。因为缺乏共情，心理咨询师可能对来访者不理解或理解得不深入、不准确，或轻视来访者所面临的问题，进而表现出冷淡、反感、不耐烦，甚至对来访者批评指责，从而使来访者受到伤害。

（3）影响来访者进行自我探索。自我探索是来访者心理成长的重要过程，但由于心理咨询师缺乏共情，忽视来访者的自我探索，不对其自我探索进行鼓励，则可能影响来访者的自我探索和对自身的深刻了解。

（4）影响心理咨询师对来访者的反应。由于缺乏共情，心理咨询师可能不能真正体验来访者的内心，因而做出的反应可能偏离了来访者的问题或缺乏针对性。

例如，一位妻子发现丈夫有婚外情，自己内心很苦恼，她对心理咨询师说："我发现丈夫有婚外情后，很想离婚，但想到孩子还小，一旦离婚，孩子就没了完整的家庭，就下不了离婚的决心，我为此感到非常苦恼。"如果心理咨询师回答："现在社会风气江河日下，出现这种情况在所难免。"来访者会觉得心理咨询师完全忽视了自己的问题，根本不理解自己内心的感受。

如果心理咨询师回答：“这种事你赶上了，苦恼也没有办法。”来访者可能觉得心理咨询师无法理解自己，可能动摇来访者继续咨询的决心。如果心理咨询师回答：“这种事让你赶上了，只能选择其中之一了，哪里还有什么两全其美的事？”这是心理咨询师没有体验来访者的内心冲突所在，明显缺乏共情，也可能使来访者感受到心理咨询师根本没有理解自己，甚至怀疑心理咨询师是否愿意帮助自己。如果心理咨询师回答：“你就是离婚了，自己也能过好日子的。”表面看是鼓励来访者，但显然还是没能理解来访者的苦恼，这种鼓励是苍白无力的。如果心理咨询师回答：“无论谁遇到这种情况，都得经历痛苦的抉择，这是难免的。”这是空洞的判断，完全否认了来访者的情绪。如果心理咨询师回答：“选择确实是困难的，但你总得选择其一吧。”心理咨询师虽然在一定程度上理解了来访者的内心体验，但理解得并不深刻。如果心理咨询师回答：“每一位妻子遇到这种情况都可能会在如何解决这问题感到苦恼，就像人们在遇到需要选择的时候不知如何抉择一样。因此非常苦恼，我非常理解你此时此刻的心情。”心理咨询师从来访者的内心去体验，来访者会觉得心理咨询师理解了自己的内心世界，自己是被理解、尊重和接纳的，她也因此愿意向心理咨询师敞开心扉表达自己，从而与心理咨询师建立良好的咨询关系，并推动咨询向前发展。这时心理咨询师就做到了真正意义上的共情。

（四）心理咨询师如何理解、使用及操作共情力

心理咨询师正确理解、使用共情，操作要点等知识详见本书第四章第一节共情力。

五、积极关注

如何看待来访者是心理咨询师咨询理念的展现，也涉及心理咨询师对来访者的基本认识和基本情感。心理咨询师从事的是助人工作，心理咨询师必须抱有一种信念，即来访者尽管表现出各种问题和症状，但其自身仍会有这样或那样的长处和优点，每个人的身上有一定的潜力、潜能存在，都存在着积极向上的成长动力，通过自己的努力和外界的帮助，来访者是可以改变的，可以拥有健康快乐的生活，“可以生活得比现在更美好”的观点对于心理咨询师来说非常重要，所有有效的咨询都被认为可以使来访者发生积极、正向的改变。

（一）积极关注的含义及其意义

所谓积极关注，就是心理咨询师对来访者言语和行为的积极、光明、正性的方面予以关注，从而使来访者拥有积极的价值观，拥有改变自己的内在动力。通俗地说，积极关注就是辩证客观地看待来访者。积极关注不仅有助于建立良好的咨询关系，促进沟通，而且本身就具有咨询效果。尤其是对那些自卑感强或因面临挫折而"一叶障目不见泰山"者，心理咨询师的积极关注往往能帮助他们深化自我认识，全面、客观、准确地认识自己的内部和外部世界，并看到自己的长处，对未来充满希望，从而树立起信心，激发其前进的内在动力，帮助来访者发掘自身的潜能，促进其向咨询目标前进。

（二）积极关注应当注意的要点

1. 积极关注就是辩证、客观地看待来访者

来访者往往带着自己扭曲的认知、消极的行为模式、负性的情绪等前来咨询，心理咨询师也许不需要做额外的工作就很容易观察体验到来访者消极、灰暗、负性的一面，而来访者积极、光明、正性的一面往往需要心理咨询师挖掘。如一位因为丈夫出现婚外情的女性来访者坐在咨询室中呜呜地哭，认为自己非常不幸，不停地抱怨自己倒霉，情绪非常低落。哭，是负性情绪的宣泄；抱怨，是消极行为模式的表现。这些消极、灰暗、负性的一面显而易见，但即使如此，毋庸置疑的是来访者还有积极、光明、正性的一面。来访者不是被心理咨询师请来的，表明来访者有察觉自身问题的能力，有改变自己现状的愿望，想解决自身存在的问题，这些都是积极、光明、正性的。心理咨询初学者可能难以觉察这些，需要在咨询工作中去实践，学会辩证地、客观地看待来访者及其存在的问题。

2. 积极关注就是帮助来访者辩证、客观地看待自己

有些来访者因受认知能力的制约，缺乏对自我的深刻认识；有些来访者因为生活态度消极，忽略了对自我的积极认识；有些来访者由于是选择性注意，影响了对自我的全面认识。这些都造成了来访者只看到自己存在的问题、失败、缺点和不足等，并把问题放大，深陷其中而难以自拔，而看不见自己的优点和长处。积极关注就是心理咨询师帮助来访者深化对自我的认识，从只注意失败、缺点和不足转移到客观、全面、准确地认识自己，帮助来访者发掘自身积极、光明、正性的内容，发现自己的优点、长处和所拥有的资源。

3. 避免盲目乐观

心理咨询师对来访者的基本态度应该是乐观的，应该积极关注来访者。但有些心理咨询师片面理解积极关注的含义，表现出对来访者的盲目乐观，如一位心理咨询师对一位复读两年都没有考上理想大学而苦恼的来访者说："我从你身上看到你爱学习，学习动机很强，很有毅力，这些都是你的长处，你有了这些资源，一定能实现自己的理想。"心理咨询师准确地看到了来访者积极、光明的一面，但对来访者实现自己人生的理想即考入某名牌大学可能过于乐观了。因为来访者身上积极、光明的方面还不足以促使其实现这样的理想，因为高考成绩还受智力、努力程度等因素的影响。这样盲目乐观可能使咨询变成了一种形式的、教条化的反应，淡化了来访者的问题，同时也缺乏对来访者的共情。做好积极关注，心理咨询师不应泛泛而谈，而应针对来访者的实际问题，客观地引导来访者认识、分析其现有的不足，同时帮助来访者深化认识，认识到其拥有的资源。

4. 反对过分消极

与盲目乐观相反，有些心理咨询师则是走向另一个极端。比如，心理咨询师对一位与婆婆间存在矛盾，婆媳关系紧张而双方都不主动改善关系的来访者说："你所面临的困难确实很大，你的处境也不乐观，这样下去你的心情会越来越糟糕的。"这句话可能确实反映了来访者问题的实质，也对来访者今后的处境做出了较为准确的判断。但若整个咨询过程中心理咨询师不断地表达这种态度，来访者可能就会越来越消极、沮丧、困惑或绝望。咨询的本质是给来访者以支持、鼓励和帮助，促使来访者从困境中走出来，减轻或消除痛苦。因此，心理咨询师应始终立足于给来访者以光明、希望与力量，这就是积极关注的实质。面对来访者的问题，失败、缺点与不足等，心理咨询师的反应不能只是单纯自然的、客观的，应符合咨询的原则，应对来访者负责，促进咨询有效地进行。

5. 立足实事求是

积极关注应建立在来访者客观实际的基础上，不能无中生有，否则来访者会觉得心理咨询师是在用虚言安慰自己，是心理咨询师无能的表现，这样的积极关注可能会适得其反。例如一位身高只有一米六几的男性来访者在与异性交往时因身高问题屡受挫折，心理咨询师说："没事，身高只是一个方面，更重要的是你是重点大学的博士生，你有一份很好的工作，而且你善良、勤奋，一定会找到自己满意的女朋友的。"心理咨询师的确对来访者积极关注，看到了来访者身上的优点和长处，但会让来访者感觉心理咨询师回避事实，因为毕竟有很多女生很在意男生的身高，身高的确是一个非常重要的问题。因此心理咨询师在积极关注时应该实事求是，不能回避或淡化来访者的失败、缺点与不足等。

咨询中无论遇到哪类来访者，无论来访者存在什么样的心理问题，心理咨询师都应善于发掘来访者身上的闪光点，心理咨询师不但要关注来访者的潜力和价值，还应该帮助来访者多关注自己的积极、光明、正性的方面，这些正是建立来访者乐观态度的基础。促进来访者自我发现与潜能开发，达到心理健康的全面发展，也是咨询的最高目标。心理咨询师应把积极关注贯穿于整个咨询过程。

第二节 参与性技术

参与性技术主要用于引导来访者进行自我探索和实践，促进来访者自我成长与发展。心理咨询中，心理咨询师要帮助来访者解决心理问题，其中心理学的理论、方法和技术等既是基础，也是手段。因此，心理咨询师必须正确理解、掌握参考性技术，并灵活地运用到咨询实践中。

一、倾听技术

（一）对倾听的正确理解及如何倾听

倾听是在接纳基础上，积极地听，认真地听，关注地听，并在倾听时适度参与，这是倾听的含义。倾听是心理咨询的第一步，倾听既是心理咨询师职业理念的体现，也是心理咨询师咨询技能的展现；倾听是心理咨询师的基本功，也是建立良好咨询关系的基本要求；倾听既可以表达对来访者的尊重，同时也能促进来访者的表达，使之在比较宽松和信任的氛围下诉说自己的问题及宣泄情绪，探索解决的方法，实现自我发展与成长。

倾听需要以接纳为基础，只有无条件地接纳来访者才能有很好的倾听。心理咨询师与来访者可能是完全不同的两个人，其人生观、价值观、生活态度、生活方式等可能完全不同或差异极大。倾听不应带偏见，不能做价值评估。对来访者讲的任何内容不应表现出惊讶、厌恶、激动或气愤等神态，这些都是无条件的尊重和接纳。只有接纳了，才能用心倾听，才能真正做到倾听。

倾听是一种积极的听。倾听时心理咨询师应该非常积极，通过倾听，心理咨询师可以掌握来访者扭曲的认知、消极的行为模式、负性的情绪等消极、灰暗、负性的一面。通过积极的倾听，心理咨询师还可以掌握来访者积极、光明、正性的一面。如一位想学习而不愿意吃苦的高中生为自己的学习成绩苦恼，认为自己不聪慧，不停地抱怨家长、老师，情绪也很低落。苦恼、情绪低落等是负性情绪；抱怨，是消极的行为模式，其中消极、灰暗、负性的一面显而易见。但即使如此，不容置疑的是来访者还有积极、光明、正性的一面。来访者是主动前来咨询的，表明来访者有觉察自身问题的能力，有改变自己现状的愿望，有解决自身存在问题的动机，等等，这些都是积极、光明、正性的。心理咨询师可以通过积极的倾听来掌握这些内容，学会辩证、客观地看待来访者及其存在的问题。

倾听是一种认真的听。咨询时来访者所陈述的不一定是心理咨询师认同、感兴趣的内容，有些甚至是不认同、反感的内容，但无论如何，心理咨询师都应非常认真地倾听。通过倾听，把握来访者的问题、原因、程度、个性等，把握事情的前因后果、内在逻辑关系等。有些心理咨询师在听到自己不感兴趣、反感的内容时，可能并没有打断来访者，而是走神“开小差”。一旦心理咨询师不认真倾听，自然不知道来访者讲些什么，更无从谈话，如心理咨询师走神后很可能向来访者提问：“你刚才讲了什么？”这是典型的走神表现，是不认真倾听的表现。

倾听是一种关注的听。心理咨询师应该对来访者积极关注，既关注来访者的症状表现，又关注其情感流露；既关注其外在表现，又关注其内心体验；既关注其存在的问题，又关注其解决问题的动机和态度。关注的目光和表情是关注的具体表现形式，是倾听的具体体现。

倾听还要有适当的参与。心理咨询师在倾听时并不是一声不吭地、毫无反应地听，而是应该有适当的参与。为了表明心理咨询师对来访者是理解、接纳的，从而促进咨询关系，鼓励来访者深度表达，同时也是为了深入了解，澄清问题，促进心理咨询师对来访者的理解和来访者对自己的了解，心理咨询师适当的参与是必要的。这种参与既可以是言语性的，也可以是非言语性的。如心理咨询师说“我能听得懂，请继续”“我在听，请接着讲”等，有时可以是心理咨询师点头示意，发“哦”“嗯”“是的”“然后呢”等回应，这些都是参与而不是打断来访者。

倾听不仅是用耳朵听，也要用心倾听，不但要听懂来访者通过言语、表情、动作等所表达的内容，还要听出来访者在交谈中没有表达出来的内容或隐含的意思，甚至是来访者自己都不知道的潜意识。有时来访者说的和实际的并不一致，或者来访者避重就轻，自觉或不自觉地回避本质性的问题。例如，在中国传统文化背景下，性问题是许多人难以启齿、极为敏感的问题，因此，来访者因性问题困扰时可能常常只谈浅表的问题。有时他们希望心理咨询师能听出问题，主动地向他们进行询问。

正确的倾听要求心理咨询师以觉察和共情的态度深入到来访者的感受中去，细心地注意来访者的言行，注意对方如何表达问题，如何谈论自己及与他人的关系，以及如何对所遇问题做出反应，还要注意来访者在陈述时的犹豫停顿、语调变化以及随语言所呈现出的各种表情、姿势、动作等，从而对内容做出更完整的判断。例如，来访者在谈及自己的人际关系时，可能有以下四种不同的表述方法：一是我和他人有矛盾；二是我自己没有处理好某些事情，造成人际关系紧张；三是别人故意找茬，造成人际关系紧张；四是真倒霉，自己赶上这么一个破单位。从以上不同的表述中，可以洞悉有关来访者的自我意识与人生观的线索。例如，第一种是对人际关系客观的描述；第二种来访者内归因倾向非常明显，并以负责的态度做了自我批评，表明来访者可能遇事容易内归因，自省自责，自卑退缩；第三种表明是他人过错，不是自己的责任，表明来访者可能推诿，容易有攻击性；第四种则表明宿命论色彩，遇事易认命。所以，来访者在描述人和事时所使用的词语或结构，有时往往会比事件本身更能反映出来访者的特点。通过倾听，心理咨询师可以很好地把握这些内容。

有些心理咨询师初学者往往不理解倾听的正确含义，以为咨询主要是心理咨询师“讲”，而不知道心理咨询师最重要的不是“讲”而是“听”，尤其在咨询的初期和中期。倾听不仅是为了收集资料，明确来访者的问题、原因、程度等，也是为了建立良好的咨询关系，倾听本身同时还具有助人的效果。

（二）倾听时容易出现的错误

有些没有经过正规培训，或还没有建立正确咨询理念，或没有掌握倾听的含义的心理咨询师，往往不重视倾听、不愿意倾听，因而容易出现以下五点错误。

1. 打断来访者，做出道德或正确性判断

心理咨询师如果不能把握倾听的正确含义，就不可能接纳来访者，表现为打断来访者，同时做出道德或正确性的判断。例如，一位与多人存在婚外感情的来访者表达其困惑，心理咨询师可能因道德观不同，不愿意进行倾听，很可能打断来访者，连声叫停，并对来访者的言行做出道德或正确与否的评判。如“你这么缺德啊，这不是害人害己吗!”“你这种想法完全不符合社会道德的!”等等。由于打断了来访者，自然影响了来访者的表达。一方面来访者可能觉得心理咨询师不接纳自己，不再敞开心扉，从而停止了表达，影响了咨询关系；另一方面心理咨询师可能因此无法了解掌握与其思想、行为有关的内容，致使对来访者的理解不全面、不深刻、不准确，也影响了帮助其解决心理问题。

尽管强调心理咨询师的价值观是中立的，但是并非说不能做评判，心理咨询师应理解的是：一是不做或尽量少做这样的评判。例如，心理咨询师可以表达“我听明白了，你和其他人有婚外感情，请你继续讲”。心理咨询师接纳了来访者与多人存在婚外感情，但没有做出评价。二是不要轻易做出评价，心理咨询师是否对来访者进行评价，应该遵循是否有利于咨询的原则。三是不要在来访者还在陈述问题时就评价，应该等到来访者完整地表达完某一方面的问题时再进行评价。四是不要仅仅只做判断而缺乏具体有说服力的解释。

一般来说，如果建立了良好的咨询关系，心理咨询师宜适时适度有根据地分析，则效果较好，否则可能会起反作用。心理咨询师应认识到，来访者是来求助解决心理问题的，而不是来听批评、受指责的，如果一定要进行评价，最好让来访者自己评价，而不是心理咨询师把自己的价值观念、是非标准强加于来访者。

2. 急于下结论

不进行倾听的心理咨询师往往在真正了解来访者所述事情真相之前，便急于下结论，匆忙开始咨询，提供咨询意见。这存在许多弊端，来访者、感到心理咨询师没有耐心听自己述说，会因为讲话被打断而扫兴，容易影响良好咨询关系的建立。心理咨询师对来访者问题的把握会因此不够全面、准确，若来访者意识到这一点，就会对心理咨询师所做的判断和提供的意见表示怀疑。由于倾听不够，心理咨询师对来访者的个性、思维方式、情感特点等就可能缺乏了解、把握不准，从而影响工作的针对性和有效性，等等。

有时不倾听，可能会完全误解来访者。例如，心理咨询师可能以前多次遇到家长前来求助，说自己的孩子不好好学习，沉迷于玩游戏。当某位家长又在叙述自己的孩子不好好学习时，心理咨询师打断了来访者陈述，说："我知道了，你的孩子不好好学习，沉迷于玩游戏。"如果心理咨询师很好地倾听，让这位家长讲完，事情可能完全不是玩游戏，而是因玩游戏家长打了孩子，孩子一气之下离家出走了，但孩子因为身上没有钱，就去抢劫其他小朋友，此时已经不是玩游戏而是触犯法律的事情了。因此为避免此类事情的发生，心理咨询师不能急于下结论，应该进行倾听。

3. 轻视来访者的问题

有些心理咨询师对来访者缺乏共情，认为来访者的问题是小题大做、无事生非、自寻烦恼，因而流露出轻视、不耐烦的态度。某来访者诉说："自己在单位不受重视，有时别人请吃饭不叫上自己，有些好事没有自己的份。"心理咨询师可能认为来访者幼稚，居然为请客吃饭的问题而苦恼，因而不愿意倾听下去。虽然来访者的有些问题在他人看来没有什么，但对于来访者而言却是极其困扰的难题，因为来访者的思维方式、认知模式影响了其对事物做出客观、理智的评价，这也就是其心理问题的特点。对于心理咨询师来说，重要的是如何让来访者真实地感知到问题的性质，转变其观念。轻视来访者的问题，从某种意义上说明心理咨询师还不了解心理咨询的实质，另一方面也说明心理咨询师仍缺乏共情的特质。

4. 干扰、转移来访者的话题

有些心理咨询师在了解情况，尤其是寻找问题的根源时，由于把握不了问题背后所隐藏着的东西，不善于透过现象看到本质，咨询时犹如蜻蜓点水抓不住问题的关键。有时他们不愿意倾听某方面的内容，因而常常打断来访者的叙述而转移话题，来访者刚陈述某一问题就被心理咨询师一个新的问题所打断，来访者可能无所适从，不知道该怎样表达。这就需要心理咨询师加强理论学习，建立逻辑关系，同时应耐心、认真地倾听，仔细地思考、判断，逐渐缩小包围圈。

5. 不适当地运用咨询技巧

有些心理咨询师由于缺乏咨询技巧及咨询技术掌握得还不够熟练，容易出现以下三种失误。

（1）询问过多。有些心理咨询师没有很好地理解倾听，在咨询中不断提出问题，来访者只是被动地提供资料，处于一种被询问而无奈的状态之中，不利于充分表达自己。让来访者充分地表达自己是非常重要的：一是起到宣泄作用；二是提供资料。许多情况下，来访者往往不知道自己的问题在哪里，根源是什么，心理咨询师只有倾听得当，才会渐渐理出头绪，找到问题及根源所在。所以，心理咨询师应尽量多听少问，待非问不可时再提问。

（2）概述过多。有些心理咨询师在咨询中非常主动地、过多地进行概括。这样做会出现以下两种结果：一是占用太多时间；二是让来访者觉得心理咨询师的领悟力不足，一定要通过概述和来访者的多次反馈才能搞清楚问题。咨询中应尽量促使来访者表达，启发引导来访者自己进行概括，尤其对于那些文化程度较高、表达能力强的来访者，心理咨询师更应该避免概述过多。

（3）不适当的情感反应。咨询中需要对来访者共情，适当表达情感反应。但如果次数过多或程度过重，反而对来访者产生某种不良的心理暗示，强化其不良情绪。如“你感到很伤心”“你觉得很委屈”“你心里觉得受了很大的侮辱”等，有时反而煽起或扩大了来访者的情绪，会让其觉得似乎真是这样。尤其当来访者比较信任或崇拜心理咨询师时，心理咨询师的话就更有分量，其暗示作用就更强。而对于那些自知力、判断力较强的来访者，则会觉得心理咨询师太啰唆，反应不准确，心里可能会感到不舒服。而且过多的反应会打断来访者的思路，转移谈论的话题。因此，情感反应适时适度很重要。这里所说的“度”并非有具体的数量标准，并非说表达 10 次一定比 5 次多，或者 10 次是过度的而 5 次是适度的。表达情感需要因人而异，对于有的来访者，询问、概述情感反应 20 次都不算过度，而对有的来访者，或许 10 次就过多了。重要的是，心理咨询师要多体会、多思考、多实践，总结哪种表达有利于什么样的来访者。

对于倾听，心理咨询师应该把握的原则是：可问可不问时，少问或不问；可说可不说时，少说或不说；来访者陈述的都要倾听。心理咨询师并非说得越多越好，有时点头回应比说话是更好的倾听方式。

（三）倾听时给予适当的鼓励性回应

咨询中，心理咨询师常用某些简单的词、句子或动作来鼓励来访者继续推进咨询，这是一种倾听的技巧，简便实用，且效果较好。其中最常用、最简便的动作是点头，但点头时应认真专注，充满兴趣，并且常配合目光的注视，同时这种点头要适时适度。若点头是机械式的、随随便便的，或者一边点头一边东张西望或者翻看无关的东西，或者不该点头的时候点头，那么来访者很快就会发现心理咨询师心不在焉，从而会影响来访者的叙述，甚至对心理咨询师产生不良印象。

心理咨询师在做鼓励性回应时，有些词或句子是常用的，例如“是的”“噢”“确实”“说下去”“我明白了”“你再说得更详细些”等。而最常用的言语则是和点头动作连在一起的“嗯”。这些言语向来访者提供了这样一种信息：“我在听你说”“我对你说的内容很感兴趣”“请继续说下去”等。需要注意的是应确保来访者的叙述是在自己的参考框架中，而不是为了迎合心理咨询师的兴趣。

以下通过案例分析，说明倾听时给予适当的鼓励性回应。

案例3－1

一位女性大学生自述近来饮食不香，坐立不安，睡眠不足。通过询问，方知是因学习成绩下降所引起的。然而引起学习成绩下降的原因又在哪儿？经了解，得知是因为上课时注意力不集中造成的，在教室或图书馆看书时容易分心。到此，有些心理咨询初学者可能认为问题已经找到了，便会针对如何调整分心、集中注意力进行相应的咨询。

然而，分心是否就是最终问题呢？是否还存在更深的原因呢？心理咨询师开始询问因为什么分心，什么事情在干扰她看书、上课。她回答，之所以分心是因为上课或看书时会留意是否有人在察看自己、议论自己，听课、看书自然就走神了。然而这一情况又是怎样产生的呢？从什么时候开始的呢？

她回忆道：大半年以前她配了一副白色框架的眼镜，戴上后总觉得不那么舒服、不那么漂亮。上课时，她透过眼角余光发现似乎有些同学在注意自己，心里不知怎么就紧张起来了，老师讲什么也就不知道了。之后，对同学的眼光就非常注意，尤其看书时，眼睛看着书，脑子里却想着别人有没有在议论我，好几次，她都想把这副眼镜扔了，可又舍不得，何况没有眼镜，上课、看书怎么办？

看起来问题是从戴眼镜开始的，然而戴眼镜与紧张、分心、怕议论又是怎么样的关系？是否有更本质的心理困惑，心理咨询师这样思考着。

然而，她自己也说不太清楚，她只是怕别人议论。怕别人议论什么？怕别人议论自己的眼镜。还有呢？她没说。是不知道？还是不愿说，或者不能说？

心理咨询师根据分析，认为很可能与她对自己的客观评价有关，于是开始点题：你觉得自己漂亮吗？她摇摇头，先是迟疑地，接着又是颇为坚决地，之后却又是慢慢地摇头。

她说出了她心中一直不那么踏实、自信的一面：她认为自己长得不够漂亮，对异性吸引力不够。

客观地讲，她在女生中还算比较漂亮的，为什么会这样认为呢？一方面她认为，寝室里好几个同学都有了男朋友，她没有，她觉得是因为自己不够漂亮，对男生没有吸引力。但另一方面，她又不愿承认这一点，她一直想否认这一点。为此，她一直心存不安和矛盾。她很希望自己能被别人认为是漂亮、可爱的，能吸引异性的注意，然而她又觉得矛盾。

分析 由此可见，该案例中眼镜仅仅是矛盾转化的导火索。来访者害怕外界注意恰恰是过分希望外界注意引起的，同时又是内心不踏实、不自信的转化。然而来访者自己并不清楚这中间一系列相互联系的发展过程。

心理咨询师通过富有技巧性的观察、分析、询问，层层探讨，澄清了事实，使来访者得以领悟，并为最终解决问题创造了条件。

反过来，如果倾听、探讨只停留在某个片段上，就不可能找到真实的原因，充其量是头痛医头、脚痛医脚，无法从根本上帮助来访者解决最主要的问题。

二、开放式提问技术与封闭式提问技术

（一）开放式提问技术

所谓开放式提问技术就是心理咨询师提出的问题没有预设的答案，来访者也不能简单地用一两个字，或一两句话来回答，从而尽可能多地收集来访者的相关资料信息。开放式提问一般在收集资料时使用。心理咨询师为了了解和把握来访者的问题、原因、程度等，需要对来访者进行提问，此种目的的提问应本着平等、中立的原则，所提出的问题不应带倾向性，也没有感情色彩，如“你受教育的情况是怎样的呢?”“你恋爱的经历是怎样的呢?”“什么原因你觉得非常苦恼?”“你对婚姻有着怎样的看法呢?”“你在改变自己的情绪上做了什么呢?”等，由于以上的问题是开放式的，来访者需要进行说明，而又不能简单地回答，在回答时必然陈述了其问题、思想、情感等，心理咨询师因此收集到了来访者的资料信息。

通过开放式提问，可以获得心理咨询师所需要的一些事实资料。例如，“你为解决这个问题做了些什么呢?”通过来访者的回答，心理咨询师掌握了事实真相。带“如何”的提问往往牵涉某一事件的过程、顺序或情绪性的事物，如“你是如何看待这件事情的，而‘因何’或“什么原因”等的询问则可引出一些对原因的探讨，如，“什么原因使你不喜欢和朋友们在一起?”有时用“愿不愿”“能不能”起始的询问句，可以促进来访者做自我剖析，如，“你能不能告诉我你因何这么害怕黑夜?”从中可见，不同的询问用词可

导致不同的结果。

心理咨询师应该把握时机，采用多种提问方式进行提问，如果只是固定于某一种方式可能造成提问失误，甚至失去了解来访者某些方面相关信息的机会。例如，仅仅用“什么”引导的询问句，则咨询的重心可能仅限于事实与资料的获得；而只用“因何”“什么原因”起始的询问句，则往往使来访者把注意力集中于发掘过去的经验来解释自己的行为。

是否使用开放式提问，这与心理咨询师所接受的理论基础及对问题的理解有关。有些心理咨询师强调不能使用“为什么”式的提问，以避免来访者感觉受到指责而产生对抗心理咨询师的情绪，或用情绪性的问题来讨论过去的事物。然而理性情绪学派以及精神分析学派的心理咨询师则十分注重以“为什么”起始的询问句子，因此认为这类提问是适宜的。至于罗杰斯主导的来访者中心理论流派则反对使用询问的方式，他们认为这种方式是心理咨询师凭着自己的感受，侵犯了来访者的隐私。他们更倾向于运用鼓励、释义、情感反应等技巧来了解来访者，促进来访者进行自我分析。

使用开放式提问时，应重视把它建立在良好的咨询关系基础上。离开了这点就可能使来访者产生一种被询问、被窥探、被剖析的感觉，从而产生阻抗心理。同一询问句因咨询关系不同，可能产生截然不同的效果。有些提问尤其要注意提问的方式，提问的语气语调，不能轻浮，不能咄咄逼人或指责，尤其涉及一些敏感的隐私问题时更应该如此。提问是咨询的需要，而不是为了满足心理咨询师好奇心或窥探隐私的欲望。

（二）封闭式提问技术

封闭式提问技术是指心理咨询师提出的问题带有预设的答案，来访者不需要展开回答，从而使心理咨询师可以明确某些问题。封闭式提问一般在明确问题时使用，用来澄清事实，获取重点，缩小讨论范围，当来访者的叙述偏离正题时，还可以用封闭式提问适当地中止其叙述，并避免谈话过分个人化。封闭式提问所提出的问题经常使用“是不是”“对不对”“要不要”“有没有”等词，而回答也是“是”或“否”式等简单答案。如，“你读了多少年的书?”“你欠外债的数额是多少?”答案只能是具体的数字；“你结婚了没有?”答案只能是“结了”或“没结”。

封闭式提问一般不能过多地使用，过多使用可能使来访者陷入被动回答之中，其自我表达的愿望和积极性会受到压制，产生压抑感和被询问的感觉，可能使之产生沉默而阻碍咨询。咨询谈话应促进来访者充分地表达自己，而过多的封闭性提问则剥夺了来访者的表达机会。有时心理咨询师再三地用封闭式提问，而不是开放式提问，可能花费时间而得不到要领，因为有时来访者更清楚自己的问题是什么、原因何在。咨询中，通常把封闭式提问与开放式提问结合起来进行提问，效果会更好。

三、鼓励技术

鼓励技术就是心理咨询师通过语言等对来访者进行鼓励，鼓励其进行自我探索和改变。鼓励技术具体可以表现为心理咨询师直接地重复来访者的话或仅以某些词语，如“嗯”“讲下去”“还有吗”等来强化来访者陈述的内容并鼓励其进一步表达、探索。还可以是非常明确的语言，如“通过三次咨询，你已经解决了一部分问题，通过努力，你一定能解决自己的问题”。

通过鼓励技术可以促进谈话，促进来访者的表达与探索。鼓励技术的另一个作用是通过对来访者所述内容的某一点、某一方面做选择性关注，引导来访者向着某一方面做进一步深入的探索。如某位来访者说：“我和女朋友已经相爱半年了，可我父母各有不同意见，我母亲喜欢我女朋友，但我父亲反对我上大学时谈恋爱。我为此很烦恼，无心学习，晚上经常失眠，不知怎么办好。”此例有许多个主题，心理咨询师可选择任何一个予以关注，比如，“你说你们相爱半年了？”“你母亲喜欢你女朋友？”“你父亲不赞成读大学时谈恋爱？”“你失眠了？”“你说你现在无心学习？”等，鼓励来访者表达不同的主题就可以引导来访者朝着不同的方向探索，达到不同的深度。因此，心理咨询师应把握来访者所谈的内容，根据咨询目标的需要及经验等有选择性地给予鼓励。心理咨询师虽然在进行倾听，但这是一种主动的、积极的、参与式的倾听，心理咨询师的倾听对来访者就是一种鼓励。上例中，选择“你不知怎么办才好”作为重复或许是最好的。因为，一方面抓住了来访者现状的核心，理解了来访者；另一方面鼓励了来访者对其困扰的问题做更进一步的表达和探索。一般来说，来访者长篇大论地描述其困惑的最后一个主题，往往有可能是最重要的，因此可对其给予鼓励。

四、重复技术

重复技术就是心理咨询师直接重复来访者刚刚所陈述的某句话，引起来访者对自己某句话的重视或注意，以明确要表达的内容。咨询中有些来访者的表达常常是令人不解，或与事实不符，或与常理不符等，对此心理咨询师可以应用重复技术澄清。例如，一位男士因学习困难前来咨询，心理咨询师进行开放式提问："请你谈谈你受教育的情况吧？"来访者回答："我6岁上小学，12岁上初中，15岁上高中，18岁大学毕业。"显然，18岁大学毕业明显与常理不符。此时，心理咨询师应该使用重复技术，直接重复来访者的这句话"你18岁大学毕业"，以此引起来访者的重视，强调其刚刚陈述的内容。由于心理咨询师的重复，来访者要对回答进行解释，心理咨询师就可以明确来访者真正想表达的内容，至于来访者是如何解释的并不重要。例如，来访者可能回答"啊，18岁大学毕业？我口误，我是想说18岁上大学"，此时心理咨询师明确了来访者只是出现了口误。来访者可能回答"我是真想18岁大学毕业啊，今年21岁了还没有踏出大学的门"，此时明确的是来访者的愿望。来访者可能回答"我是大学少年班（大学少年班招收尚未完成中学教育，但成绩优异的青少年接受大学教育）毕业的，毕业时刚好18岁"，此时明确的是事实。通过重复技术，心理咨询师对来访者的理解更加深入、准确，由此促进了咨询的顺利进行。

使用重复技术时需要注意该技术只在来访者的表达出现了疑问、不合理、与常理不符等情况下使用，若来访者的表达是明确的、清楚的，就没有必要使用该技术，上例中如果心理咨询师过多地重复，"你6岁上小学""你12岁上初中""你15岁上高中"，来访者可能会产生疑问："您是不是听不懂我说的话啊？"从而对心理咨询师的能力产生怀疑。

五、内容反应技术

内容反应技术也称"释义技术"或"说明"，是指心理咨询师把来访者陈述的主要内容经过概括、综合与整理，用自己的话反馈给来访者，以达到加强理解、促进沟通的目的。心理咨询师选择来访者陈述的实质性内容，经过概括整理后，用自己的语言将其表达出来，最好是引用来访者最有代表性、最敏感、最重要的词语。内容反应技术的目的是加强理解、促进沟通。在收集资料时心理咨询师常常使用开放式提问，如面对一个30多岁未婚的男性来访者，心理咨询师提问："请你谈谈你恋爱的情况吧？"来访者从最早如何喜欢一位女同学讲起，后来是如何经人介绍与某位女孩交往了半年，最后是如何失败的；又讲到与另一位女生如何从恋爱到准备走入婚姻，关键时刻又出现了哪些变故，等等。来访者讲了约半小时，心理咨询师是否理解了来访者？是否明确了来访者的问题？是否把握了其中内在的逻辑关系等？此时需要使用内容反应技术。如果心理咨询师说："你刚才谈了多次恋爱经历，其中讲到有几次几乎成功，但最终都失败了，是这样的吗？"来访者觉得心理咨询师听明白了，也理解了自己。通过内容反应技术，促进了心理咨询师对来访者深入、准确的理解。来访者因而回答："是这样的。"如果心理咨询师说："你刚才谈了你多次的恋爱经历，几乎没有恋爱成功的，最终都失败了，是这样的吗?"因为与实际情况不符，来访者会进行更正："不是这样的，我是恋爱了36次，不是38次，有几次恋爱是成功的但婚姻是失败的。"通过来访者的修正，可使心理咨询师达到深入、准确理解来访者的目的。

内容反应技术的另一个目的是使来访者有机会再次剖析自己的困扰，重新整合那些零散的事件和关系，深化谈话的内容。如一位来访者谈到自己与母亲的关系时说道："我母亲总是像管小孩子一样看管我，她不允许我和其他男生交往，有时回家晚了，总是追着我问，又和谁出去吃饭了。她对我的穿着要求很严，连零花钱也要限制我，我实在无法忍受，有时我想这是我的亲妈吗?"心理咨询师的内容反应是："你说了你母亲对你的限制，你因为受到限制而无法忍受，甚至怀疑她是否是你的亲生母亲，是这样吗?"来访者对心理咨询师的内容反应进行了思考，觉得心理咨询师是理解自己的，又继续进行深入的探索，说："我主要是认为作为母亲，怎么就不相信自己的女儿呢?女儿都这么大了还什么都要管。"此时来访者的问题从抱怨母亲限制自己的表层，深入到了自己的深层，母亲应该相信她而不应该限制她。

心理咨询师的内容反应技术还可以达到帮助来访者更清晰地做出决定的目的。如前面的例子，心理咨询师的内容反应是："你认为你和女朋友彼此相爱，你的母亲也同意，但你的父亲不赞成，因为他不希望你在大学期间谈恋爱，你现在需要讨论如何取得父亲的同意，或在父亲不同意的情况下怎样处理这件事，是这样吗?"心理咨询师的内容反应使来访者所述内容更加明朗化，也可以使来访者清晰地知道自己要解决的问题是如何取得父亲的同意，或在父亲不同意的情况下该如何处理。

六、情感反应技术

情感反应技术是指心理咨询师把来访者所陈述的有关情绪、情感的主要内容经过概括、综合与整理，用自己的话反馈给来访者，以达到加强对来访者情绪、情感的理解，促进沟通的目的。虽然情感反应技术表面看与内容反应技术很相近，都是心理咨询师将来访者陈述的内容进行综合后再做出反馈，但有所区别，内容反应着重于来访者言谈内容的反馈，而情感反应则着重于来访者的情绪反应，情绪往往是来访者内心的外露，经由对来访者情绪的了解可进而了解或体验来访者的思想、态度等。

一般地说，内容反应与情感反应是同时的。比如，“你说你经历了36次恋爱，但都以失败而告终了，是这样吗?”这是内容反应。而“你因此非常伤心、痛苦，是这样吗?”这是情感反应。若是“你说你经历了36次恋爱，但都以失败而告终了，你因此非常伤心、痛苦，是这样吗?”则是综合了内容反应和情感反应两种技术。

情感反应的最有效方式是针对来访者现在的而不是过去的情感。比如，“你此时的情绪似乎是对你丈夫非常不满”比“你一直对你丈夫非常不满”更有效。

情感反应最大的作用就是捕捉来访者瞬间的感受。但有时这种针对此刻的情感反应可能对来访者的冲击太大，反而不如以过去的经验作为情感反应的对象为宜。谈话中，来访者往往会出现混合情感或矛盾情绪，如既爱又恨的感情，既有吸引力又有排斥力，如，“我一方面喜欢我的丈夫，另一方面又恨他。”“我很想去找男朋友，可又有些害怕，感到很矛盾。”发现来访者身上的这些混合的、矛盾的情绪的含义及其影响程度，意义颇大。富有技巧的心理咨询师擅长于寻找来访者困扰中的矛盾情绪，而予以突破。

来访者的情绪性词语，是观察其对周围环境认知的很好线索。比如某来访者谈及自己的同事时，可能用“他可真有趣”或“他真讨厌”，这些词语往往表达了来访者的心境。心理咨询师可由此了解到来访者的思想、情感。同时通过情感反应，使来访者更为清晰地、深刻地认识自己。

七、具体化技术

具体化技术指心理咨询师协助来访者清楚、准确地表述他们的观点以及他们所用的概念、所体验到的情感以及所经历的事情。来访者因为各种各样的原因，其所陈述的思想、情感、事件等常常是模糊、混乱、矛盾、不合理的，也使问题变得越来越复杂，纠缠不清，这些常常是困扰来访者的重要原因之一。由于来访者的表述不具体，心理咨询师把握的信息很可能是模糊的、错误的，心理咨询师也难以有针对性地工作，心理咨询师借助于具体化技术，澄清来访者所表达的那些模糊不清的观念及问题，把握真实情况。同时，也使来访者弄清自己的所思所感，从而促进咨询的顺利进行，这就是具体化技术的意义。当来访者出现以下情况时，心理咨询师应该使用具体化技术。

（一）问题模糊

有些来访者因文化程度、逻辑能力、分析能力等原因，可能对自身存在的问题缺乏深入、准确的认识，甚至搞不清自身问题所在。也有些来访者不愿意谈具体问题，只愿意概括。因此来访者常用一些含糊的、笼统的概念陈述自己的问题，如“我很烦恼”“我很伤心”“我感到绝望”等并由此形成自我暗示，自己被自己所界定的这种情绪笼罩，陷入困扰之中。有时来访者表达不清楚自己想要表达的思想、情感和事情经过，或者自己也搞不清事情是怎样的、自己究竟是怎么思考的，其体验到的感觉就是不确定的、模糊的。此时心理咨询师应该使用具体化技术使之明确上述问题。

以下通过案例分析，说明问题模糊。

案例3－2

心理咨询师：你希望我帮你解决什么心理问题？

来访者：婚姻的事情让我非常烦恼，我很痛苦！

心理咨询师：请你具体地讲述在你的婚姻中发生了什么事。

来访者：我和丈夫经过三年多的自由恋爱，感情基础很不错，后来我们结婚了。婚后两年，我们有了儿子。那时我丈夫工作很忙，虽然很忙但也算有成就，家庭收入明显好起来。我想丈夫忙事业，我就多陪陪孩子吧。可是后来我无意中发现丈夫疑似有婚外恋……

心理咨询师：你说你丈夫有了外遇，你因此烦恼、痛苦，是这样吗？

来访者：是的，我发现丈夫有外遇后，非常痛苦。我很后悔嫁给他，当时追求我的人不止他一个，我是看他本分、老实才嫁给他的，没想到就是这样一个所谓的“老实人”欺骗了我，我心里很不平衡，尤其是有孩子后，我辛辛苦苦地带孩子，他却和别的女人一起，他怎么这么没良心啊！怎么能这么对我啊！

心理咨询师：我理解你此时的感受，你为家庭付出很多而你丈夫却和别人有婚外情，你心里很不平衡，是这些让你烦恼、痛苦吗？

来访者：不完全是吧，我发现这件事后，首先想到的是离婚。但我妈告诉我离婚就是成全了他们，我想也不能便宜了他们。有时我也想一旦离婚了，家庭也就不完整了，孩子也会有缺爹少娘的痛苦。我曾经想过为了孩子凑合过，可面对他，我实在痛苦，他一旦回来晚了我就想他肯定又去找那个女人去了。我想还是离婚吧，可离婚有离婚的难处，我当初辞掉工作在家安心带孩子，现在到哪找工作啊，就算找到工作，养孩子需要一大笔费用啊，我又很担心离婚后的经济负担。

心理咨询师：你发现丈夫有外遇后，想离婚又觉得不能便宜了他们，而且离婚也对孩子有影响；想过日子可是又难以消除对丈夫的怨恨，还担心离婚后的工作、收入等问题，是这样吗?

来访者：是的。我就是想到这些才痛苦，不知道怎么办!

分析 以上案例说明，来访者面临的问题众多，既有丈夫的婚外感情引起的心理不平衡感，又有如何处理问题的内心冲突，还有对今后生活的担忧等。来访者因为认知、逻辑分析能力的原因，不能清楚地认识到问题所在，因而不能准确表达。有时来访者自我感觉的判断、结论虽然起源于具体的事件，但由于不合理的、歪曲的提炼或概括化，使问题变得非常模糊、复杂，受此影响来访者无法梳理，由此产生了复杂的情绪，这些对来访者的影响往往是很大的。通过具体化技术，心理咨询师从来访者模糊的问题、杂乱的陈述中，清楚地把握了来访者的问题所在、情感所在以及其烦恼、痛苦的原因，也知晓了来访者的认知方式和某些行为特点。通过内容反应技术和情感反应技术，把来访者所说的烦恼、痛苦的原因反馈给来访者，使之对自身的问题有了深入、准确的认识。心理咨询师使用具体化技术，就是要还原其本来面目，并让来访者明白真相。通过以上案例，可清楚地看出具体化技术的使用及其作用和意义。

（二）过分概括

引起来访者心理困扰的其中一个原因是过分概括化，即以偏概全的思维方式。如把对个别事件的意见上升为一般性的结论，把对事件的看法发展到对人的看法，把“有时”演变为“经常”，把“过去”扩大到“现在”和“未来”。这就需要予以澄清。

以下通过案例分析，说明过分概括。

案例3-3

一位觉得自己无能、感到自卑的来访者说：“我觉得自己无能，没有什么本事。”此时，如果心理咨询师只是根据来访者的问题，致力于帮助来访者提高能力，可能搞错了方向。因为无能、没有本事可能并不是来访者真正问题所在。心理咨询师需要使用具体化技术将来访者的问题具体化。

心理咨询师：你能具体说说你觉得哪一项能力不行，缺少什么样的本事吗？

来访者：我今年32岁了，还找不到女朋友，没有房产，还和父母住在一起，收入也少。

心理咨询师：曾经有人喜欢你吗？

来访者：有，但我觉得她们不漂亮。

心理咨询师：有人希望嫁给你吗？

来访者：应该有吧，过去我一个同事，对我非常好，但她个子较矮，家里也不是本地的。

心理咨询师：你每月的收入有多少？

来访者：工资加上补助，有5 000多元。

分析 通过具体化技术，心理咨询师发现来访者的问题不是无能、没本事，而是因择偶标准过高，才导致至今没有找到满意的女朋友。他没有房产，每月收入5 000多元也不是无能的表现。心理咨询师发现来访者问题的根源在于其过分概括化的思维，夸大了自己的问题，形成消极的自我暗示，并进而影响到自己的情绪。

来访者概括化的认知特点决定了其看问题时往往不是抓住事物的本质、整体、主流，而是现象、局部、支流，来访者常常概括地陈述问题，例如“他让我感到伤心”“她太坏了”“我负债累累”等。通过具体化技术，上述问题可能表述为：“他出差一个多星期都没有主动给我打过电话”“她说我和某个同事关系暧昧”“为买房我从母亲、哥哥和朋友那里一共借了12万元”。当来访者把个别概括为全部，把偶然当作必然，把“一次”看成“永远”，等等，就会使矛盾扩大化、问题复杂化，面临复杂化的问题，必然引起情绪困扰。

心理咨询师明白这一点后，需要及时在来访者表达后使用具体化技术，了解事情真相，有针对性地进行咨询。具体化技术重在调整来访者概括化的认知方式，使其具体而不是概括地看问题。有些心理咨询初学者往往没搞清楚来访者问题的实质和前因后果，就匆匆忙忙地发表意见或就事论事，这样很难达到咨询的效果。

（三）概念不清

因来访者文化程度等原因，可能在某一个概念的内涵和外延上与心理咨询师的理解不同，因此所使用的某一概念、所陈述的问题等有时与心理咨询师的理解相距甚远。此时心理咨询师需要使用具体化技术澄清，而不能主观地认为这就是来访者的问题，机械地帮助其解决。

以下通过案例分析，说明概念不清。

案例 3－4

心理咨询师：您需要我帮您解决什么心理问题呢？

来访者：你一定要救救我，我都好几个月没有睡着觉了。

心理咨询师：您能具体描述一下您的睡眠情况吗？

来访者：我每天晚上 10 点多上床睡觉，翻来覆去的就是睡不着，有时要折腾到凌晨三四点才能睡着，有时迷迷糊糊地醒来一看才四五点。

心理咨询师：您说有时凌晨三四点睡着了，有时醒来才四五点钟？

来访者：是的，总睡不着。

心理咨询师：我理解的睡不着是无论多长时间都没有睡，可您刚刚说的是睡着了。

来访者：我这不是睡不着？那我是什么？

心理咨询师：您是入睡时间延长了，也可以说入睡困难，但不是您所说的睡不着。

来访者：你是说我的问题不是睡不着，而是入睡困难？

心理咨询师：是的，您把睡不着和入睡困难的概念混淆了。

来访者：我有点明白了。

分析 上述案例说明，如果心理咨询师不使用具体化技术，以为来访者的问题就是好几个月睡不着觉，对来访者的理解、对其问题的把握就会出现偏差，甚至出现错误，既无法帮助来访者，也不能达到咨询目标，致使咨询无效。而这种情况在咨询中经常出现，有时来访者可能不恰当地使用某些概念，概念上的混淆引起观念上的混乱和行为的偏差。如来访者评判某人“很虚伪”，通过具体化技术澄清后发现原来是因为对方没把所想的都告诉他而已。来访者在取得成绩后抑制自己的喜悦，认为高兴就是“骄傲”“骄傲使人落后”，因此，对于来访者某些关键性用词，应使用具体化技术澄清，看是否有理解上的片面性。

心理咨询师若发现来访者说话比较杂乱和空泛时，也应使用具体化技术予以澄清，可以采用层层解析、由表及里的方法，它不仅有助于促进心理咨询师对来访者所述问题的了解，还促进对来访者的了解（如某种个性、思维方式、人际关系状况等），也有助于来访者自我认识能力的提高。同时，实施具体化技术的过程有时也是解决问题的过程，当来访者在心理咨询师的协助下，发现了问题的实质，往往可以减轻其心理压力，有时甚至使问题迎刃而解。因此，心理咨询师要促进来访者准确地讲述其所面临的情境及对情境的反应，可以借用开放式提问进行，如“你的意思是……”“你觉得……”“你能说得更具体点吗?”“你是怎么知道的?”“你所说的……是指什么?”“你能给我举个例子吗?”等等。

有些心理咨询师担心使用具体化技术可能给来访者留下自己“理解力不强”“缺乏领悟力”等印象而不愿意提问，只是自己去猜测、判断，这样往往费时费力，还可能出错。解决这些问题最简单有效的办法是通过具体化技术澄清。

与此同时，心理咨询师本身的反应也要针对来访者特有的情况来进行，不可随便使用一些常见和普遍性的词语或随便给来访者贴标签，如“我觉得你自卑”“你的性格过于内向”“你是个悲观主义者”等。这样的词语往往会起暗示、强化、评判的作用，会对来访者产生影响，故应谨慎使用。

八、参与性概述

参与性概述指心理咨询师把来访者的言语和非言语行为包括情感等综合整理后，以提纲的方式再对来访者表达出来，相当于内容反应和情感反应的整合。例如，心理咨询师对某来访者通过开放式提问，进行摄入性谈话，把所收集到的资料信息反馈给来访者，如“你刚刚讲了近一两年来，你在工作上取得了很多成绩，但你的同事嫉妒你的才能，对你无端指责，做出不友善的事，你为此非常生气，你想和他们斗争，又担心惹起众怒，你很苦恼，不知该如何应对。”

参与性概述可使来访者再一次回顾自己的所述，并使咨询面谈有一个暂停调整的机会。参与性概述可用于一次面谈结束前，可用于一个阶段完成时，也可用于一般情况。只要认为对来访者所说的某一内容已基本清楚就可做一个小结性的概述。

上述的各项参与性技巧及倾听技巧都在于引导来访者深入、有序、准确地探讨自身的问题，可起到促进探讨、澄清的作用。使来访者对自身的问题、原因、程度等有深入、准确的认识，也使心理咨询师对来访者的理解、把握深入、准确，并易于接受。

九、非言语行为的理解与把握

（一）正确把握非言语行为的各种含义

正确把握非言语行为并妥善运用，是一个心理咨询师的基本功。非言语行为能提供许多言语不能直接提供的信息，甚至是来访者想要回避、隐藏、做假的信息。借助于来访者的非言语行为，心理咨询师可以更全面地了解来访者的心理活动，也可以更好地表达自己对来访者的支持和理解。然而，正确把握非言语行为并非易事，需要多观察、多比较、多思考。

（二）全面观察非言语行为

尽管非言语行为有它一定的含义，但是这种含义并不是唯一的。观察和分析非言语行为是一种复杂而微妙的技术，涉及一系列因素，比如，同一种行为在不同文化背景下可能有不同的含义，在不同个体上，也会存在差异。如有的来访者低头可能是因为个性内向，而一个外向的来访者低头也许是因为羞赧。一个单一的动作有时很难判断到底是什么含义，为此，应观察一个人的动作群，即一连串相互配合的动作。把来访者前后、上下的动作加以综合判断，单凭某个具体动作就下结论，难免会断章取义，误解来访者。

不仅如此，动作所表达的含义可因人、因时、因地、因手段而改变，所以应把动作群放在某种情境中来解释。一位来访者在咨询中的动作总是把脚踝交叠，或许只是为了掩饰袜子上的破洞。一位对心理咨询师斜视的来访者，可能是因为当其表示赞同时就习惯斜视，而绝非对心理咨询师有所不恭。如果心理咨询师想当然，很可能就会判断失误。

为此，心理咨询师要做到看在眼里，记在心里，先保留看法，看看是否确实如此，而不宜马上做出判断。在这里，心理咨询师过于灵敏的反应有害无益。

有些心理咨询师为了显示自己的观察敏锐、判断准确而轻率地表露出自己的看法，这是不妥当的。即使判断正确了，也不应该随便表露，可以在自己的态度、言行上有所调整，因为一旦来访者发现心理咨询师时刻在注意自己的一言一行，会给他带来压力和不安。

（三）如何看待言语内容与非言语内容的不一致

一般情况下，一个人的非言语行为所暴露的信息应该和言语表达的意义是一致的。然而，两者有时也会出现不一致。来访者说多么热爱其集体，然而与此同时却下意识地摇摇头，嘴角扬起一丝嘲笑，从而否定言语。一个母亲诉说她的儿子是如何不听话、打架、尽给自己添麻烦，然而她的脸上一直带着一种欣赏般的微笑。心理咨询师需要分析因为什么出现了不一致？来访者的真实意图是什么？是有意识的隐藏，还是无意识的？抓住来访者言语和非言语的不一致，有时会发现心理问题的根源。

以下通过案例分析，说明言语内容与非言语内容的不一致。

案例3－5

一位被诊断为神经衰弱症的女性来访者，对心理咨询师述说自己总是入睡困难，总感到心神不定，怕这怕那，其实并没有什么危险。当了解她的人际环境时，她谈到了男朋友，谈到她对男朋友是如何爱慕、倾心，而男朋友亦是多么喜欢、疼爱她。讲到他们不久以后将结婚，她还说男朋友已在办理出国手续，等等。她叙述时，脸上常带着激动的神情，不时露出笑容。然而细心的心理咨询师却发现有几次她的眉头紧皱了一下，尤其是谈到男朋友对她怎么好时。当她谈到不久以后就要结婚时，眉头快速地抖动了几下。这一不协调的反应引起了心理咨询师的重视，觉得这皱眉背后可能有什么文章。

心理咨询师仔细询问她与男朋友各自的情况，后来又了解了她的家庭背景，事情才逐渐开始明朗起来。她从小就和母亲相依为命，因为在她6岁的时候，她父亲和另外一个女人去了国外。她母亲从小就给她灌输了一些男人不可信、不可靠的思想。当她认识男朋友不久后，两人进入了热恋阶段。可就在他们开始考虑结婚事宜时，她开始失眠，开始感到不安，她也说不清为什么。之后这种情况越演越烈，等到她男朋友开始办理出国手续，并且颇有进展时，她的一系列症状就表现得更加明显。

分析　本案例中，来访者的症结是怕自己被男朋友抛弃，就如同当年她母亲被父亲抛弃那样。然而，她内心又不愿承认，因为她不愿相信男朋友会不爱她，可又无法摆脱男人不可信、自己可能被抛弃的阴影。正是这种内心尖锐的矛盾和冲突，导致了她失眠、不安、紧张、害怕。她的症状是内心冲突的外在表现。

经层层分析，来访者领悟到了问题的实质，并清楚了解到自己之所以会害怕被男朋友抛弃，根源在父母一事以及母亲长期灌输的思想上，而不是事实上存在这样的危险。找到根源后，来访者如释重负，心理很快就得到了调整。

在上述案例中，来访者的言语表达了她愿意面对的、希望出现的、可接受的内容，而她的非言语行为则暴露了她想隐藏的、她想回避的、她不希望出现的、不愿接受的内容。借助于这种不一致，往往可捕捉到很多有用的信息。心理咨询师应善于发现并找出这种不一致，因为在这背后有可能就是一个冲突源。

咨询中，心理咨询师对来访者的关注是综合性的，言语的或非言语的、公开的或隐秘的、瞬间的或经常的，形成综合印象。这种听、看、想、说的过程是伴随着整个咨询过程的。心理咨询师应不断地把接受的信息与原有信息进行比较、筛选，形成新的认识，并相应调整自己的言行。

第三节 影响性技术

影响性技术主要用在咨询过程中，对来访者实施心理干预，帮助来访者解决心理问题，促进咨询目标的实现。

一、面质技术

面质技术又称“质疑”“对质”“对峙”“对抗”“正视现实”等，是指心理咨询师指出来访者身上存在的矛盾，促进来访者的探索，最终实现统一。来访者因为自身的原因，常常存在各种矛盾，而这种矛盾，往往就是来访者的问题所在。心理咨询师需要使用面质技术，促进来访者的统一。

（一）来访者常见的矛盾

1. 理想与现实不一致

来访者的理想与现实可能是不一致的，由此产生混乱。如“我最近很忙，感觉非常累，我真想找一个度假酒店，关掉手机，踏踏实实地睡上三天三夜”。来访者的理想是到度假酒店睡觉，可现实中因工作繁忙并没有去，来访者内心的动机冲突造成理想与现实的不一致，从而产生苦恼。心理咨询师：“你很想到度假酒店踏踏实实地睡觉，但因为忙你没有去，你的理想和现实是矛盾的，你能解释一下吗?”心理咨询师明确指出了矛盾所在，来访者通过思考，认识到了问题所在，自己去进行统一。进而解决问题，至于是统一到放弃休息而去忙工作，还是统一到放弃工作而去休息并不重要。

2. 言行不一致

来访者的言行可能不一致，由此产生痛苦。如来访者说：“我知道吸烟有害健康，我真想戒烟。”可来访者却点燃一支烟吸了起来。来访者的言语和行为明显不一致，心理咨询师需要使用面质技术促进来访者的统一。心理咨询师：“你说你想戒烟，我看到的是你在吸烟，你所说的和你所做的是存在矛盾的，对此你如何进行解释?”来访者必然对此进行探索，自己去实现统一，可以统一到戒烟，也可以统一到吸烟。一旦言行统一，困扰来访者的问题就可以解决。

3. 前后言语不一致

来访者可能不清楚自己的问题所在，因此前后陈述的事实存在矛盾，如，“我很担心这次考试没通过，因此在假期里要抓紧时间好好学习，我已经和同学约好了，趁着假期到外地旅游。”来访者在假期的安排上前后矛盾。心理咨询师应使用面质技术，促进来访者的统一。“你前面讲计划利用假期努力学习，后面又讲到计划在假期里去外地旅游，在时间安排上前后是矛盾的，对此你如何解释呢?”通过面质技术，促进了来访者的思考，最终实现统一。

4. 来访者和心理咨询师的意见不一致

咨询中有时出现心理咨询师对来访者的评价与来访者的自我评价不一致，或心理咨询师所见与来访者的陈述存在矛盾。如某来访者认为自己丑，心理咨询师觉得来访者属于漂亮的；某来访者在谈到自己被婚姻问题困扰时，心理咨询师却从其表情中观察到来访者的喜悦的成分。这明显存在矛盾，需要使用面质技术。心理咨询师：“你告诉我你因为婚姻问题很苦恼，可是我从你的表情中却看出你挺快乐，这似乎存在矛盾，你可以解释一下吗?”通过面质技术，促进了来访者的思考，最终达到统一，来访者明确了自身的问题，心理咨询师对来访者的理解更深入、准确了。

（二）使用面质技术的目的

咨询中，使用面质技术的目的有以下五个方面：

（1）协助来访者促进对自己的感受、信念、行为及所处境况的深入了解。

（2）激励来访者放下自己的防卫心理、掩饰心理来面对自己、面对现实，并由此产生富有建设性的活动。

（3）促进来访者实现言语和行动的统一、理想自我与现实自我的一致。

（4）使来访者明确自己所具有而又被自己掩盖的能力、优势，即自己的资源，并加以利用。

（5）通过心理咨询师的面质给来访者树立学习、效仿面质的榜样，以便将来自己有能力去对他人或者自己做面质，而这是来访者心理成长的重要部分，也是健康人生所需学习的课题。

面质技术在许多理论流派的方法中都有所涉及。比如，完形学派非常强调面质，目的是使来访者能持续地对自己此时的所作所为以及已经做了些什么有所觉察，鼓励他们去辨别言语与非言语表达之间的差异。理性情绪流派强调对非理性、不合理信念体系的面质，鼓励来访者努力地去检查狭隘的非理性信念，从而促使来访者改变并培养理性信念，现实疗法基本上是一种面质的方法，以心理咨询师不断地鼓励来访者去判断他们的行为是否真实，决定是否去负责，并检查他们是否以不负责的行为去完成他们的需要。交互分析法对来访者用以逃避亲密性的策略进行面质，并且激励他们重新评估仍然影响他们生活的早年的重要决定，也鼓励来访者自己决定如何改变以及想做何种改变。目前来访者中心疗法也开始重视面质的意义。

（三）使用面质技术的注意事项

咨询时需要使用面质技术，但务必谨慎、适当。因为面质具有一定的威胁性，使用不当可能会伤害来访者的感情或影响咨询关系，甚至导致咨询失败。但过分小心地使用面质，对来访者的成长也不利。因此实际咨询中，要根据具体情境尤其是咨询关系建立的程度，选择适当的用词、语气、态度等。为此，在使用面质技术时要注意以下五点：

（1）以事实根据为前提。使用面质技术时，一定以了解到的事实为前提。有矛盾的事实存在才可以使用该技术，在事实不充分、矛盾不明显时，一般不宜采用。

（2）避免个人发泄。面质的目的是促进来访者统一，促进其成长，故应以来访者利益为重，不可将面质变成心理咨询师发泄情绪乃至攻击对方的工具或理由。如“你一会儿说要利用假期学习，一会儿又说要去旅游，像你这样我有什么办法帮你?”“你一会儿说好，一会儿又说不好，到底是好还是不好?”“说话怎么可以这样出尔反尔?”等等，这不是正确的面质技术，应该避免。

（3）避免无情攻击。有些心理咨询师不是在诚恳、理解、关怀的基础上应用面质技术，而是把面质当作表现自己智慧与能力的机会，因此没有考虑来访者的感情，一味地、无情地使用面质，致使来访者无法招架，陷入尴尬、痛苦状态。例如，“你说你爱她，可你因何最终又离开了她？你自认为自己是个爱情至上者，为什么就不能排除父母的反对意见呢？你不是认为自己是个品行优秀的青年吗，可为什么在她生病急需你关怀、帮助、照顾的时候，你反而在她的心上留下伤痕?”如此的面质，使来访者感觉到自己像在法庭上被批判指责，而不是在咨询。来访者极有可能产生防卫、掩饰心理，阻碍表达，甚至破坏咨询关系。

（4）要以良好咨询关系为基础。面质所涉及的问题对来访者来说有可能具有应激性和威胁性，有可能导致危机出现。故心理咨询师的共情、尊重、温暖、真诚等是非常重要的，因为良好的咨询关系会给来访者以心理支持，而充满理解、真诚的面质会减弱面质中的有害或危险成分。

（5）可用尝试性面质。一般来说，在良好的咨询关系没有建立前，应尽量避免面质。若不得不用，应使用尝试性面质，如，“我不知道我是否误会了你的意思，你上次似乎说学习挺轻松，成绩亦好，可刚才你却说觉得很累，总担心学习成绩，不知哪一种情况更确切?”在此运用了“似乎”这一不肯定的用词，而开始时又先说明自己可能误会了对方的意思，最后又用问题作结束，这样的面质就为来访者留有了余地。来访者不愿面对面质中所提的问题，也有机会避开。若来访者故意避开，这时就不必再追问下去，以免使来访者难堪、恐慌，可在适当时候再做尝试。

咨询中使用面质技术是必要的，但要谨慎。面质要和支持结合起来。正如艾根（Egan）所说，没有支持的面质会发生灾害，没有面质的支持则是软弱的。

二、解释技术

解释技术指运用心理学理论来描述来访者的思想情感和行为的原因、实质等，或对某些抽象复杂的心理现象、过程等进行解释。应用解释技术使来访者从更全面的角度来重新面对困扰、周围环境及自己，并借助于新的观念和思想来加深了解自身的行为、思想和情感，从而产生领悟，提高认识，促进变化。

解释是面谈技巧中最复杂的一种，它与内容反应技术的差别在于，内容反应是从来访者的参考框架来说明来访者表达的实质性内容，而解释则是在心理咨询师的参考框架上，运用心理学的理论和人生经验来为来访者提供一种认识自身问题以及认识自己周围关系的新思维、新理论、新方法，解释技术属于内容表达，解释侧重于对某一问题的理论上的分析，而内容表达则是指心理咨询师提供信息、建议、反馈等。

心理咨询师根据掌握的理论和经验，针对不同来访者的不同问题做出各种不同的解释，这是一项富有创造性的工作，心理咨询师专业水平高低很大程度上取决于理论联系实际的程度。

心理咨询初学者往往以为记住了某几种理论流派的概念、方法就能自如地进行咨询，实际上书本知识和实际应用之间还有很大差异。有些心理咨询师只是简单地用理论去套实际。甚至削足适履，不懂得如何灵活地掌握理论和运用知识，忽视了现实中所遇到的来访者是形形色色的，问题也是千变万化的，容易显得说服力不强，解释过于牵强、千篇一律，甚至张冠李戴、无法解释的情况。有些心理咨询师用弗洛伊德的幼年性体验去解释一切问题，而有些则是一律用行为来解释。事实上，有些问题的根源在过去，甚至在幼年，或许是性心理发育的偏离或是其他的不良刺激（环境的潜移默化和个体的遭遇等），而有些问题则是由最近的现实挫折引起的。心理咨询师应把握真相，结合具体问题具体分析。

所以，进行解释时，首先应深入了解情况，准确把握。否则，做出的解释势必产生偏差。同时应明确自己想解释的内容是什么，若对此也模糊不清或前后矛盾，则效果就差。心理咨询师还要把握对待不同的来访者，不同情况运用什么理论怎样解释为宜，影响解释效果的因素并非是单一的，它不仅取决于心理咨询师掌握知识的多少，还在于其灵活地、熟练地、创造性地在实践中运用知识的能力。

另一种情况则是有些心理咨询师凭感觉、凭经验了解到来访者的问题所在，但难以从理论的层面给予系统的分析解释，他们的解释或过于表面化，或叙述不清，或缺乏说服力，这就需要心理咨询师提高理论修养，否则会影响咨询效果。

如何应用解释技术，同样有一系列的技术问题，例如，解释应因人而异。有些来访者文化水平较高，有一定的心理学修养，领悟能力较强，解释时可以深入、系统、全面。对于理解能力较弱，文化水平较低的来访者，应尽量解释得通俗易懂，少用专业术语。多打比方，多举例子，这样更容易被来访者接受。

此外，心理咨询师不能把解释强加给来访者。一方面不能在来访者还没有心理准备的时候就匆忙地解释，这样往往会使来访者不知所措，难以接受；另一方面不能把来访者不同意或有怀疑的解释加在其身上。某心理咨询师说："你问题的原因就是这样，你不理解是因为你不懂心理学。"或者"你不同意我的解释，我就没办法了，到底是你懂还是我懂？"等等，强迫来访者接受，这样难以达到咨询效果。最好的办法是经心理咨询师富有技巧性的帮助后，来访者有了足够的思想准备，则会水到渠成。最有效的解释是与来访者的思想基础、理论取向有某种程度的吻合。一位相信弗洛伊德理论的来访者比一位不懂此理论甚至反对此理论的来访者更容易接受幼年性体验影响的观点。

三、指导技术

指导技术指心理咨询师直接地指示来访者做某件事、说某些话或者以某种方式行动。指导技术是对来访者影响最明显的一种咨询技术。心理分析学派常指导来访者进行自由联想以寻找问题的根源。行为主义学派常指导来访者做各种训练，如系统脱敏法、满灌疗法、放松训练、自信训练等。人本主义中的完形学派习惯于做角色扮演指导，使来访者体验不同角色的思想、情感、行为。理性情绪学派针对来访者的各种不合理信念予以指导，用合理的信念代替不合理的信念。

有一些心理咨询师不赞同用指导技术，例如，非指导型心理咨询师，他们反对操纵和支配来访者，很少提问题，避免代替来访者做决定，从来不给予回答，在任何时候都让来访者自己确定讨论问题，不提出需要矫正的问题，也不要求来访者执行推荐的活动。总之，他们不赞成用指导技术，认为这是把心理咨询师的意志强加在来访者身上。但多数心理咨询师仍然经常地使用指导技术，认为它是最有助于影响来访者的方法。

使用指导性技术时，心理咨询师应十分明确自己对来访者指导些什么以及效果怎样，叙述应清楚，要让来访者真正理解指导的内容。同时，不能以权威的身份出现，强迫来访者执行，若来访者不理解、不接受，咨询效果就差，甚至无效，还会引起来访者反感。指导时的言语和非言语行为同时对来访者产生影响。

四、情感表达技术

情感表达技术就是心理咨询师将自己的情绪、情感及对来访者的情绪、情感等，告之来访者，以影响来访者。情感表达技术的作用是通过情感的表达，促进来访者的探索和改变，促使咨询顺利进行。情感表达和情感反应完全不同，前者是心理咨询师表达自己及对来访者的喜、怒、哀、乐，而后者是心理咨询师将来访者的情感内容整理后进行反馈。

心理咨询师做出情感表达，其目的是为来访者服务的，而不是为做反应而反应，或者为了自己表达和宣泄，因此其所表达的内容、方式应有助于咨询的进行。心理咨询师的情感表达既可以针对来访者，如，“看到你经过三次咨询，已经找到了自己的问题所在，而且已经发生了明显的改变，我为你的变化感到高兴。”此时心理咨询师明显地通过情感表达，对来访者进行鼓励。有时情感表达也可以是针对心理咨询师自己的，如，“如果我能够以全市第一的成绩考上大学，我也会非常高兴。”但是，心理咨询师应该注意，一般只对来访者做正性情感表达，如，“我很欣慰你做出了积极的选择”；而不能做负性情绪的表达，如，“你虽然明白了自己的问题所在，但经过五次咨询，你没有主动解决问题，我很生气。”这样的情感表达只能阻碍咨询而不是促进。当然，为表达共情时的负性情感表达除外，如，“听到你如此惨痛的遭遇，我也为你感到难过。”心理咨询师通过情感表达，理解了来访者，表现出共情。正确使用情感表达，既能体现对来访者设身处地的理解，又能传达自己的感受，也了解了心理咨询师的人生观，同时，心理咨询师的这种开放的情绪分担方式为来访者做了示范，易于促进来访者的自我表达。

五、内容表达技术

内容表达技术指心理咨询师传递信息、提出建议、提供忠告、给予保证、进行解释和反馈、影响来访者，促使来访者实现咨询目标。例如，咨询开始阶段心理咨询师介绍心理咨询是什么、解决什么问题、怎样解决等，面对来访者提及近来总做噩梦，心理咨询师说“梦是怎么回事……”等都是内容表达。

咨询过程中，各项影响技术都属于内容表达，都是通过内容表达技术起作用。广而言之，指导、解释、自我开放、影响性概述等都是一种内容表达。内容表达技术与内容反应技术不同，前者是心理咨询师表达自己的意见，而后者则是心理咨询师反映来访者的叙述。虽然内容反应中也含有心理咨询师所施加的影响，但比起内容表达来，则要显得隐晦、间接、薄弱得多。来访者中心学派、非指导型心理咨询师多采用内容反应，而希望直接施加影响、表达自己观点的心理咨询师则多采用内容表达。

反馈是一种内容表达，反映心理咨询师对来访者的种种看法，借此可使来访者了解自己的状况，也可从来访者的言语和非言语反应中得知自己的反馈是否正确，从而相应地做出调整。

提出忠告和建议也是内容表达的一种形式，但应注意措辞要和缓、尊重，如“我希望你能改变……的看法”“如果你能用积极、合理、有效的行为模式解决你的困扰，或许比你现在所做的要好”，而切不可使用“你必……”“你一定要……”“只有……才能……”等表达语句。否则，来访者可能会产生不愉快的感觉，感觉是被心理咨询师说教。同时，心理咨询师应该知道自己的忠告和建议只是解决问题的方式之一，不一定是唯一正确、必须执行的，否则会影响咨询关系。

六、自我开放技术

自我开放技术也称“自我暴露”“自我表露”，是指心理咨询师提出自己的情感、思想、经验与来访者共同分享，或开放对来访者的态度、评价等，或开放与自己有关的经历、体验、情感等。自我开放技术与情感表达技术和内容表达技术十分相似，是二者的一种特殊组合。

自我开放技术在咨询谈话中十分重要，心理咨询师的自我开放与来访者的自我开放有同等价值。它能促进建立良好的咨询关系，能使来访者感到有人分担了其困扰，能借助于心理咨询师的自我开放来实现来访者的自我开放。

自我开放一般有两种形式：一种是心理咨询师把自己对来访者的体验感受告诉来访者。若感受积极正面的，则为正信息，如，“对于你刚才的坦率，我非常高兴。”一般地，正信息能使来访者得到正强化，使来访者愉悦和受到鼓励，但传达的正信息必须是实际的、适度的、真诚的，不然会适得其反。若感受是消极、反面的，则为负信息，如，“你迟到了 20 分钟，我觉得有些不愉快。或许你有什么原因，你能告诉我吗?”传达负信息的自我开放时，应注意到它可能会产生的副作用，也就是说，不能只顾自己表达情绪而忽视了体谅来访者的心情。

第二种形式的自我开放是心理咨询师暴露与来访者所谈内容有关的个人经验。例如，“你所提到的考试前紧张，我以前也有体验。每逢大考前，我就开始烦躁不安，晚上睡不好……但不知这时候你的看书效率怎么样?”一般来说，这种自我开放应比较简洁，因为目的不在于谈论自己，而在于借自我开放来表明自己理解并愿意分担来访者的情绪，促进其更多地自我开放。为此，心理咨询师的自我开放不是目的而是手段，应始终把重点放在来访者身上。

此外，自我开放需建立在良好的咨询关系上，有一定的谈话背景。若突如其来，可能会超出来访者的心理准备，反而效果不好。自我开放的内容、深度、广度应与来访者所涉及的主题有关，若心理咨询师自我开放的话题太多，就可能占用来访者过多的时间，故应适可而止。

心理咨询初学者需注意，是否对来访者开放，一般应以来访者请求为准，咨询中应该反对随意的、过于主动的自我开放。有些心理咨询师认为应该给来访者树立榜样，遇到来访者的问题时，主动把自己的经验开放出来。例如，某来访者连续两年没有考上自己理想的大学，但其没有询问心理咨询师的教育情况。某心理咨询师进行了自我开放“我是……大学毕业的，我当年考试成绩排名全市第二，披红戴花的别提多风光了”。来访者的问题是连续两年没有考上大学，而心理咨询师却炫耀自己当年的辉煌，可能会使来访者感到不悦，甚至反感。

有时，即使来访者提出请求了，心理咨询师也不一定要进行自我开放。例如，某女性来访者30多岁了，还没有男朋友，她自己总结的原因之一是自己不漂亮，对异性缺乏吸引力。她主动问心理咨询师：“您从男人的角度看，觉得我长得怎么样?”面对这样的主动询问，心理咨询师可以进行非常真诚的自我开放，如“作为男人，我们都希望找到漂亮的女朋友，但漂亮不是唯一的因素”；但也可以不开放，如“我觉得你长得怎么样不重要，重要的是你怎样评价自己”。应该注意避免自我开放可能带给来访者的不利影响，如“我不知该如何描述你的长相，但我可以告诉你我的感觉，我要是没结婚，肯定不会娶你”。咨询时是否进行自我开放，要考虑开放后对咨询的影响。自我开放应以有助于促进咨询关系、促进来访者进一步自我开放和深入地了解自己、加强咨询效果为准则。

七、影响性概述

心理咨询师将自己所叙述的主题、意见等组织整理后，以简明扼要的形式表达出来，即为影响性概述。相当于内容较多的内容表达影响性概述可使来访者有机会重温心理咨询师所说的话，加深印象；亦可使心理咨询师有机会回顾讨论的内容，加入新的资料，强调某些特殊内容，提出重点，为后续的交谈奠定基础。

影响性概述与参与性概述不同，前者概述的是心理咨询师表达的观点，而后者概述的是来访者叙述的内容。因而前者较后者对来访者的影响更为主动、积极和深刻。

影响性概述既可在谈话中使用，也可在咨询结束时使用。有时常和参与性概述一起使用。比如，当用于谈话结束时，心理咨询师可总结来访者的主要问题、原因及影响等，然后小结双方所做的工作，概述自己所阐述的主要观点。这样会使整个咨询过程脉络清楚，条理分明，有利于来访者把握咨询全局，加深印象。当然，有时也可以让来访者做这一工作，心理咨询师可由此了解来访者所把握、所理解的程度，心理咨询师可在此基础上做出概述或修正。

八、非言语行为的运用

言语表达是咨询双方交流信息、沟通感情、建立咨询关系的基本条件之一，也是心理咨询师帮助来访者的主要工具之一，因而非言语行为在咨询中占有重要地位。咨询过程中会出现大量的非言语行为，或伴随言语内容一起出现，对言语内容做补充、修正，或独立出现，具备独立的意义，在咨询活动中起着非常重要的作用。

心理咨询师应重视把自己的非言语行为融入言语表达中去，渗透在咨询过程中。通过非言语行为传达的共情态度比言语还多，影响更大。心理咨询师是否能赢得来访者的信任、好感，很大程度上取决于非言语行为的表达。咨询时，倘若心理咨询师说“我尊重你，我关心你的喜怒哀乐”，然而眼睛却是东张西望，双手交叉胸前，跷着二郎腿，这种动作神态很难使来访者相信心理咨询师对其是否关注。有时来访者正兴致勃勃地陈述着什么，心理咨询师对陈述的内容不感兴趣或心中若有所思，就会有意无意地表现出不耐烦，这种信息会影响到来访者的积极性，使之觉得扫兴、失望。

心理咨询师的非言语行为受到其价值观、品德修养、信念等诸多因素影响。因此，它是理论和技术之外的内容，但对咨询成败有举足轻重的作用。重视学习理论和技巧，但忽视提高自己内在素养的心理咨询师，很难成为心理咨询专家。心理咨询师所面对的与其说是来访者的问题，不如说是有问题的来访者，是与人心灵的交流，因此需要真挚而充满感情，还要十分谨慎。

心理咨询师应理解把握非言语行为，促进咨询。

（一）非言语行为在咨询中的作用

1. 加强言语

重音、手势和面部表情与言语一起出现，可使言语的意义更丰富，情绪色彩更鲜明，加强了言语的理解和表达。

2. 配合言语

非言语行为将配合言语，促进交流。例如，来访者如果想继续表达，那么其会把手停在空中，此时心理咨询师不应打断，而是应该继续倾听。

3. 实现反馈

倾听者对讲话者做出持续的反应，如面部表情可表示同意、理解、惊讶、不满等，使对方感知到自己的反应。

4. 传达情感

交流者常用非言语形式表达自己对对方的喜欢、理解、尊重信任的程度，像面部表情和声调这样的非言语暗示比言语信号影响更大。

咨询中，来访者或心理咨询师可能会试图隐藏其真实情感，但却无意识地通过难以控制的非言语行为暴露出来。双方的情绪状态，如愤怒、压抑、焦虑、恐惧、不安、厌恶、鄙视、愉悦、兴奋、满意等，通过非言语交流往往会更清楚。

非言语行为也是表达共情、积极关注、尊重等的有效方式之一。非言语行为与咨询技巧（即参与性技术和影响性技术）之间指向的一致性是提高咨询效果的重要保证，不然会削弱、破坏咨询技巧的作用。因此，心理咨询师在咨询过程中要讲、听、看、想，四者缺一不可。将其协调使用、合理搭配，才能最大限度地发挥整体效能。

（二）目光注视

在传递信息的所有部位中，眼睛是最重要的，它可以传递最细微的感情。一般来说，当一方倾听另一方叙述时，目光往往直接注视着对方的双眼，但不是直盯着。而当自己在讲话时，这种视线的接触会比听对方讲话时少些，即讲话者比倾听者更少注视对方。

许多人在说话时避免看着对方，主要是为了避免出现岔开话题的情况。说话时正视一下对方，则表示在说话停顿状态，对方可以打断他的话。假若他停顿了，但不看对方，说明他的思路还没被打断。这表示：“这不是我要讲的全部内容，我只是在略做考虑。”心理咨询师如果不合时宜地打断来访者的叙述，会使来访者感到没有被接纳，而心理咨询师此时的插话、问话、反应等，都可能会转移来访者叙述的主题，甚至会使一些重要的线索中断。

如果倾听者对讲话者扫视一下，那么很可能是说：“我对你所说的不完全认同。”“我对你的话表示怀疑。”如果出现摇头、皱眉等其他非言语行为，那么这种含义就更清楚了。如果作为倾听者的心理咨询师做出这一系列动作而被来访者察觉，就可能影响到来访者的叙述。而正在讲述中的心理咨询师若发现了来访者的这一动作，就应及时做出调整，比如询问一下来访者的意见，或更严谨地思考一下自己的观点。

如果讲话者讲完某句话或某个词后将目光移开，可能表示："我对自己所说的也不太有把握。"如果别的表情、动作以及声音也透露出讲话者的心虚、疑惑，那么倾听者就会感到疑惑，甚至不信任。心理咨询师若如此表述，尤其是解释、指导时，则会大大地削弱其影响力。

若倾听对方说话时看着对方，则含有"我也是这个看法"，或"我对你说的很感兴趣"；如果讲话者看着倾听者，那就是说"我对我讲的很有把握"。

若心理咨询师问来访者的某些问题出现失误，而使来访者感到不舒服或有厌恶感、羞怯感时，来访者不愿注视心理咨询师，借以作为一种逃避和隐瞒。

当一个人被询问时，或者对他人言行产生防卫性、攻击性或者敌意时，视线相交的机会便会增加。当一个人被激怒时，有时候可发现他的瞳孔张得很大，当然还会有其他一系列的面部表情。

一个性格内向、羞怯的来访者会不习惯过多的目光接触，其既不敢过多注视别人，也不愿别人注视自己。

一般来说，人们更愿意注视使自己感到愉悦的人，相比起同性，对异性的注视可能更多些。但作为心理咨询师来说，对异性的注视应适度，否则可能使来访者感到不礼貌或带来困扰，尤其面对异性敏感者时更应谨慎。

咨询中的目光使用很重要。心理咨询师是否善于利用目光参与倾听和表达，直接影响到咨询的效果。交谈时，有些心理咨询师眼睛注视地面或房顶，或者脸侧向一方，这会显得不礼貌，对来访者不够重视。有些则盯着来访者的眼睛，这样会使其感到窘迫，甚至透不过气来。有些心理咨询师则用目光在来访者身上扫视，可能使其感觉不安。当来访者讲话时，若心理咨询师把目光随意移向一旁，最会引起来访者的注意，来访者会从心理咨询师这一特定神情中看出心理咨询师没有认真倾听，便会产生不安、不被信任的担忧，可能会停止表达，或只做浅层次的探索。

眼睛应注视来访者的哪些部位为好？一般来说，目光大体放在来访者的面部为好，给对方一种舒适的、礼貌的感觉，并且表情要轻松自然。目光范围过小会使来访者产生压迫感，而目光范围过大则会显得散漫、随便。

目光可以表达不同的情感和意义，心理咨询师应恰如其分地使用。如表达安慰时，目光应充满关切；给予支持时，目光应传达出力量；提供解释时，目光蕴含着智慧。

（三）面部表情

面部表情与人的内心活动，尤其是情绪息息相关，一个人内心的喜、怒、哀、惧无不在脸上透露出来。观察一个人的非言语行为主要是集中在面部表情上，目光注视其实也是面部表情的一部分。

心理学家珍·登布列顿谈到推销员如何了解顾客的心理时说："假如一个顾客的眼睛向下看，而脸转向旁边，表示你被拒绝了。如果他的嘴是放松的，没有机械式的笑容，下颚向前，他就可能会考虑你的提议。假如他注视你的眼睛几秒钟，嘴巴乃至鼻子的部位带着浅浅的笑意，笑容轻松，而且看起来很热心，这个买卖便做成了。"

达尔文在他的著作《人和动物感情的表达》中，探讨"是否相同的表情和姿态，通用于人类的各个种族"，他对世界各地的观察材料进行分析，认为人类在面部表情的沟通上极为相似。也就是说，眼睛和嘴巴张大，眉毛上扬，是惊愕的表情；害羞会脸红；愤慨或挑衅时会皱眉头、昂首挺胸并紧握拳头；人在深思问题或竭力解开疑惑时会皱起眉头或眯起眼睛。

一般不愉快或迷惑可以借助皱眉来表达，嫉妒或不信任时眉毛会上扬。研究发现，一条眉毛扬起是传统的怀疑信号，双眉扬起是惊讶的信号，双肩下垂则是沮丧和忧伤的信号。

冲突、挑战、敌对的态度用绷紧下颚的肌肉和斜眼瞪视来表示，这时嘴唇也是紧闭的，表示已摆出一种防御姿态，头和下颚常挑衅地向前推出，眉毛下垂，眉头皱起。

笑是脸部表情中重要的一点，不同的笑可体现人不同的心情，有会心的、愉悦的、满足的、兴奋的、害羞的、不自然的、尴尬的等。

在理解面部表情时需要注意的是，有些人体动作在某种情况下可能根本没意思，而在另一种情况下却十分有内容，但内容含义可能很不一样。比如，皱眉可以简单地理解为一句话的中间停顿，在另一种情况下也可能是"生气"或"讨厌"的信号，或者是思想集中的表现。如果仅仅研究皱眉或面部表情，就难以确切把握其含义，还要知道皱眉者在干什么，要联系其他一系列的非言语行为所表达出来的含义。

（四）身体语言

心理咨询师和来访者的身体、手势的运动和位置在相互沟通中起着重要作用。它们的变化往往能反映咨询状况的某种变化，身体语言具有丰富的含义，一般低头表示陈述句的结束，抬头表示问句的结束，而较大幅度的体态改变表示相关相互关系的结束、表示思维过程或较长的表达的结束。

如果体态的改变到了不再注视对方的地步，则表示不愿再交谈下去，想把注意力转移到其他对象。如小孩在听父母训斥时，嘴巴在说："是的，是的，我知道了。"他同时把身子转了过去，其实是在发射另一种信号："够了，够了，我要走了。"但心理咨询师要善于发现来访者身体传达的信息。有时，心理咨询师会发现来访者移动身体，把脚及整个身体对着门口，这个姿态很可能是来访者想结束交谈，他的体态示意我想离开。

人们有时借用摊开双手、解开外衣纽扣或脱掉外套，表达一种真诚、坦白。而双手交叉在胸前则常表明一种防御，表示拒绝或疏远。

有些来访者缓慢地、细心地把眼镜摘下来，并且小心地擦拭镜片（即使镜片根本不需要擦），这种情况常表明来访者想提出反对意见、澄清问题或提出问题之前拖延时间以便多做思考。而有的则把眼镜摘下，嘴巴咬着一条眼镜腿，借此动作来注意倾听或避免说什么，一方面又可多做思考，把东西放在口里也意味着这个人需要寻找新的资料。

不同的手势，可能传达了一个人的焦虑、内心冲突和忧愁。婴儿要恢复信心、鼓起勇气就吸吮大拇指。学生担心考试会咬指甲或咬钢笔、铅笔等。而成人遇到棘手的事情，可能会扯头发。

咨询中，若来访者的双手紧握在一起或反复摆动，加之身体坐立不安，往往表明来访者情绪紧张而难以接近。这时，心理咨询师应设法使其放松。颇为简单的方法是在谈话时略微倾身于他，会使其感到被接近、被理解。

面谈过程中，来访者若搓手，很可能是有所期待。例如，由于心理咨询师给予的理解、尊重、真诚，来访者受到感动而期望得到更多的共情或得到某种指点。若来访者移坐到了椅子的前端，踮起脚尖，很可能是来访者跃跃欲试，预示某种行为即将发生。

来访者在听或讲的过程中，若握紧拳头，则既可表示一种强调，表示郑重其事，也可能表示一种决心，当然也可以是一种愤怒。心理咨询师应善于结合其他信息综合判断。若代表决心，心理咨询师应及时在言行上给予支持、鼓励。若是愤怒，则应及时查清原因，予以疏导。

若来访者的身体由紧缩、僵化转为松弛自在，紧靠在一起的双腿开始分开，交叉的双手放了下来时，往往是来访者内心由紧张、不安、封闭开始变得平静、轻松、开放。反之，则表明咨询增加了来访者的紧张情绪，可能是心理咨询师言谈举止（包括表情等）不当或不被来访者所接受，或触动了来访者的敏感要害处，也可能是来访者将涉及或已经涉及了自己痛苦的、隐秘的问题。这种信息对于心理咨询师来说具有重要的价值。

当来访者想要压抑自己强烈的感觉或情感时，往往会不自觉地采取脚踝交叠、双手抓紧的姿势，也有的人会咽口水，或咬紧牙关，或抓住手臂等，极力地克制自己的欲望、冲动。

当来访者对心理咨询师谈话内容兴趣不大或想提前结束谈话时，其可能会在座位上反复扭动，坐立不安。也有的人会交叉双腿，另一只脚不住地轻轻晃动。有的则是不停地用手指敲弹桌子或椅子，或拿着纸胡乱涂鸦。有些则显得目光空洞，心不在焉，对提问没反应或答非所问。心理咨询师发现这种情况后，应及时调整咨询内容和方式。有时，心理咨询师也可能表现出这类行为，若被来访者感知，就会使其产生负面想法。

身体动作不仅表现出来访者此时此刻的思想、情感、行为，在一定的程度上，体态还反映一个人的心理状态。以肩膀为例，亚历山大·洛温在《人体动态与性格结构》一书中认为，耷拉着的肩膀表示内心受到压抑；耸着的肩膀和害怕心理有关；肩膀平齐说明能承担责任；弯曲的肩膀是沉重的精神负担的反映。他认为，没有任何语言比人体语言更能表达人的个性，关键就在于正确认识人体语言。

一个人的心理过程影响着人体行为和人体功能，人的心理僵化通过姿势和动作也僵化人的举止，一个始终感到不幸的人会终日皱眉，皱眉成其固定的表情。一个温和、慈祥的人常常面带微笑。学者由此认为，当人情绪低落时，仅仅以挺胸和挺直腰杆的动作，就可使自己由颓丧的感觉转变为充满信心。咨询中，那些较自信的来访者往往能正视心理咨询师，而且正视时间较长，而缺乏自信、心中不踏实者则相反。自信的人眨眼的次数亦少，那些非言语行为尤其是代表消极意义的非言语行为亦少。

（五）声音特质

心理咨询师和来访者双方的声音亦是交流信息的重要窗口。声音伴随言语产生，有第二言语的功能，它对言语起着加强或削弱的作用。如果声音所传达的信息与言语所表达的信息一致，则肯定、加强言语所传递的意思，反之则是削弱、否定的作用。因此，言不由衷的讲话，既可能被身体语言所暴露，也可能被声音所揭穿。当来访者陈述某一件痛苦、忧愁的事情时，心理咨询师说："我理解你的痛苦，我愿意为你分担。"然而，语气却是冷淡的、随便的。虽然语言表达的是关怀，而声音却是淡漠的，来访者可能更相信声音的含义而不是言语，因为言语比声音更容易做假。

声音通常包括音质、音量、音调和语速。人们借助于声音的轻重缓急自觉或不自觉地表达自己错综复杂的思想和感情。

一般来说，音调的升高表明对所谈论内容的强调，也表明某种情绪，如激动、兴奋，这既可以是愤怒也可以是惊喜。而音调降低也可以是一种强调，以引起听者注意，也可以表示一种怀疑、回避，或者是因为提及敏感、痛苦、伤心的事情。音量强度增大，亦常表明一种强调、激动的情绪，而音量强度减轻，则可能表示一种失望、不快或软弱、心虚。

语速加快表明紧张和激动，语速变慢则有可能是因为冷漠、沮丧，或正在思考是不是要表述，如何表述。

一个人的个性可以透过声音外露出来。急性还是慢性、自信还是自卑、坦率还是躲闪，都能在声音上流露出来。来访者陈述、谈论自己和他人的语气，尤其是咨询过程中，声音的突然变化，都能给心理咨询师提供不少有用的信息。

心理咨询师不仅要善于判别来访者声音变化所表达的含义，还要善于运用声音的效果加强自己所表述内容的意义及情感。例如，做解释、指导、概述时，应尽量保持平和的语气，中等语速，给来访者稳重、自信、可靠的感觉。情感反应和情感表达时，有与内容相吻合的情感。心理咨询师的语速太快或太慢，音量太重或太轻，音调太高或太低，是不妥当的。

此外，心理咨询师要善于利用停顿的效果。这种停顿有时是一种强调，以引起来访者的重视；有时是一种询问，以观察来访者的反应；有时则是为了给来访者提供一个思考的机会。以上这三种停顿都是为了更好地达到双方之间的沟通，促进来访者更主动地参与谈话。而有时这种停顿则是心理咨询师想更清楚、更准确地表达自己的意思，或者是思维受到了干扰。

（六）空间距离

咨询时双方的空间距离也具有非言语行为的特征。每个人都拥有一个自己的空间，以保持自己的独立、安全和隐私的需要。如果他人不适宜地闯入，就可能引起不满、愤怒、反抗。心理咨询师与来访者间亦是如此，双方距离是彼此关系的反映。

一般来说，在专用咨询室里，座位可能相对固定，双方按各自位置就座即可。但座位的布置则应符合有助于咨询关系的建立、彼此感到适宜的原则，距离以 1 米左右为好。有些人喜欢面对面交谈，觉得这样有更多的目光和面部表情交流，言语沟通比较直接。最好是成直角或钝角而坐，这样可以避免过多的目光接触所带来的压力。

若在室外，双方的距离常因环境而异，若是比较空旷的场地，相互距离会大于处在公共场所中的距离，后者会因人群的密度高以及噪声大而缩小了彼此的距离以使交谈容易进行。

不仅因地而异，双方距离其实也因人、因时、因事而异。一般来说，若双方同性别时，其间的距离会小于异性间的空间距离，而且女性间的距离会小于男性间的距离；青年或成年男性心理咨询师在面对年轻的女性来访者时距离会大于面对少年儿童时的距离；有些敏感、防御性强的来访者希望距离大些；有些希望寻求依靠、帮助的来访者则希望距离小些，以得到一种安慰。

咨询的不同阶段，其间的距离也会变化。一般来说，初次见面，彼此不了解，间距会大些；随着咨询关系的建立，间距会小些；若来访者对心理咨询师不那么信任，或对效果不那么满意，来访者会自觉或不自觉地加大彼此的间隔。然而另一方面，适当地缩短距离是一种希望加强关系的表示，若使用得当，有助于咨询。但无论如何，心理咨询师不可忘记彼此间是咨询关系，而不是一般的朋友关系。

如果面对的是危机咨询或寻求感情支持的来访者，则缩短距离可以最大限度地表示心理咨询师的关切，心理咨询师稍微前倾的身姿能使来访者感到心理咨询师主动接纳其、帮助其。

（七）衣着及步态

衣着也可以视为非言语交流的一部分，因为衣饰能反映一个人的个性、经济地位、文化修养、审美情趣等，尤其是较能体现出来访者来访时的某种心情。

比如，一位大学生穿着一件好些天没洗的衣服，皱巴巴而且衣衫不整。这或许可以反映出该来访者心中的困扰已经干扰到其正常生活，致使其没有时间和精力去照料自己的生活，而且其对此也不在乎。或者反映了其一贯的生活风格，即随随便便，缺乏生活自理和自我管理的能力。这样的人在集体生活中可能被一些人看不惯，因而可能会发生矛盾。

衣着与其说提供了一种真实的信息，不如说是提供了一系列可能性的信息。但这类信息是有参考价值的，它可以为心理咨询师对来访者做综合判断提供依据，有经验的心理咨询师往往能借助来访者的某一表现做出一系列有价值的判断。

同样，来访者的步姿、动作、神情对于心理咨询师把握来访者亦是有价值的。那些垂头丧气、痛苦不堪的来访者从他们进门的一刹那就表露无遗。

一位来访者进门之后又退出去，之后又进来，可进来后又出去，这样进出反复了五六次之后，才坐下来。其进出门的举动很可能存在强迫症状。

有些来访者见到心理咨询师后手足无措、站立不安、支支吾吾、脸涨得通红，反映了其内心的紧张不安。这样的来访者可能出现人际交往上的困难，给人以缺乏自信、胆小害怕的感觉，也可能面临难以自我调节的冲突和紧张情绪。

一个人的个性、心理健康状况以及当时的情绪，往往可以通过其一言一行的举动表现出来，心理咨询师只要善于观察，往往能真正了解到来访者内心的活动，这于心理咨询非常重要。

第四章 心理咨询师的基本能力

第一节 心理咨询师的专业能力

一、共情力

（一）共情的概述

共情的核心是感同身受，共情泛指心理咨询师能够准确体察、把握来访者的内心感受，共情力指心理咨询师对同感共情的把握能力。共情既是心理咨询技术的核心概念，也是人本主义心理学的关键词语。共情力就是心理咨询师能够准确体验、把握来访者的内心感受，产生思想共鸣的能力。

共情就是要学会从来访者的角度而不是从心理咨询师的角度去思考问题。这是一种对来访者情感体验的温暖而透彻的把握。其温暖来自心理咨询师的同情心，其透彻来自心理咨询师的专业知识与技巧。它可能源自心理咨询师本人的类似生活体验，也可能来自心理咨询师高超的洞察能力。罗杰斯曾对共情有过这样的论述：共情的状态，就是准确地并带有情绪成分和意义地感知其他人心中的“参考标准”，似乎你就是来访者，但绝不能丢掉“似乎”这个前提。

心理咨询将共情当作其核心技术，就是因为共情是确立咨询关系的关键，也是维系咨询关系的纽带。而共情的准确交流，不仅能让来访者感受到心理咨询师对其的真切关怀，也可激发来访者进一步探索自身的问题，学会自主独立。

1．共情的基础是价值观中立

共情产生的基础是价值观中立。所谓价值观中立，指的是心理咨询师在咨询过程中要始终保持一种客观中立的态度，不对来访者个人及其思想行为做出是非好坏的价值观评判，不把外在的价值观判断和价值观标准强加给对方，而应由来访者自己做出价值观判断和价值观选择，进而最终自己解决问题。概括地说，价值观中立的原则就是要求心理咨询师对来访者个人及其思想行为不评价、不指责、不干涉。在共情的操作上，这叫作“判断抽离技巧”。

2. 共情的层次理论

（1）卡可夫的共情层次理论。美国著名心理咨询专家卡可夫（R. R. Carkhuff）将共情划分为两种形式，即初级共情（primary empathy）和高级共情（advanced empathy）。具体地说，初级共情主要是通过沟通来实现对来访者形成一种基本的认识、理解，知道对方的感受是什么，以及这种感受下的体验和行为是什么。初级共情会有助于与来访者建立良好的关系，获取咨询所需要的信息和资料，并对有关问题加以澄清。高级共情则意味着心理咨询师不仅可以对来访者的表述做出反应，而且可以对那些隐含的、未完成的表达做出准确的反应。换言之，当心理咨询师能够与来访者有效沟通，并能设身处地从对方的角度去感受其内心世界时，心理咨询师即满足了初级共情的要求；当心理咨询师能够有效控制自我的共情反应，能够在自我的感受与来访者的感受之间“来去自由”，那其就满足了高级共情的要求。而依照卡可夫的理论，高级共情即“可以使自己进入别人的内心世界中，并仍然知道自己可以随时抽身回到自己的世界中，自己所感受到的每一件事情都是‘假设’的”。这就好比心理咨询师在人际沟通的舞池中，一边当教练，一边与来访者共舞，学会用自己的“第三只眼”去观察或“第三只耳朵”去聆听、感受来访者话语的表层信息和深层含义。

此外，卡可夫还将心理咨询师的共情反应划分为五个层次。

层次一：心理咨询师的言语表达与来访者的表达毫无联系，无任何意义。

层次二：心理咨询师对来访者的表达做出反应时，忽略或轻视了那些值得注意的情感因素。

层次三：心理咨询师对来访者的表达做出的反应，基本上可以与来访者互换。

层次四：心理咨询师较来访者可以在更高的层次上做出反应，并关注了那些值得重视的信息。

层次五：心理咨询师的反应比来访者自身反应更准确，并能揭示尚未认识到的信息所包含的深刻含义。

在卡可夫看来，层次一、二的共情反应只会对咨询关系起到破坏作用；

层次三的共情反应则可以称得上是初级共情；层次四、五的共情反应提出了“值得注意的”和“有意义的”问题，因而可以称得上是高级共情。

（2）勒纳德的共情层次理论。美国著名心理咨询专家勒纳德（Barrett Lenard）提出了“共情循环”理论，它将共情的表达分了五个递进式的步骤，其具体内容如下。

步骤一：共情趋向。心理咨询师对来访者的倾诉做积极的参与、接纳与肯定。

步骤二：共情共鸣。心理咨询师对来访者的倾诉做直接或者间接的共情交流，以求共鸣。

步骤三：共情表达。心理咨询师对来访者的倾诉明确表达或交流其意识感受。

步骤四：接受共情。来访者专心接受咨询，以形成一种对心理咨询师即刻理解的感觉或知觉。

步骤五：共情循环继续。来访者继续或者重新开始以这种方式来进行自我表达，这种方式可以向心理咨询师提供有关共情反应的准确性以及治疗关系的反馈。

在这一共情循环的过程中，共情被看作一种过程，它包括心理咨询师行为中那些有意识、有目的的行为。一方面，如果心理咨询师对来访者的表达做出了某种程度的“趋向”和“共情”的反应（即步骤一、二），那么心理咨询师正处于一种与来访者的良好共情中；另一方面，“被接受”的共情体验将给来访者带来极大的鼓舞（即步骤四）。

勒纳德强调，心理咨询作为一个持续的过程，在不同阶段对共情技术的运用有着不同的要求。指导共情技术运用的基本原则，就是领悟“有意义的信息”以及对咨询关系的促进。在心理咨询的后期阶段，心理咨询师可以用更尖锐的方式来表达共情，因为这时的咨询关系已经相当稳固了。来访者知道心理咨询师已经听懂了自己的意思。但在咨询的初期阶段，来访者多是小心翼翼地建立起对心理咨询师的信任，他们的话语大都含有潜在意义，与你所看到的或听到的可能会相距甚远。但无论在咨询的哪个阶段，无论是心理咨询师非常了解的人还是刚刚认识的人，都必须做出最有效的、准确的共情反应，并要使来访者体会到自己被深深地理解了。

（二）共情的特征

1. 共情是平等的

这是因为心理咨询的关系是平等的关系，而非权威的关系。其中平等是尊重、理解、中立、客观的保障。心理咨询关系一旦变成了权威关系（如医患关系、师生关系），来访者则需要或期望接受心理咨询师的指导，这就违背了心理咨询“助人自助”的原则，由此，心理咨询师要在共情实践中培养、完善自己平等待人的能力，并加以真情表露。

2. 共情是互动的

这是因为共情是在互动交流中表现的。这种交流需要心理咨询师敏锐地观察来访者的内心冲突与变化，并时刻做出相应的回应，以极大强化来访者的主述欲望。由此，心理咨询师要在共情实践中学会主动回应，及时反馈，用心伴随来访者。对此，美国心理咨询培训专家贝特曼（B. D. Beitman）和岳晓东曾指出：“如果患者感到被误解，无效的倾听对治疗关系是有害的。不积极的关注也是对患者时间与精力的浪费。”

3. 共情是真诚的

这是因为共情要求心理咨询师能够真情实意地进入来访者的内心世界，以设身处地地感受其喜、怒、哀、惧。如果共情中没有真诚，就相当于大自然中没有空气，世间一切将由此变得苍白无力，生机全无。由此，心理咨询师要在共情实践中，学会真诚待人，实话实说，以赢得来访者的信任。

4. 共情是多方位的

这是因为共情交流中既有言语的交流，也有体语的交流。其中言语的交流包括谈话的语气、语调及措辞等，体语的交流包括谈话时的面部表情、坐姿、手势等，这一切都应该协调一致，传达着共情的信息。如果心理咨询师一边与来访者说话，一边在看手表、梳理头发、目视他方等就会给来访者以心口不一、心不在焉的感觉。由此，心理咨询师要在共情实践中，不断克服自己的种种口头禅与小毛病，以给来访者积极关注的感觉。

5. 共情不是同意

两者的本质区别在于共情是对来访者内心感受的深刻理解与尊重，不是对对方想法和理念的完全接受；而同意是对来访者的思想的完全认同。在心理咨询中表现共情是为了“将心比心”，以尊重换信任，以理解促反思。由此，心理咨询师应在共情实践中学会理解来访者，而不是认可他（她）的某些非理性想法。

6. 共情不是同情

两者的本质差别在于，后者是一种主位似的反应，它包含了对来访者处境的怜悯，是一种居高临下的、恩赐似的反应；而前者则是完全从对方的角度看问题，因而是基于平等的、共鸣似的客位似的反应。由此，心理咨询师在共情实践中切忌流露出悲天悯人的态度。

7. **共情不是移情**

在心理学上，移情泛指个人把自己对以往生活中重要人物、事件及物件的爱与恨投射到另一个相关人物、事件及物件的意向。共情与移情的本质区别在于：前者是一种平等、中立、公正的情绪反应；而后者则带有个人的偏见、偏好或者情绪指向。由此，心理咨询师要在共情实践中警惕自己的移情表现，不要将自己的想法强加在来访者身上。

8. **共情不是热情**

两者的本质区别在于：前者是一种冷静、理性、温情的情绪反应；而后者则可能表现出过多的主动与主观。由此，心理咨询师在共情实践中切忌表现得过分主动、热情，那样会令来访者感觉不适，望而生畏。

总之，共情的目的在于帮助来访者敞开自己的内心世界，心理不设防，以正视自己的力量与不足，发现自身的非理性思维方式，最终有效地调整。对此，罗杰斯曾指出："心理咨询师必须具有一种特殊的感应能力，能准确地感受到当事人的个人经验，并能体会到当事人所表达的内容。只要进行得顺利，心理咨询师不但能够进入当事人的内心世界，去了解他所要澄清的各项意义，甚至在下意识里就对情况一目了然。"

共情是心理咨询的入门功夫，它需要心理咨询师在谈话中表现得淡定自如、衷心诚恳。这就需要心理咨询师在实践中不断地磨炼反省自我，以渐入佳境，娴熟把握。此外，共情并不意味着满足来访者的情感与要求，而是给他（她）提供一个安全的、支持性的环境，接纳其人，而非其事。

有必要强调的是，在日常生活中，共情突出表现为善解人意。而善解人意者必善接话茬，也就是说，当别人说了上半句话，你可以准确无误地说出下半句话，令人有"你中有我，我中有你"的感受。此外，善解人意者还善于替对方着想，甚至连对方想不到的地方也能想到，令人充分感受到什么是"心有灵犀一点通"。所有这一切，都是共情在日常生活中的运用，它可谓人生的智慧表现。

（三）正确理解、使用、操作共情

1. **心理咨询师应从来访者而不是自己的角度来看待来访者及其存在的问题**

心理咨询师与来访者很可能其价值观、生活方式、生活态度等方面完全不同，其认知能力、行为模式、个性特征等也不尽相同。如果心理咨询师只从自己的角度看待来访者，则很难理解来访者，根本无法实现共情。若心理咨询师只站在自己的角度上就无从理解来访者为何因别人未还钱而痛苦了半年。自信心很强的心理咨询师无法理解知名大学毕业的研究生且已经是担负一定领导职务的来访者为何总认为自己无能。心理咨询师务必要明白，要理解来访者，达到共情，不能只站在自己的角度上去观察，而应该站在来访者的角度上看待问题，这样才能理解并体验到来访者的内心世界，才能做到、做好共情。为此，心理咨询师应该不断提醒审视自己，是否站在了来访者的角度上看待问题，是否设身处地地理解了来访者，是否真正做到了共情。

2. 心理咨询师的共情不是要求必须有与来访者相似的经历感受，而是能设身处地地理解

有些心理咨询初学者知道应该去理解来访者，做好共情，但却常常担心自己的生活中不曾有与来访者相似的经历，觉得很难从内心深处设身处地地理解来访者。其实这是初学者的误区，心理咨询师共情的基础不是要求必须具有和来访者相似的经历才能做到共情，而是要求心理咨询师站在来访者的角度去看待来访者及其问题。如生活得很幸福、没有离婚经历的心理咨询师如果站在来访者的角度去体验其因丈夫婚外情，她对是否离婚而产生的苦恼，是完全可以深入、准确体验来访者的内心世界的。

3. 表达共情应因人而异

心理咨询师的共情，其目的就是深入、准确地理解来访者及其存在的问题。但来访者的问题是各种各样的，因此心理咨询师对不同的来访者，在不同的咨询阶段表达共情时应有所区别。咨询中那些迫切希望得到理解，迫切需要抒发自己内心感受的来访者更需要共情。一位到咨询室宣泄情感，把诉说作为主要咨询目标的来访者与一位把诉说当作交流形式的来访者相比，前者更需要共情。一般来说，情绪反应强烈的比情绪稳定的，表达混乱的比表达清楚的，需要被理解欲望强的比理解欲望一般的，应给予前者更多的共情。

4. 表达共情应把握时机，共情应适度

共情不是不分时机地一味强调理解来访者的内心，当来访者表达出其内心世界时，心理咨询师不必急于表达共情，也不能在来访者陈述中随意插入话语，这样反而会使来访者对心理咨询师急于表达产生误解，也容易影响来访者的情绪。一般应该在来访者对某一问题及其对应的情绪完整表达后再进行共情为宜。此外，表达共情应该适度，共情反应的程度应与来访者的问题的严重程度、感受程度匹配。过度表达共情，容易使来访者感到心理咨询师小题大做，从而对心理咨询师产生误解。但共情表达不足，也容易使来访者感觉心理咨询师不理解自己，或理解得不深入、不准确，从而影响来访者继续咨询的愿望。

5. **表达共情要善于把握角色**

心理咨询师表达共情，要站在来访者的角度去看待来访者，在角色上可以把自己当作来访者，但要善于把握心理咨询师与来访者之间角色的转换。心理咨询初学者可能容易进入来访者的角色，确实体验到了来访者的内心世界，与来访者同喜同悲，但完全忘记了心理咨询师的角色，这样做虽然共情了，但可能失去了客观性，也难以实施对来访者的心理帮助。心理咨询师在共情的同时，应该保持客观公正的态度，防止完全受来访者的影响。心理咨询师的共情在角色转换上的理解是指：心理咨询师体验来访者的内心“如同”体验自己的内心，但永远不要变成“就是”，这就是共情的真谛。

6. **表达共情要善于使用非言语表达**

心理咨询师表达共情，除言语表达外，心理咨询师还应学会非言语表达，如目光传递、面部表情、身体姿势和动作等。心理咨询师关注的目光，细微的面部表情变化，前倾的身体姿势，理解时点头的动作，等等，都能表达出心理咨询师对来访者的共情。有时使用非言语表达共情比言语表达更简便有效，心理咨询师应善于把两者结合起来，恰到好处地应用。

7. **表达共情要考虑来访者的特点与文化特征**

心理咨询师表达共情需要考虑来访者的性别、年龄、受教育程度及文化特征等，这点在非言语表达上尤其应该注意。国外的心理咨询师可能用拥抱、抚摸、亲吻等表达自己的共情。但在中国特有的传统文化下，这样未必是恰当的。一般同性之间也许可以存在某些身体接触，一位女心理咨询师抚摸一位处在悲痛情绪中的女性来访者头部，握住她的手轻拍其背部等行为，表达的是心理咨询师的关切、理解，是共情的非言语表达，是能被双方所接受的。但这样的行为若发生在异性间，尤其是对年轻异性而言，往往是不合适的，可能达不到表达共情的目的，相反，会引起不必要的误解。

8. **心理咨询师应验证自己是否与来访者产生共情**

咨询中往往会出现有的心理咨询师以为自己已经深刻、准确地理解来访者，但实际情况却可能存在误差，这在初学者身上可能表现得更为明显。心理咨询师应适时了解或验证自己是否与来访者达到了共情。心理咨询师可以主动采用尝试性、探索性的语气进行询问，从来访者说出的感受中，得到来访者的反馈，并根据反馈意见及时做出修正。

二、洞察力

（一）洞察力的概述

洞察力（insight），是一种特殊的思维判断能力。具有洞察力的人，可以根据事物的表面现象，准确深入地认识到事物的本质及其内部结构或性质。在这点上，洞察力与直觉、预感有某些相似的地方，但是也有明显的差别。一般来说，直觉和预感，偏重于对事物发展变化的判断，而洞察力可反映事物的本质结构，因此洞察力的智力层次和适用范围要比直觉、预感更深入、更广泛。事实上，许多洞察力事例实际上更像是在提出科学假说。

心理咨询洞察力，是指心理咨询师能够对来访者的认知、情感、行为之动机与相互关系进行归纳总结、透彻分析、深入探讨的能力。洞察力就是透过现象看本质；用弗洛伊德的话来讲，洞察力就是变无意识为有意识。从这层意义上来讲，洞察力就是“开心眼”，需要用心理学的原理和视野来归纳总结人的行为表现。

在此要强调的是，精神分析中的洞察力与认知心理学中的顿悟有着本质的不同：前者是由客体（也就是心理咨询师）完成的；而后者是由主体（也就是来访者）完成的。

洞察力是心理咨询师应具备的基本功。可以说，心理咨询师的成长历程就是一个洞察力不断提高的历程。由此，洞察力也是心理咨询师帮助来访者寻找自我人格与行为表现上的种种问题与盲点，从而加深来访者对自我的了解。在这当中，心理咨询师要善于对来访者陈述的问题加以心理学的概念化处理（如谈论某种情结作用、人格状态、防御功能），为咨询探讨提供理论依据，并不断积累自己的心理学知识，逐渐形成自己的咨询的风格。

（二）洞察力分析

1. 洞察的三个步骤

知道了什么是洞察力后，重要的是要学会如何进行洞察，即在心理咨询的过程中，如何洞察到本质，并运用这些洞察帮助来访者实现对自我的领悟。

弗洛伊德等人认为，洞察就是透过现象看到本质。可见，观察现象是实现洞察的第一步。洞察的第二步，就是综合这些观察到的现象，找寻其背后的意义及它们之间的联系，洞察到现象背后的本质。洞察的第三步，是运用自己洞察到的内容，帮助来访者实现新的领悟，增进其对自我的了解。

（1）第一步，观察来访者。观察现象是指在咨询过程中，心理咨询师对来访者的言语表现和行为表现进行观察。来访者的言语表现和行为表现是心理咨询师能够接触的直接信息。咨询室里来访者的任何表现都是有意义的，是来访者内心状态的表达，因此，观察来访者是心理咨询师深入了解来访者、实现洞察的首要步骤。

对来访者的言语表现进行观察，是指在咨询过程中，心理咨询师对来访者所讲述的内容和主题，来访者的语气、语调等进行观察。在对来访者的言语表现进行观察时，心理咨询师首先要对来访者陈述的内容感兴趣，关注来访者讲述的故事及主题。但是，心理咨询师还要注意，有些信息是特别需要关注与识别的，它们能提供对洞察来说更重要的信息。这些信息包括：来访者讲述的故事，其言语中的真假信息，来访者言语中前后不一致的信息，以及来访者言语中主题、情绪等出现转折的地方。

观察来访者的行为表现是指在咨询过程中，心理咨询师对来访者的表情、动作、姿势和行为进行观察。在这个过程中，心理咨询师要观察来访者的各种外部行为和情绪表现，以获得足够多的信息，在这些信息中，有一些是需要心理咨询师特别注意的，它们能够帮助心理咨询师更好地洞察到来访者的内心。这些方面包括：来访者重复的行为，与言语表现不一致的行为表现和行为表现中的转变见表4－1。

表4－1 来访者的行为观察方面

观察方面	具体描述
观察行为重复	观察来访者的重复行为，可能会体现出其思维方式或核心信念，可能是其未完成事件或无意识内容的表现
观察行为失调	观察来访者的行为或言语表现不一致的地方，可能表明来访者现在正处于一种相对混乱的状态，也可能是来访者未能真实表达自己的表现
观察行为转变	观察来访者出现的行为改变，可能是来访者内心状态发生改变的外部表现。心理咨询师需要敏锐地关注到这些，才有可能针对其做进一步的探讨，进行新的洞察

（2）第二步，洞察到现象背后的本质。在心理咨询过程中，心理咨询师要透过观察来访者的现象看到本质，如来访者的认知模式、核心信念等。

理性情绪行为疗法认为，个体的信念决定了个体所产生的情绪和采取的行为。在这些信念中，起决定作用的是个体的核心信念。它由一些“应该”“应当”和“必须”组成。这种核心信念有“我必须得到生活中所有重要他人的喜爱和赞赏”“我必须出色地完成那些任务”“因为我强烈地希望他人体贴和公平地对待我，他们就必须这样做”“如果我不能得到我想要的，那就太糟糕了，我无法忍受”。

（3）第三步，实现来访者的领悟。心理咨询师运用自己洞察到的内容，帮助来访者实现对自我的新的领悟。但心理咨询师并不是将其洞察到的所有内容直接告诉来访者，而是要运用咨询技术，促进来访者自己去思考、探索与发现，让来访者自己获得领悟和成长。

（三）洞察力的分类

心理咨询洞察力可大致分为以下四类：

（1）情绪洞察。洞察来访者的情绪表现，如情绪流露、体语交流等，辨别情绪的掩饰作用。

（2）认知洞察。洞察来访者的认知模式，如思维方式、定式思维等，寻找认知误区与心理定式。

（3）人格洞察。洞察来访者的人格状态，如人格协调、防御机制等，区分人格障碍与人格问题。

（4）意识洞察。洞察来访者的潜意识流向，如特殊的嗜好、遗忘、口误等，并对此进行精神分析。

（四）洞察力的具体应用

1. 情绪洞察

（1）人是情绪化的动物。在心理咨询中，只有准确地洞察来访者的情绪变化以及情绪的表现形态，才可以深入这些情绪的背后，掌握触发这些情绪的思想、行为、事件等，从而更好地对症下药，帮助来访者调节情绪，恢复健康心态。由此，心理咨询师要了解情绪表露、表达与内心世界的关联，以便准确辨认或识别来访者情绪表露背后的动机和成因。

（2）注意事项。

① 注意肢体语言。心理咨询师在与来访者的交谈中，充分注意观察对方的面部表情、肢体语言、神态变化等，深入体察来访者的内心感受。同时，心理咨询师还要注意来访者言语中的关键词，从中洞察其情绪表现。

② 识别掩饰。就是心理咨询师在与来访者的交谈中，要注意识别来访者情绪反应的真实性与可靠性。一般说来，一个人开心时会面露笑容，悲伤

时会伤心流泪。但人有时为了驱散烦恼与悲伤，会面带笑容地讲述自己的悲痛事件，这种掩饰性情绪反应未必是健康心理的体现，而是自我克制的表现。久而久之，有可能导致来访者情绪崩溃，患上抑郁症。由此，心理咨询师要帮助来访者宣泄不良情绪，清除情感垃圾。

③ 把握共情尺度。心理咨询师在与来访者的交谈中，警惕自己过分认同或不认同对方的情绪流露。过分认同来访者的情绪流露会给人感觉不真实（如来访者在讲述失恋、失婚而痛哭时，心理咨询师也跟着痛哭）；过分不认同来访者的情绪流露会令人感觉很冷漠。这些都不是正常的共情表现。

2. 认知洞察

在心理学中，认知指个人对某一事件的认识和看法，包括对过去事件的评价，对当前事件的解释，以及对未来发生事件的预期。认知作为理性的心理活动，对人的情绪、情感、动机和行为有较强的调控作用。认知洞察可分为心理暗示的洞察和非理性思维的洞察。

（1）心理暗示的洞察。暗示在我们的日常生活中是最常见的一种认知现象。它是人或环境以非常自然的方式向个体发出信息，个体无意中接受了这种信息，从而做出相应的反应的一种心理现象。巴甫洛夫认为，暗示是人类最简化、最典型的条件反射。美国心理学家康克林提出，暗示就是人的认识作用不加批判地接受，这种接受即表现为一种信仰或行动的态度。

（2）非理性思维的洞察。非理性思维由美国著名心理咨询大师、“理性情绪疗法”的创始人艾尔伯特·艾利斯（Albert Ellis）提出。它泛指个人思维中不合理、不符合逻辑的信念，它会使人逃避现实，自怨自艾，不敢面对现实中的挑战。人们长期坚持某些不合理的信念时，便会导致不良的情绪体验。而当人们接受更加理性与合理的信念时，其焦虑与其他不良情绪就会得到缓解见表4－2。

表4－2 非理性思维的洞察

表现	定义	事例
绝对化要求	即对人或事都有绝对化的期望与要求	如考试一定拿到满分，否则就不是好学生
过分概括	即对一件小事做出夸张、以偏概全的反应	如一门考试没考好，就所有考试都考不好了
糟糕透顶	即对一些挫折与困难做出强烈的反应，并产生严重的不良情绪体验	如一次考试没考好，就觉得人生失望

（3）注意事项。

① 分清意识洞察与认知洞察的差异。意识洞察与认知洞察都是分析来访者的特定认识与思维方法，但两者区别如下：意识洞察是依照心理动力学的思路（包括弗洛伊德的精神分析理论、荣格的分析心理学理论、阿德勒的自体理论等），力图寻找来访者本我、自我、超我的互动关系及其在不同意识层面的作用，而认知洞察则依据认知疗法的思路（包括艾利斯的合理情绪疗法、格拉泽的现实疗法、霍姆的认知领悟疗法等），力图认清来访者特定行为背后的动机与愿望。

② 分清认知洞察与情绪洞察的差异。认知洞察的理论基础是认知心理学及与认知疗法相关的理论，而情绪洞察的理论则主要是情绪心理学理论。虽然两者是相互渗透的，但前者侧重探究来访者的认知与思维方式及其产生的基础，而后者则侧重探究来访者情绪失落的真实性及掩饰性。两者是互为补充的，而不是相互排斥的。

③ 发现来访者的未完成事情。在一定程度上，认知洞察就是为了发现来访者的未完成事情，并加以剖析。所以，在与来访者的交谈中，心理咨询师要注意发掘来访者的主要生活事件或重要的人的存在，并深入探究其对来访者当前人格状态与行为模式的影响。

3. 人格洞察

在心理学上，人格被定义为个体固定了的认知、情感、行为方式的总和。人格洞察分两类，一类是对人格健全的洞察；另一类是对人格缺陷乃至人格障碍的洞察。前者包括对人格和谐性、人格完善及自我完善、人格修炼等的成长性人格因素的洞察；后者包括对人格冲突、人格缺陷、人格障碍等障碍性人格因素的洞察。

（1）心理咨询师可以运用人本主义心理学的理念来看人格的成长与自我完善，也可以用行为主义的理念来看人格的塑造与养成，还可以从特质理论来看人格的具体分类与表现等。此外，心理咨询师还要充分了解人格心理学和变态心理学的相关概念，以有效识别人格健全、人格缺陷、人格障碍三者之间的差异及其关系。

（2）人格缺陷指人格的某些特征相对于正常而言的一种边缘状态或亚健康状态，可与酗酒、赌博、吸毒等恶习相关或互为因果，是介于人格健全与人格障碍之间的一种人格状态，也是一种人格发展的不良倾向或是某种轻度的人格障碍。常见的人格缺陷有自卑、抑郁、怯懦、孤僻、冷漠。

人格障碍指人格特征偏离了正常轨道，也称病态人格，是一种人格发展的内在不协调。人格障碍是在不健全的先天遗传因素特点的基础上，由于后天的不良社会环境因素的影响而逐渐形成的人格结构上的某些方面畸形发展或严重发展不足。

（3）注意事项。

① 注意分清人格缺陷与人格障碍的差异。人格缺陷普遍存在于普通人当中，它包括自恋、自卑、敏感、多疑、悲观、冷漠、抑郁、焦虑等，可以将其理解为轻度的人格障碍或人格障碍倾向。心理障碍可以被理解为一个人的心理异常与行为异常。人格缺陷心理障碍影响着人们正常的工作和生活。此外，人格缺陷并没有一个标准的行为模式，其突出表现有性格偏激、行为异常、情绪控制能力差、性格孤僻等，但人格障碍却有着明确的临床分类，如反社会型人格障碍、回避型人格障碍、边缘型人格障碍、自恋型人格障碍、分裂型人格障碍、依赖型人格障碍、表演型人格障碍等。

② 注意分清人格缺陷与心理问题的差异。人格缺陷是人格的某些特征处于一种边缘状态，可与酗酒、赌博、吸毒等恶习相关或互为因果，是介于人格健全与人格障碍之间的一种人格状态。人格缺陷还是家庭暴力、社会危害的重要源头和成因之一。心理问题包括心理困惑、心情烦躁等，是一种亚健康状态的表现。例如，当人们遭遇重大挫折或面临重大抉择时会表现出情绪焦虑、恐惧或者抑郁，有的表现为亲人死亡后的悲伤、沮丧，人际关系紧张引起的烦恼、退缩、自暴自弃、报复等欲望。

③ 注意分清人格缺陷与精神疾病的差异。人格缺陷是人格的非理想状态，也是自我完善的目标所在。它不具有器质性变化或病理性基础，是可以通过心理咨询或自我调整来加以控制或改善的，如自恋、胆怯、敏感、焦虑等特质，都可以通过自身的力量来改变。但精神疾病则是器质性的变化，其患者的认识、情感、意志、动作行为等心理活动均可出现持久的、明显的异常，由此不能正常地学习、工作、生活，行为难以被一般人理解。在病态心理的支配下，精神疾病患者还会有自杀或攻击、伤害他人的行为。精神疾病包括精神分裂、心境障碍、焦虑症等。

④ 注意分清人格障碍与神经症的差异。神经症是一组非精神病功能性障碍，如恐惧症、焦虑症、躯体化障碍、神经衰弱等，它具有一定的人格因素与心理社会因素。但非应激障碍是一组机能障碍，障碍性质属功能性非器质性，具有精神和躯体两方面症状，具有一定的人格特质基础但非人格障碍。神经症是可逆的，当外因压力大时症状加重，反之症状减轻或消失；社会功能相对良好，自知力充分。神经症与人格障碍有一定的重叠，但前者主要是非精神病性障碍，而后者主要是某种人格缺陷的严重化与稳定化。

4. 意识洞察

在意识分析的层面，洞察力就是运用精神分析的理论来看人格的动力表现。具体地说，在操作层面，精神分析理论可以简单分为三种洞察分析：人格分析（本我、自我、超我的冲突分析）、自我分析（防御机制的表现分析）、梦境分析（潜意识的作用分析），而其核心则是意识分析。

（1）在精神分析理论上，人格是个体本我、自我、超我三种互动冲突的结果，其中自我（也称自性）就是精神防御机制的表现，分为不成熟、中性、成熟。心理咨询师在与来访者的交流中，时刻发现其心理动力的冲突表现及防御机制的运用，以求透过现象看本质。

值得强调的是，在精神分析理论中，人格冲突导致不同形式的人格扭曲，而人格扭曲就是心理活动的消极面，它使得个体不能积极有效地面对生活中的冲突与压力。而人格障碍的形成，就是本我、自我、超我三者互动冲突中出现的局面，即自我完全受制于本我或超我的力量控制。具体地说，当自我过分靠本我一边，人格就会呈现自负、自我、随心所欲等自恋人格特征；而当自我过分靠超我一边，人格就会出现偏执、较真、追求尽善尽美等完美主义人格特征。从这层意义上来讲，精神分析理论的洞察分析就是做好以下三件事情。

① 谈情结：探讨来访者内心深处的移情、偏好与偏见。

② 谈意识：探讨来访者的种种有意识与无意识表现。

③ 谈人格状态：探讨来访者的人格冲突状态。

由此可见，心理咨询师要在与来访者的对话当中，探究其表面现象背后的潜在动机，人格状态的形成原因，以求“无意识意识化”，最终调动其自我成长的动力，改变其对现状的不满。

（2）注意事项。

① 大胆设想，小心求证。心理咨询师对来访者谈论的问题有自己各种各样的设想与推测，据此要在沟通中搜集证据、事例，最终做到言之有据，话说有理。由此，心理咨询师要在实践中，学会从各种角度看待来访者的主述，以逐渐形成自己的判断。

② 多元思考，逐渐推进。心理咨询师在与来访者的交谈中，要注意从不同角度看待同一问题，再从同一角度看待不同问题。具体地说，心理咨询师在与来访者的交谈中，从精神分析理论的角度分析来访者的“未完成事情”及其情结表现，从认知的角度分析来访者的认知误区与非理性思维表现，从人本心理学的角度分析来访者的自我与人格不协调，从行为主义心理学分析来访者的强化积累与习惯养成。心理咨询师要反复讨论，求得共识。

三、沟通力

（一）沟通力的概述

1. 沟通

什么是沟通？简单地说就是交流观点和看法，寻求共识，消除隔阂，谋求一致。沟通是用任何方法，彼此交换信息，即指一个人与另一个人之间用视觉、符号、电话、电报、收音机、电视或其他工具作为媒介，所从事的交换信息的方法。在人们的现实生活中，许许多多的不愉快、不顺畅、难堪、挫折、失败、不幸，均与缺乏沟通或沟通不成功有关系，英国学者帕金森有一个著名定律——帕金森定律：因为未能沟通而造成的真空，将很快充满谣言、误解、废话与毒药。

罗杰斯曾说："如果我能够知道他表达了什么，如果我能知道他表达的动机是什么，如果我能知道他表达了以后的感受如何，那么我就敢信心十足地断言，我已经充分了解了他，并有足够的力量影响并改变他。"

心理咨询的沟通力，是指心理咨询师能够对来访者的主述进行归纳总结、深入探讨的能力。沟通力就是心理咨询师与来访者交流思想、表达意念、寻求共识的能力。其中"沟"是手段，"通"是目的。美国著名心理学家乔治·凯利把心理咨询师的言语表述能力看作是心理咨询师的基本素质。由此，有效沟通以善解人意为基础，以寻求共识为目标，可以增进人际交往，化解人际冲突；而无效沟通以自我中心为基础，以强人所难为表现，最终会损害人际关系，激化人际矛盾。

2. 沟通表达的要素

我们在进行沟通的时候，都经常用到哪些渠道呢？在沟通过程中需要注意什么呢？

人与人面对面沟通时的三大要素是：文字、声音及肢体语言。行为科学家60年来的研究表明，面对面沟通时，三大要素影响力的比率分别是文字占7%，声音占38%，肢体语言占55%。一般人常强调谈话的内容，却忽略了声音和肢体语言的重要性。其实，沟通就是要进入别人的频道，使对方感觉到你的声音、肢体语言要和你所讲和所想的一致。否则，对方将无法接收到正确的信息。因此，在沟通时应不断练习文字、声音、肢体语言的一致性。

在沟通中，心理咨询师需要关注来访者的肢体语言与内心活动的呼应。在沟通中，倾听占80%，说话占20%，而在说话中，提问题占80%，所以提问越简单越好。沟通的目的并不在于证明别人的错处，而是与对方建立良好关系。因此，不妨让沟通的对方不失立场，同时也可以让其以另一种角度来衡量事情，而由其自己决定什么是好什么是坏。因为凡事无所谓对错，只是适不适合你而已，沟通的道理亦一样。

3. 沟通表达的副语言

在沟通表达中，还存在着副语言的交流。副语言泛指语言内容以外的因素，包括声音水平（音量）、音调（音频）、语速和话语流利性等变量。此外，停顿和沉默也属于副语言。副语言线索与如何传递信息有关，它们也代表了信息内容。

副语言在咨询谈话中具有以下三方面的意义：第一，副语言在交谈互动中起重要作用，并直接影响咨询对话的开展及控制，心理咨询师要关注其起落变化；第二，副语言传递了来访者的情绪状态，心理咨询师要从中辨别来访者的情绪状态；第三，副语言传达了来访者的配合、阻抗程度，心理咨询师要从中觉察来访者自我开放与保护的意向。例如，来访者说话很慢，可能是其感觉很悲伤或是不想讨论这个敏感话题；来访者音量加大及语速加快，可能是其喜悦或者愤怒的信号。

总之，心理咨询场合下的交流是多元的，心理咨询师要培养自己言语交流、肢体语言交流和副语言交流方面的功夫，以提高自己的整体沟通能力见表4－3。

表4－3　沟通表达能力的培养

项目	沟通方式	简单定义	适用技巧
言语层面	用心聆听	全神贯注地听对方讲话，不随便打断或评论	贯注技巧，不断总结技巧
	同感共情	不断地情感对焦、思维并轨，以能够准确感受并回应对方的感受	判断抽离技巧、一致化技巧，增加鼓励技巧
	表达准确	准确地表达个人的感受与思考，不说废话，不说不该说的话	具体化技巧
	开放提问	多说“发生了什么”“怎么看”“怎么想”等话，少说“是不是”“对不对”等话	开放提问技巧
	形象比喻	用概念相关的人物、事件、物体、成语或故事等来说明问题	

续上表

项目	沟通方式	简单定义	适用技巧
肢体语言层面	表情亲切	以自然、亲和的表情面对来访者	对视，保持沉默
	目光和蔼	以理解、接纳、认可的眼光面对来访者	点头、微笑
	语气平缓	要说话语速平和、语气镇定	
	姿态放松	坐姿放松，不给人压迫感	
	手势优美	注意手势自然，不夸张	

（二）注意事项

在沟通中，心理咨询师要注意提问越简明越好，并以自在的态度和缓和的语调为之，那么一般人都能接受。要注意不可轻易打断对方说话，并以“嗯”或点头的方法来促使对方继续说话，等到对方停止发言时，再发表自己的意见。

当表达不同意见时，如果并不赞同对方的想法，但还是要仔细倾听其话中的真正意思，可以用“很赞同……同时……”的句子模式。例如，当要表达不同的意见，不应该说：“你这样说是没错，但我认为……”而应该慎取一种委婉的方式：“我很感激你的意见，我觉得这样非常好；同时，我有另一种看法，来互相研究一下，到底什么方法对彼此都好……”重点是：好的沟通者都有方法能“进入别人的频道”，让别人喜欢，从而博得信任，表达的意见也易被对方采纳。

罗杰斯曾说：“听是一个人可给另一个人的最珍贵礼物。”

（三）沟通力的具体应用

作为心理咨询师，要善于观察自己与来访者的语言和非语言协调的程度，找出自己的肢体动作和来访者动作之间的相关联系。总之提高心理咨询师的整体沟通能力需要不断地学习，更重要的是在工作中不断地总结经验。

四、觉察力

（一）觉察力的概述

心理咨询师在咨询过程中，要始终用另一只眼看自己，随时随刻地发现、矫正自己在咨询对话与判断中的失误。具体而言，一是自我反省：觉察自我的同感、洞察、判断、行动失误；二是自我探析：觉察自我的专业取向、个人定向等。由此，觉察个人成长中的种种“未完成事情”，有助于了解心理咨询师在咨询关系中的盲点与反移情焦点。

觉察力就是让自我做到“旁观者清”，就是学会“另眼看自己”。由此，心理咨询师在倾听来访者的述说中，一方面要找到来访者的不足，另一方面也要努力寻找自己的不足。心理咨询师想提高自己的咨询能力，可以通过自我体验、自我研修、督导讨论等手段来加以完善。

觉察力是一种体验形式，可以被广泛地定义为：一个人对自身的存在以及对世界“是什么”有所察觉，一个有觉察力的人知道其在做什么，应怎样去做，也知晓其可以自由选择，并且选择去成为其自己。觉察力是一种对现时此地正在发生的事情非语言的感知或会意。

心理咨询师的觉察能力，是心理咨询师成长的重要部分。从某种程度上来说，当一个人经历了觉察自省的过程，就可以更加真切地体验到自我的内心世界。而有了真实自我，心理咨询师才能在咨询过程中有效地建立并完善咨询关系，并发挥好心理咨询师的角色。苏格拉底曾说：“没有反思的生活是不值得过的生活。”心理咨询师的成长，就是在反思中完成的。

弗洛伊德曾说过：“所有学习精神分析的人欲成为精神分析家，都必须先接受并完成个人的心理分析。”“在治疗室内，任何事物都具有象征意义。”见表4－4。

表 4-4 自我觉察

项目	觉察类型	简单定义	事例
觉察自省	移情觉察	觉察自我对生活中重要人物的移情表现及其可能对咨询关系的影响	如由于父母、兄弟、姐妹的关系而对周边人物产生的特定态度表现及其可能对咨询关系的影响
	偏见觉察	即觉察由于生活中重要人物或事件的影响而产生的某种偏见与偏好	如因为成长经历而对某一类人或地点产生特殊的喜好、厌恶及其可能对咨询关系的影响
	人格完善觉察	即觉察自我的某种人格缺陷及其形成原因和完善方法	如自我的主观武断、好为人师、犹豫不决、纠结不断等特质及其可能对咨询关系的影响
	自我防御觉察	即觉察自我常用的防御机制	如自己可能常用合理化、升华、幽默等防御机制来化解压力及其可能对咨询关系的影响
言语觉察	口头禅觉察	即觉察常挂在嘴边却无察觉的言语及其可能对咨询关系的影响	如"是不是""对吧""懂不懂""你就不会"等
	口气语觉察	即觉察常挂在嘴边的口气助词及其能对咨询关系的影响	如"哎呀""天哪""怎么啦"等
	体语觉察	即觉察经常性的肢体动作及其可能对咨询关系的影响	如叉腰、托腮、击掌、捂嘴、梳头等
	副语言觉察	即觉察说话时的频率、音调、音量及其可能对咨询关系的影响	如拉腔拉调、语速过慢、语速过快等
表情觉察	眼神觉察	即觉察眼神的不同表现及其可能对咨询关系的影响	如焦虑、烦恼、喜悦、兴奋等
	笑姿觉察	即觉察笑姿的不同表现及其可能对咨询关系的影响	如各种笑姿、笑声大小、笑的配合动作等

续上表

项目	觉察类型	简单定义	事例
表情觉察	眉宇觉察	即觉察经常性的眉宇表现及其可能对咨询关系的影响	如皱眉、锁眉、展眉等
服饰觉察	服装觉察	即觉察衣着特点及其可能对咨询关系的影响	如套装、休闲装、运动装等
	饰品觉察	即觉察首饰特点及其可能对咨询关系的影响	如项链、胸针、耳环、发卡等
	发型觉察	即觉察发型特点及其可能对咨询关系的影响	如卷发、束发、刘海等

（二）觉察力的内容

1. 身体的觉察

心理咨询师为什么要对身体感觉进行觉察呢？因为觉察身体感觉对了解个体情绪具有提示作用，如当来访者长篇大论时，若你感到自己很想深深地吐一口气，这种感觉可能就是在提示你对来访者的讲述内容存在某种情绪，可能有些不耐烦。

心理咨询师要觉察身体的哪些部位呢？依据身体从上到下的顺序，分别为额头、眼睛、脸颊、鼻子、嘴、耳朵、脖子、肩膀、胸部、后背、双臂、双手、腰部、腹部、双腿、双脚等。除了身体的各个部位外，还可以去觉察自己的呼吸、视觉、听觉、嗅觉、味觉及触觉等感受。

2. 认知的觉察

心理咨询师对认知想法的觉察主要是对自己的内部语言的觉察。内部语言是我们头脑中自己与自己说话时所使用的语言，在清醒状态下，内部语言是持续不断发生的。比如，当你成功地完成某事，特别激动的时候，在头脑中会对自己说“我成功了”之类的话；在忽然需要你上台演讲的时候，你在头脑中对自己说的话可能是“我不行”。内部语言需要我们仔细识别，并不断加以练习，否则很容易被忽视。

心理咨询师为什么要去发现内部语言呢？内部语言可以帮助个体辨识自己的信念、想法、态度、情绪及价值观。随着不断练习与实践，你会逐渐发现它的用处所在。

3. 情绪的觉察

心理咨询师对情绪感受的觉察是指在某个时刻，对自己的情绪体验是快乐还是悲伤、开心还是愤怒、感动还是麻木、平静还是激动、友善还是敌意、投入还是疏离等方面的自我了解和判断。在咨询中觉察自己的情绪感受可以有助于发现自己的信念、价值观念，从而有利于保持价值观中立，有助于判断自己在咨询中产生的情绪是听来访者的故事后的正常反应，还是与自己身上的未完成事件联系在一起的。

4. 行为的觉察

心理咨询师对自己的行为表现的觉察主要包括对自己的言语及非言语表现的觉察。言语表现是指自己对来访者说了怎样的话。非言语表现包括自己的面部表情和肢体动作。觉察自己的行为表现有助于了解自己怎样向来访者传递信息及传递出了怎样的信息。比如，在用语言表达对来访者的观点时，是否紧锁眉头？不同的表现方式会传递给来访者不同的信息。

以上就是觉察自己第一层面所包含的内容，它们分别是对身体感觉、认知想法、情绪感受和行为表现的觉察。通常在面对事件时，个体的各种反应几乎都是同时发生。比如，第一次有机会和心仪的人说话，个体几乎同时产生如下反应：身体感觉（脸部发烫、心跳加快）；情绪反应（兴奋、害羞）；认知想法或内部语言（我要说什么？他/她会怎么看我?）；行为表现（目光闪烁）等。

（三）提高觉察力

（1）增强心理咨询师的觉察力需要提高自身的外审和内省的能力。所谓外审，就是通过督导、小组讨论等手段，来帮助心理咨询师不断解答“我该做什么”“我怎样做会更好”等问题。所谓内省，就是从自身的内在角度来不断反省、发掘自身的缺点，解答“我怎么做才能做得更好?”“我还存在什么问题”等问题，这要通过自身的内省、研修、自我学习等手段来完成。

觉察力还包括对以上两个问题整合后的自我认知，如我内在的一切是否与外在的一切相符合？我内在的自己是否喜欢外在担任的角色？或者我是否可以清楚地区分外在哪部分是我内在所喜欢的，哪部分是不喜欢、不接受的？我如何对此进行调整？行动计划是怎样的?

（2）提高心理咨询师的觉察力要经常自我反省，就是在咨询过程中，心理咨询师对各种方法运用成效的自我监督与批评，从而调整自己。反省其实是一种学习能力，而反省过程就是学习过程。心理咨询师如果能够不断进行自我反省，并努力寻求解决问题的方法，从中悟到失败、教训的根源，并进行纠正，这样就可以在反省中清醒，在反省中明辨是非，在反省中变得睿智。许多研究证明了内部控制者不但比外部控制者成绩好，而且日后的成就亦较大。所以，自我批判能力越强，则智慧和精神境界就越高。因此，反省自我就是为了提高自我。

如何进行反省？不妨思考一下：今天的咨询过程中有什么可以帮助我进步？下次应该有什么不同做法？我做对了什么？我能从这些经验中学到什么呢？心理咨询师应该以之为目标，不断提高自我能力，促进自我成长。

（3）注意事项。心理咨询师的成长是多元的，一方面要在专业上不断地提高，另一方面人格也要不断地完善。所以，心理咨询师在用心伴随他人成长的同时，也在用心自我成长。心理咨询师提升以下四方面的觉察力。

① 人际关系的觉察力。有能力的心理咨询师能够展示出适当的倾听、沟通、同感、洞察等技巧，以及对情感表达的回应、转换、建构的运用，也包括对移情与反移情的觉察自省。

② 个人信念的觉察力。包括接纳他人的能力，相信来访者改善的信念，对伦理性和道德性选择的意识，以及对来访者和自我所拥有的价值观态度。

③ 人格完善的觉察力。心理咨询要具有较好的心理调节能力和完善的人格，在咨询过程中才可以做到帮助来访者排解困惑。如果心理咨询师也有一定程度的心理疑虑，比如无法忍受与来访者有关的不舒服情绪，那么心理咨询师也无法充分履行自己的职能。

④ 咨询技巧的觉察力。心理咨询师必须知道何时和如何运用自己所掌握的咨询技巧，特别是合适时间点的把握。在什么情境下使用何种特殊的技巧或者策略，这就需要心理咨询师通过积累和自我分析，逐渐摸索出一套行之有效的方法，通过练习来体验和提升觉察力。

综上所述，觉察力的有效表现是：心理咨询师能在与来访者的交流中，及时发现自身的失误与问题；心理咨询师能在与来访者的交流中，时刻发现自身的反移情倾向。觉察力的最高境界是心理咨询师在咨询中与来访者共同成长。

第二节
个案概念化

一、心理咨询师的思维方式

心理咨询师要做到在心理咨询过程中的瞬间把握住心理动力的矢量方向，而且通过心理咨询师和来访者的循环互动，始终把这一矢量方向调向从低级到高级的健康方向，心理咨询师需要训练三种思维方式的交替使用的过程：抽象思维、形象思维、具象思维。

（一）抽象思维

抽象思维是从概念、判断到推理，运用逻辑和理性的语言来进行思考的过程。心理咨询师应当尽量少用抽象思维方式向来访者做出表达，使用通俗形象的语言表达专业的思想是心理咨询师需要训练的基本功。当然，心理咨询师在头脑中对个案进行概念化以及咨询结束后撰写案例报告时，应当主要使用抽象思维。

（二）形象思维

形象思维是指使用一个个生动的人物或具体的形象或鲜活的场景，即表象来表达思想和进行思考的过程。但是，形象思维也是有一定逻辑的，这个逻辑潜藏在所有形象的背后。文学作品和影视作品等艺术作品主要是运用形象思维的创作过程。

在心理咨询中，心理咨询师使用的语言应当准确、鲜明、形象、生动，才能具有影响力和感染力，这样就需要使用形象思维。例如，心理咨询师可以通过形象思维的语言表达对来访者内心情感体验的理解：是不是有一次你忘了带伞，别人都走了，你还在屋檐下等着，你特别渴望你父亲能来接你，这时你父亲到学校门口来接你了，伞很小，爸爸都淋湿了，却把你保护得特别好，你特别感动……这个时候，来访者可能就会哭，因为其情感被调动起来，相关的理性已经减弱，其内在的真实的情感就会流露出来。

（三）具象思维

具象思维是一个人用自己全部的感受、全部的热情和智慧，沉浸于思维对象的状态。有这样一种描述：

一个画家在聚精会神地欣赏一棵古松，那棵古松对于他便成为一个独立的世界。在观赏的一刹那，他忘却了这棵古松之外还另有一个世界。眼前的世界仿佛是一种梦境……微尘对于他便是大千；刹那对于他便是终古。

以一朵玫瑰花的照片为例：看到这张图片的时候，请问你看到了什么？它是活的还是死的？

如果是这种回答："我看到一张照片"这是抽象思维的表达。如果是这种回答："这朵花很鲜艳，很芬芳，娇艳欲滴，美不胜收……"这是形象思维的表达。

但是，如果我们看着它发呆，不知道用什么语言来表达内心的感受，感觉仿佛被一股强大的力量攫住了，从而忘了时间、忘了空间、忘了自己，仿佛自己就成了这朵花，就绽开在这里，震颤着，涌动着，无思无欲，无始无终……那么这朵花就活了，因为我们全身心地沉浸于这朵花中，去体会它的感觉，把自己全部的生命赋予了它，它也就有了生命。

心理咨询师具有运用具象思维的能力，才能在咨询的每一个瞬间辨别出来访者的心理动力的矢量方向。心理咨询师自己先理解、体验来访者的感觉，才能准确表达来访者的心声。来访者会感觉"心理咨询师非常了解我"。

二、心理咨询的临床思路

（一）临床假设提出

从心理咨询师见到来访者的第一刻开始，心理咨询师要根据自己掌握的初步资料，形成关于来访者心理问题性质的最初假设。而后通过来访者提供的资料，根据自己所受到的专业训练对最初的假设进行验证。

1. 基于来访者的叙述形成假设

心理咨询师倾听来访者叙述自己的故事，结合各种学派理论形成咨询的最初假设。首先，对于来访者故事的内部特征、主题、呈现方式需要有一个基本的把握，然后形成对于来访者的最初假设和相应的最初应对策略。

（1）冲突性故事。来访者的心理问题为冲突所致，如存在本我、自我、超我的系统间冲突。与之相应的病理学模型为：俄狄浦斯的驱力愿望—压抑—退行—症状形成。其前提条件是所有相互之间存在冲突的系统是分化、同时又是发育相对成熟的；在自我表象和客体表象之间建立了相对稳定的区分；个体必须达到能够使用压抑作为主要防御机制的结构发展水平。

（2）缺陷性故事。由于缺陷性故事的当事人缺乏发育成熟的自我，自我结构系统当中存在某些严重缺失。来访者在叙述中充满了大量情绪化的、以无序方式表达的故事片段，对故事描述缺乏逻辑，故事主题随着情绪反应随意转换，来访者的想象、躯体感受与故事的情节混杂在一起。倾听者体会到强烈的情绪反应，而又难以与之共情。

（3）成长性故事。成长性故事多发生在咨询中后期。此时，来访者已达到一定的领悟，原有的症结已经修通，在来访者的故事里不再是简单的梗概，而是增添了生命的色彩，原有的模模糊糊的感觉变得清晰可辨，生活一下子鲜活起来，充满了活力。

2. 基于来访者的故事形成假设

来访者的故事经由心理咨询师的多元视角的倾听，在心理咨询师内心和在心理咨询师与来访者的关系里，为尚未意识到的情感和想法提供一个开放的“空间”。在此基础上，形成初步的假设。由多元视角观察产生的视野，会随着咨询的进程而丰富。

（二）证伪与再假设

对于来访者的故事和内在体验，心理咨询师的职业判断非常重要。在收集来访者资料的过程中，心理咨询师时刻保持警醒，关注咨询过程的变化。我们一直强调心理咨询师保持有“第三只眼睛”，一是对此时此地的关注；二是保持良好的职业判断力。

假设就是假设，假设有它的不确定性。这时，证实或证伪就显得非常重要。对于来访者的故事，每一个心理咨询师可能有不同的理解，可能有不同的假设。随着咨询进程的逐渐深入，心理咨询师就能够窥得全貌，有些假设不成立，心理咨询师就要及时予以修正，并形成新的假设。

比如，一对因婚姻关系紧张而前来咨询的夫妻，在早期的咨询中，我们比较关注夫妻之间的沟通模式和爱的表达，而容易将目前婚姻中的问题假设为由夫妻间的不良沟通所致。但随着咨询的深入，心理咨询师进一步了解到，妻子曾有过一段刻骨铭心的爱情，并且直到现在，仍深陷其中。这时，原有的假设不成立，被证伪，就需要进行再假设，提出新的临床假设。

心理咨询就是在良好的咨询关系基础上，收集资料、评估分析、进行修通，而后针对焦点问题综合运用干预技术，让来访者在体验中成长。

三、个案概念化

（一）个案概念化概述

所谓个案概念化，指心理咨询师依据某种心理咨询理论对来访者的问题进行理论假设。具体来讲，针对来访者的问题要获得哪些信息，如何获得信息并加以有意义地综合，如何利用信息进行临床预测和假设，从而由这种判断或假设进一步形成咨询计划的雏形。

（二）个案概念化的要素

个案概念化有如“心理咨询师的指南针”。个案概念化包括四个要素：

（1）建立一个问题清单，包括主要的症状与问题。心理咨询师需将在评估后期完成的清单上的问题删减至 5 ~ 8 项，并按照治疗的优先等级进行排序。再与来访者达成共识，清单上的所有项目并非都会成为治疗的重点，但会随时提醒双方有哪些问题需要关注。

（2）确认产生这些障碍或问题的机制。这是个案概念化的关键，首先选择一个或一组症状进行讨论，再选择一个基本理论来分析这些症状，最后对个案进行个性化的处理，对基本假设进行进一步的推论。

（3）确认在当前激活了问题的诱发因素。心理咨询师需要考虑此前假设的机制是否与来访者产生当下问题之前所发生的事情有明显的关联，诱发因素可能是引起这类想法的某个事件或情境。

（4）考察当前问题在来访者早期经历中的起源。虽然采用认知行为疗法的心理咨询师不会花大量时间来讨论来访者的早期经历，而是想办法解决当前的问题，但考察个人成长史，可以获得支持假设的更多证据。

（三）个案概念化的作用

1. 有助于准确的共情

共情就是要求心理咨询师能够进入来访者的精神境界，就如同那是自己的精神境界一样，只有这样才能真正理解来访者。

2. 有助于选择正确的切入点

通常来访者的主诉很多，实际上是内心冲突的不同表现形式，如果看不到它们之间的联系，常常使心理咨询师找不到咨询方向。正确的概念化是心理咨询师把握来访者核心冲突的关键，形成概念框架有助于心理咨询师选择适当的切入点，并评估干预策略的效果。

3. 有助于确定适当的干预方向

对来访者的问题形成概念化有利于心理咨询师把握核心问题，据此选择适宜的干预策略和干预技巧，不仅可以使咨询工作更为有的放矢，技术得到更好的应用，而且可以提高干预效果。

4. 有助于把握适当的进程

在咨询中难免遭遇阻力，有时是来自与来访者的防御和阻抗，有时是来自心理咨询师的干扰。在对来访者的问题有了概念化的认识以后，心理咨询师遇到阻力时才不会慌张，而是试图理解阻力背后的原因。

（四）个案概念化的步骤

个案概念化的水平是评估心理咨询师发展的重要指标，经验丰富的心理咨询师除具备精熟的咨询技巧外，还应有能力依据自己的理论倾向形成对来访者问题的诊断以及处理策略。对心理咨询师来讲，对来访者的问题进行正确的概念化是非常必要的，有利于决定咨询策略，包括确定咨询目标、选择咨询策略以及如何改善咨询关系等。

（1）广泛收集来访者及其主诉问题的资料，确认来访者最突出的问题。

（2）将收集到的信息进行归类，划分为有意义的组群，思考这些主题是如何影响来访者的生活、健康以及主观体验的。

（3）尝试以某种心理咨询理论统合和解释来访者的问题，以此为基础确定咨询目标，选择适当的方法和技巧。

（五）个案概念化的报告

心理咨询师要有意识地培养自己个案概念化的能力，特别是对于心理咨询初学者而言，有必要在督导的指导下加强训练。个案概念化报告通常包括以下内容：

（1）一般资料。一般资料包括所有相关的人口统计学信息，例如年龄、性别、种族、婚姻状况、教育程度、居住环境、着装风格、身体外观及自我介绍等。

（2）当前问题。列出来访者的主诉，尤其要注意在来访者看来问题重要性的排列顺序。例如，在出现问题之前或之后有没有特别的事件发生？问题出现多长时间了？以前曾经出现过吗？当时是什么情形？

（3）重要历史。依据咨询的深度和时间长短，决定收集来访者资料的广泛程度，而收集资料的焦点取决于心理咨询师理论的取向以及来访者问题的性质。

（4）人际风格。描述来访者在生活中人际关系的状况。例如，来访者对待他人通常是什么态度？来访者最典型的人际关系特点是什么？是顺从、控制，还是退缩？在咨询关系里，来访者对心理咨询师的倾向性如何？

（5）环境因素。在环境中哪些因素对来访者来说是应激源？有哪些因素具有支持性功能，例如朋友、家庭、娱乐活动或经济条件等。

（6）人格动力学。人格动力学包括认知因素、情感因素、行为因素，其中认知因素指洞察水平、判断能力等与心理过程相关的资料；情感因素指典型的情感状态、会谈中的心情、情感与情境是否适当等；行为因素指身心症状、行为模式、性功能、进食习惯及睡眠模式等。

（7）心理咨询师对问题的概念化。这是概念化的本质。个案概念化是对所有资料的综合，是心理咨询师对来访者问题看法的概括说明，包括来访者人格中最核心的动力学部分，特别是人际关系方面。例如在来访者的问题中共同的主题是什么？是什么把这些问题关联起来？

（8）咨询计划。综合以上信息，心理咨询师根据自己的理论取向提出应对当前心理问题的咨询计划。需要说明的是，个案概念化不同于对来访者问题的诊断分类，例如常用的 DSM－IV 或 ICD－10，这些精神病诊断系统虽然有助于评估问题行为和选择治疗方法，但对于个别来访者来说，无异于贴上了毫无意义的标签，远不如个案概念化更为实用。

第五章 几种常用的心理学理论与咨询方法

第一节
心理咨询方法

一、用态度做咨询

罗杰斯曾说过："心理咨询，态度大于技术!"罗杰斯倡导的咨询三要素：一同感共情即换位思考，感同身受；二无条件接纳，即赏识肯定理解支持；三态度一致，即实话实说，不开空头支票。心理咨询师要学会用态度做咨询，用态度做咨询意味着，心理咨询师对来访者表示同感共情，促进其情绪宣泄与自我反省，无条件接纳来访者。

（一）咨询关系的确立

咨询关系的确立要注意以下特征：关系平等，对话对等；尊重理解，换位思考；真诚热情，积极肯定。总之，来访者感到被接纳、被理解，其不良情绪才会被充分宣泄，个人潜能也会充分发挥。在这当中，心理咨询师要走出自己的参照框架而进入来访者的参照框架，学会与其情感对焦，思维并轨。

（二）心理咨询平等对话

（1）对等关系：让来访者有平等感。

（2）真诚对待：让来访者有真切感。

（3）赏识肯定：让来访者有英雄感。

（4）保密隐私：让来访者有安全感。

（5）合作行动：让来访者有自立感。

（三）心理咨询师给来访者话语权

给来访者话语权即鼓励来访者吐露心声，保持目光交流、言语跟踪和同感回应，做到全神投入、简单鼓励、不随意插话、寻找关键词，使来访者打开“话匣子”。

（四）心理咨询师把来访者打造成英雄

把来访者打造成英雄即心理咨询师在与来访者的交流中，不断发现来访者的优势人格和成功体验，让来访者对自己的人生有更积极的解读。寻找优势人格，寻找里程碑事件并总结成功经验。

二、用洞察做咨询

洞察即心理咨询师在咨询过程中不断对来访者的表述进行心理学的归纳总结，以促使来访者认识到自己眼下面临问题的根源。用洞察做咨询就是对来访者行为和人格进行洞察分析，包括：情绪洞察，即情绪的表露、掩饰意义；认知洞察，即认知误区、非理性思维；人格洞察，即人格的完善、缺陷与障碍；意识洞察，即潜意识的作用、情结形成。

（一）心理咨询师学会用洞察做咨询

用洞察做咨询即在与来访者的交流中，不断洞察其内心世界。心理咨询师要注意以下四个方面。

（1）“精分疗法”：挖情结，找完形。

（2）“认知疗法”：谈误区，说曲扭。

（3）“人本疗法”：论成长，求发展。

（4）“行为疗法”：谈养成，看习惯。

在咨询中，心理咨询师要来访者不断在人格上、行为上、情感上探讨，提高来访者的自我觉察和成长。

（二）辨别来访者认知误区或非理性思维

（1）灾难化：非常可怕，灾难性后果。事情发生的结果是非常可怕、非常糟糕的，导致陷入极端不好的情绪体验，如自卑、自责、悲观、抑郁的恶性循环中。

（2）绝对化：从自己的意愿出发，对某事情怀有必定会发生或必定不会发生的信念，常与“必须”“应该”等字联系在一起。

（3）以偏概全：选择性概括，仅根据个别细节，不考虑其他情况就对整个事情下结论。

（4）过度概括：由一种偶然事件和失误，得出极端信念或整个价值观的结论，无限上纲。

（5）极端思维（非此即彼）：看问题非白即黑，不能有变通。

（三）心理咨询师让来访者看到平时看不到的自己

即在与来访者交流中，不断地对来访者面临或表述的问题做洞察分析，让来访者看到平时看不到的自己。心理咨询师要注意以下四点：

（1）寻找、解析未完成的事情。

（2）寻找、解析原生家庭的影响。

（2）寻找、解析个人成长的里程碑事件。

（4）寻找、解析个人成长的闪光点。

三、用技术做咨询

心理咨询师在实践中不断尝试运用不同学派的理论和方法。如心理动力学派、认知学派、人本学派、行为学派等。心理咨询师根据来访者的需求、人格特质、生活经历灵活调整咨询方法。

心理咨询技术有以下向个系列：

（1）人本鼓励技术系列：来访者中心、叙事、ACT。

（2）认知调整技术系列：认知、格式塔。

（3）行为矫正技术系列：系统脱敏技术、强化、代币。

（4）家庭治疗技术系列：结构式家庭治疗、家庭排列。

（5）潜能开发技术系列：催眠技术、萨提亚技术。

四、用关系做咨询

用关系做咨询即根据来访者对心理咨询师的信任关系与移情，促进其自我觉察和成长。心理咨询师用关系做咨询，须注意一下两个方面。

（一）完善人格魅力

心理咨询师人格魅力，包括亲和力、吸引力、感染力和影响力等方面。

（1）亲和力：态度和蔼、目光慈祥、语气温和。

（2）吸引力：知识丰富、思想深刻、动作优美。

（3）感染力：平等对话、语言简洁、富于智慧。

（4）影响力：真诚理解、言之有物、启发互动。

心理咨询师在咨询场合切忌衣着邋遢、动作轻佻、说话随便、东张西望。

（二）做好形象管理

心理咨询师做好自己的形象管理，须通过自己的言语和肢体语言来传达必要的积极暗示。

（1）目光亲切，态度和蔼。

（2）衣着得体，干净舒服。

（3）话语简练，比喻形象。

（4）同感共情，善解人意。

总之，心理咨询师要完善个人的人格魅力，令来访者为其折服。

第二节 几种常用心理学理论

一、精神分析法

精神分析理论由弗洛伊德所创立。弗洛伊德精神分析概括为以下观点，即分区观点、结构观点、动力观点、发展观点和适应观点。

（一）分区观点

弗洛伊德认为，人类的心理活动分为潜意识和意识两大层次，两者之间有前意识为中介。潜意识是人的心理活动的深层结构，包括原始冲动和本能，这些内容同社会道德准则相悖，因而无法直接得到满足，只好被压抑在潜意识中。潜意识里的内容并不是被动的、僵死的，而是积极活动着，时刻寻求满足的。前意识是介于潜意识和意识之间的一部分，是由一些可以经由回忆而进入意识的经验所构成，其功能是在意识和潜意识之间从事警戒任务，它不允许潜意识的本能冲动到达意识中去。意识则是心理结构的表层，它面向外部世界，是由外在世界的直接感知和有关的心理活动构成。由于弗洛伊德十分强调深层的潜意识对人类心理的作用，所以，人们又把它的理论称作“深层心理学”。

弗洛伊德在其 1915 年撰写的《潜意识》一文中曾详细论述了心理结构说（或心理地形说）。他把人的心理划分为三个不同的“区域”或“系统”——表（上）层为意识，中层为前意识，深（底）层为潜意识。精神分析着重研究潜意识，也即心理的深层问题，因此也被称为深蕴心理学（或深度心理学），并揭示出了三者之间的联系。下面就分别介绍这三个概念，以及它们之间的联系。

1. 潜意识

弗洛伊德认为，人的心理就像一座漂浮于海上的冰山，露出水面上的部分是我们可以看得见、感觉得到的各种心理活动，即意识领域；藏于海水下面的大部分则是看不见、无法意识到的潜意识领域；而处于心理结构最表层的意识和最深层的潜意识之间的屏障则是前意识领域。

潜意识（unconscious）处于心理结构的最底层，由各种原始的本能与欲望组成，是生物性本能能量的仓库，是人类一切活动的动力源泉。这些原始的本能有很强的冲动性，它们时刻在寻找时机、积累能量和冲入意识中，以获得满足。但这些本能及冲动因与道德、法律、风俗、习俗等格格不入，而被前意识所施加的稽查作用把它们再压抑回潜意识中去。所谓稽查作用（或省察），就是从潜意识层浮现出的欲求或冲动，意识层予以选择：有的被认可而由行为表现出来，有的被禁止而再被压回潜意识层，亦即本我受到自我与超我监视管理的历程。

弗洛伊德对此曾解释道：每一单独的历程都先属于潜意识的心灵系统。潜意识的系统可比作一个大前房，在这个前房内，各种精神兴奋就像许多人体，互相拥挤在此，和前房相毗连的，有一较小的房间，像一个接待室，意识就停留于此。但是这两个房间之间的门口，有一个人站着，负守门之责，对于各种精神兴奋加以考查、检验，对于那些他不赞同的兴奋，就不许它们进入接待室……那么它们就不能成为意识；那时我们便称它们为被压抑的。

但是就是被允许入门的那些兴奋也不一定成为意识的；只是在能够引起意识的注意时，才可成为意识。因此，这第二个房间可称为前意识系统。

2. 前意识

前意识包括两类内容：第一类是暂时潜伏起来的意识内容。因人的注意广度是有限的，属于意识领域的东西并不一定都会被意识到，它们有时还会暂时潜伏起来，在某些特定的条件下再变成意识的对象。第二类是潜意识的衍生物。因潜意识并不是乖乖地接受前意识的稽查，往往会利用它与前意识的直接联系（因前意识起源于潜意识），而把前意识中的东西拿过来作为自己的衍生物，试图蒙混过关，绕过前意识的稽查。但是，在前意识系统与意识系统之间还有一道稽查，当意识察觉出前意识中的潜意识衍生物时，会把它再驱逐回去，压抑在潜意识中。

所谓的压抑，就是个体把意识所不能接受的冲动、情感经验等排斥于个人意识领域之外，使其不为自己所觉知，以解除自己心理上的负担与紧张。每当人回忆起痛苦的往事或发生冲突时，常有意地予以压抑，将其排斥于记忆之外。但是被压抑的痛苦经验或冲突，并未真正消失，它只是由意识境界转入潜意识的境界，而且常设法以伪装的方式出来活动，以求得暂时或象征性的满足。例如梦中行为就是被压抑的愿望趁意识稽查作用低弱时出来活动的现象。“酒后吐真言”也是同样情形。压抑是一种重要的防御性适应方式。它可能帮助当事者控制某些不适当的冲动，减低不愉快经验的打击，暂时避免严重的困难，待有能力时再来解决和适应。但潜意识中积藏的痛苦经验与被压抑的冲动过高，超过了意识管制能力时，个人就会出现异常或心理疾病。

3. 意识

意识是心理结构的外表，它直接与外部世界接触。在弗洛伊德看来，意识只是人的精神结构中很小、很微弱的一部分，它渊源于潜意识。他认为：“精神分析学不能把心理的主体置于意识中，但是必须把意识看作心理的一种性质。”弗洛伊德认为，意识只是对具有精神性质的心理内容的短暂知觉，即知觉等于意识，而能为意识所知觉到的、具有精神性质的心理内容，主要来自以下两个方面：一是感觉系统对外部世界的感受；二是机体内部所产生的愉快与痛苦的情绪体验。例如，若允许潜意识中的欲望放任自流，机体就会产生愉快的情绪体验；若被压抑，机体就会体验到痛苦的情绪。相应的，意识的作用也有两个方面：一是通过对外部现实的知觉来指导和合理分配运动潜能；二是通过对愉悦和痛苦的知觉，调节机体内能量的移置作用，从而控制本能的冲动。

（二）结构观点

人格的结构分为本我、自我和超我三个部分。本我代表追求生物本能欲望的人格结构部分，是人格的基本结构，是人格中的一个永存的成分，在人一生的精神生活中起着重要的作用。本我遵循的是“快乐原则”，要求毫无掩盖与约束地寻找直接的肉体快感，以满足基本的生物需要。如果受阻抑或迟误，就会出现烦扰和焦虑。按照“现实原则”而起作用的人格结构部分称为自我。自我的一部分，通过与外界环境的接触和后天的学习获得特殊的发展。为此，自我便成为本我与外界关系的调节者。自我感知外界刺激、了解周围环境，储存从外界获得的经验，从而具备了调节功能。自我的这一功能，是一种适应环境、个体保存的本能，并对本我发挥指导和管理功能。自我可以决定是否应该满足本我的各种要求。弗洛伊德把代表良心或道德力量的人格结构部分称为超我，他的活动遵循“道德原则”。从个体发育来看，超我在较大程度上依赖于父母的影响。超我一旦形成之后，自我就要同时协调本我、超我和现实等三方面的要求。也就是说，在考虑满足本我本能冲动和欲望的时候，不但要考虑外界环境是否允许，还要考虑超我是否认可。

1. 本我

本我是人格系统中最原始、最隐私的部分，它处于潜意识的深层，由先天本能、基本欲望组成，如饥、渴、性，它包括来自对基本生理需要满足的知觉与记忆的所有欲望。弗洛伊德曾说过，本我是我们人格中最黑暗的不可接近的部分，是贮存心理能量的地方，与肉体联系着，肉体是其能量的源泉，蕴贮着人性中最原始、最接近兽性的一些本能性冲动，此等冲动一旦发生即要求立即得到需求的满足，不受个体意识的支配，也不受外在社会规范的约束。我们叫它一团混沌，一口充满沸腾、激动的大锅。本我沸腾着、喧嚣着，毫无掩饰与约束地寻求生理的满足，它不受理智和逻辑法则的约束，也不知道什么是价值；什么是好、是坏；什么是道德。因它与外部世界不发生联系，所以只受一种愿望的支配，那就是遵循快乐原则（或唯乐原则），满足本能的需要。

本我遵循快乐原则进行活动的目的就是消除人的紧张。当有机体的能量没有释出而造成不安的状况时，本我会自动寻求解除紧张，降低能量达到舒适的水平，并且使之尽可能稳定在低水平上。由于紧张是一种痛苦的或不舒服的体验，而紧张的消除则使人感到愉快和满足，因此可以说本我的目的是趋乐避苦的。

2. 自我

自我是弗洛伊德于 1923 年所下的定义，即自我代表人格结构的现实部分，位于以生理需要为基础的原始本能与外部世界之间，是两者内化了的心理代表。

它的主要功能有：① 获得基本需要的满足，以维持个体的生存；② 调节本我的原始冲动，以符合现实环境的要求；③ 管制不为超我所接受的原始性冲动，以维持三个“我”之间的平衡和谐。自我的主要任务是使本能的冲动获得最大限度的满足，同时又与外部世界和超我维持和谐的关系。为了完成这一任务，自我是按照现实原则（reality principle）来操作的。

现实即存在，现实原则的目的就是推迟能量的释放，直到真正能满足需要的对象被发现或产生为止。如饥饿时，需等到发现可吃的食物才张口，推迟行动就是说自我能忍受紧张，直到紧张被恰到好处的行为方式解除为止。设立现实原则并不是要废弃快乐原则，只是迫于现实而暂缓实行快乐原则。现实原则最终还是引向快乐，尽管一个人在寻求实现时，不得不忍受一些不快。

自我遵循现实原则的主要目的就是要满足人的现实需要。那么它是靠什么活动来达到这一目的的呢？是靠弗洛伊德所说的继发过程（或次级历程），这一心理过程是在本我的原发过程之上发展而来的。本我的原发过程是使人能够对可以满足需要的事物产生一个虚幻的意象，而继发过程就是要找到或制造出该物，使其存在，是实在的思考。可见继发过程就是根据行动计划去发现或制造现实对象，它正是通常所说的思考问题和解决问题。

从起源上看，自我是从本我中分化出来的，它不能脱离本我而存在，但它在很大程度上是与外部环境相互作用的产物，如自我进行活动所需要的思考与解决问题等能力主要取决于经验、训练与教育。

3. 超我

超我是从自我中分化、发展出来的，是人格结构中的上层部分，对本我的冲动具有约束作用，专管道德的司法部门，由超我的约束，可使人的行为合于社会道德规范，是个人道德的核心。就像弗洛伊德所说的那样，超我是一切道德限制的代表，是代表社会和文化规范的部分。

超我由自我理想和良心两个次级系统组成。自我理想就是在道德良心之下对自我的管制，确定自我应该怎样做的标准，它为自我描绘且规定了一个美好的形象。自我用它来衡量自己，并努力去实现它。若自我的行为和意图符合了自我理想的要求，就会产生自豪感。良心是经过社会规范内化而形成的自我约束的力量，规定了自我不该做什么。它监视着自我的行为与意图，并对之加以评判：若自我的行为和意念违背了良心，就会产生内疚感与罪恶感。超我遵循至善原则，其目的主要是控制和引导本能的冲动，说服自我以道德目的替代现实目的并力求完美，使人变成一个遵纪守法的社会成员。

超我也是社会化的产物，是文化传统的运载工具。弗洛伊德认为，超我发源于自我，是儿童接受父母的是非观念和善恶标准的结果：由于儿童在一个较早的时期内必须依赖父母而生活，在父母物质与精神的奖励与惩罚中，儿童逐渐吸收了父母的道德标准，把它们内化为自己内心世界的道德准则，按照父母的愿望来控制自己的行为，以争取赞扬和避免惩罚。总之，儿童不仅学会了服从现实原则来趋乐避苦，也学会了使行为符合父母的道德要求，如此即构成超我的内容。可见，传统的价值观念和社会理想通过父母传授给儿童，超我就是这些观念和理想在儿童人格中的重现。而超我一旦形成，就像父母一样，用自我的理想与良心严格地观察、评判、监督着自我，用它的奖励（如自豪感）或惩罚（如内疚感）来强迫自我按照它的道德准则行事。需注意的是，除父母外，其他社会因素，如教师、同伴、大众传播等也对儿童的超我形成具有影响作用。

总之，弗洛伊德的人格结构说是由本我、自我与超我三个系统组成。但需注意的是，这三个系统之间并没有明确的界线，它们在整个生命过程中始终处于相互作用、相互融合的状态。

（三）动力学观点

心理动力学是弗洛伊德的核心内容。在批判弗洛伊德的“泛性论”时，有一种观点认为，弗洛伊德的所谓心理动力，只是人的性本能，是所谓的“力比多”。其实，性本能不是唯一的心理动力，弗洛伊德曾明确地说过：“我想最好先请你们注意‘力比多’这个名词，‘力比多’和饥饿一样，是一种力量，本能——在这里性是本能，饥饿时则为营养本能——借这个力量以完成其目的。”

按上述说法，“力比多”是人的性本能，但不是心理发展的唯一动力。本能有二：一是性本能；二是营养本能。作为自我保存的本能——营养本能，也是自我发展的动力。为此，弗洛伊德所说的心理发展动力，是性本能和营养本能的复合体。个体保存和种族延续两种本能同时促进心理发展，这才是弗洛伊德心理动力观点的全部。如果再纵向地研究一下弗洛伊德的著作，看一下他一生中在不同学术阶段里对心理动力的解释，就会发现，弗洛伊德关于心理动力的观点，的确不是单一的“力比多”，最低限度也是“力比多”与自我的冲突或矛盾。弗洛伊德的心理动力观点本身，是他在不断观察病例的过程中，逐渐变化着的。随着他对临床观察分析的深入，似乎已经倾向于如下看法：人的一切心理活动可以从本我、自我和超我三者之间的人格动力关系中得以阐明。它的确已经告诉人们，一个人要保持心理正常，要生活得平稳、顺利和有效，就必须维持这三种力量的平衡；否则就会导致心理的失常。既然弗洛伊德原本主张人的心理动力不是单一的性本能，为何他又特别强调性本能呢？从弗洛伊德所处的时代来分析，是因为那时所有研究神经症的学者，无不忽略了性本能的作用。为了突破这种时代的局限性，矫枉过正地特别强调性本能的作用，也是可以理解的。用他的话说就是："因为这种本能在移情的神经症中最易研究，而且因为精神分析必须研究人家所忽略的事件。"

在弗洛伊德的晚年，或许他是受到战争的影响，或许由于其他的原因，就心理动力问题，他提出了与自己原有观念相矛盾的假说，即生本能与死本能问题。

（四）发展观点

弗洛伊德理论的发展观点是动力观点的延伸，即对心理动力的动态描述。弗洛伊德认为，本我中的本能欲望，在个体发展的不同阶段，总要通过身体的不同第位或区域得到满足并获取快感，而在不同部位获取快感的过程，就构成了人格发展的不同阶段。他认为，性心理的个体发展，可分为如下五个阶段（或时期）。

（1）口腔期（或口欲期）。约从出生到1.5岁，是个体心理发展的最原始阶段，其原始性的性力集中在口部：靠吮吸、咀嚼、吞咽、咬等口腔活动，获得快感与满足。若口腔期婴儿在吮吸、吞咽等口腔活动中获得了满足，长大后会有正面的口腔性格，即口腔性乐观。反之，若此时期的口腔活动受到过分限制，使婴儿无法由口腔活动获得满足，长大后将会滞留下不良影响，此种不良影响又称口欲滞留，长大后将会有负面的口腔性格，如口腔性依赖（或口欲性依赖）。它是一种幼稚性的退化现象，指个体遇到挫折时，不能独立自主地去解决问题，而是向成人（特别是向父母）寻求依赖，有一种返回母亲怀抱寻求安全感的倾向。表现为口欲施虐、悲观、退缩、猜忌、苛求等负面口腔性格，甚至表现出咬指甲、烟瘾、酗酒、贪吃等行为。

（2）肛门期。约1.5～3岁，动欲区在肛门。在这一阶段，由于幼儿对粪便排泄时解除内急压力所得到的快感经验，因而对肛门的活动特别感兴趣，并因此获得满足。在这段时间里，父母为了养成子女良好的卫生习惯，多对幼儿的便溺行为订立规矩，加以训练。如果父母的要求能配合幼儿自己控制的能力，良好的习惯可以因此建立，从而使幼儿长大后具有创造性与高效率性。如果父母训练过严，与儿童发生冲突，则会导致所谓的肛门性格。一种是肛门排放型性格，如表现为邋遢、浪费、无条理、放肆、凶暴等；另一种是肛门便秘型性格，如过分要求干净、过分注意条理和小节、固执、小气、忍耐等。因此，弗洛伊德特别强调父母应注意对儿童大小便的训练不宜过早、过严。

（3）性器期。约3~5岁，亦有人划分为3~6岁，动欲区是外生殖器。儿童在3~5岁时，认识到两性之间在解剖学上的差异和自己的性别，“力比多”集中投放在生殖器部分，性器官成了儿童获得性满足的重要刺激，表现为这个时期的儿童喜欢抚摸生殖器和显露生殖器以及性幻想。这一阶段，儿童表现出对生殖器的好奇，由此产生了一些复杂的心理状况。开始时，男孩总是认为男性和女性的生殖器是一样的，当男孩偶然发现女性的这种器官不一样时，他先是试图否认自己这种感觉的真实性，继之，男孩对异性泄露的这种可能性感到恐惧，并且由于男孩在玩弄自己的生殖器时受到成人阉割的威胁，因而形成了阉割焦虑，即男孩在潜意识里时常有被切除性器官的恐惧。相反，这一时期的女孩发现自己缺少男孩那样的性器官而感觉受到损伤，对男孩有阳具一事，既羡慕又嫉妒，产生了所谓的阴茎嫉羡（或阳具嫉羡）。

此外，在这一阶段，儿童的性爱对象也发生了转移。幼儿最初的性爱对象是自己身体的某一部位，此时则把“力比多”的兴奋向别人身上转移。由于母亲为幼儿提供了生理上的需要和满足，因而成为儿童的最初的性爱对象。在此基础上，特别是男孩，总想要独占母亲的爱，父亲则成为和自己争夺母亲的爱的一个对手。因而，男孩对父亲产生敌意，形成了恋母仇父的恋母情结。而女孩则对自己的父亲爱恋，母亲则被视为多余的人，而且总希望自己能取代母亲的位置。女孩子的这种恋父嫌母的倾向，弗洛伊德称之为恋父情结。但作为竞争对象的父亲或母亲都十分强大，因害怕阉割等惩罚，最终以男孩向父亲认同、女孩向母亲认同而使心理冲突得以解决。

儿童把父母作为自己性爱的对象，这一现象也对儿童的人格形成产生主要的影响。儿童把自己和父亲、母亲等同起来，在行为上模仿父母，因此男孩的性格很像父亲，女孩的性格很像母亲。另外，在性器期很容易发生“力比多”的停滞，以致造成许多行为问题，如攻击和各式各样的性偏离等。

（4）潜伏期。6~12岁，这时期的性受到了压抑。这是由于道德感、美感、羞耻心和害怕被别人厌恶等的心理力量的发展，这些心理力量与儿童时期的毫无掩饰的性冲动是对立的。这种发展一半归于家庭教养和社会的要求，另一半则由于躯体的发育。这一时期的性冲动暂时停止活动，儿童中止对异性的兴趣，倾向多和同性来往。这个时期的最大特点是对性缺乏兴趣，男女性别的界限已很清楚。但是性的冲动并没有消失，而是转向今后社会生活所必需的一些活动，如学习、体育、歌舞、艺术、游戏等。这是通过升华作用的机制实现的，也是性在发展过程中的一种更有目的的作用。儿童在这时期若遇到不良的引诱，就会产生各种形式的性偏离。

（5）生殖期。是青春期到成年期，亦是性成熟期，其特征是异性爱的倾向占优势。这时候的性力发生以下两项转换：① 生殖区的主导作用超过了其他性感的作用。② 性快感出现了一种新的相位——最终快感，这是最主要的性目的，与前些阶段的先前快感正好相反。先前快感只能引起紧张，它只是婴幼儿的性欲在青春期及以后的成人生活中起到辅助作用。

（五）适应观点

弗洛伊德认为，人的本能得以实现，必须经过不懈的努力和艰苦的应对。两种本能的应对经历，构成人类的两种基本应对方式。

（1）因为主要的心理动力——性本能的活动与发展，是在每一个发展阶段上与自我不断周旋中进行的，是在自我的监督、控制中度过的，所以，本我必然练就一套“应对的功夫”，甚至不惜改变存在或表达自己的模式，以求自己得到满足。弗洛伊德在《梦》这一著作中，对这类应对，做了详尽的解释。他所谓“隐性梦”就是性本能的应对方式之一——变相宣泄。当然，若不能宣泄，就可能形成神经症焦虑。

（2）自我保存本能。在个体发展中，随时都要维护个体的安全，对现实中一切危害生命的危险，必须及时予以反应，以尽自己的职守。这类应对是与人的认识能力有关的。对环境的了解程度，可以影响反应的强度，制约着应对的方式。在发现危险信号时，会形成“真实焦虑”，这是应对的开端。

精神分析理论的适应观点，是建立在解释上述两类应对的基础上的。对第一种应对方式，按弗洛伊德的本能理论，比较容易理解，至于第二种应对方式，是弗洛伊德关于人的认识如何影响情绪症状的看法。由于人们的注意力常常被弗洛伊德的本能论吸引，所以往往忽略了他关于认识可以影响情绪症状的看法。

弗洛伊德说：“真实焦虑（也可译为‘现实性虑’）？或恐惧对于我们是一种最自然和最合理的事情，我们可以称之为对于外部危险或意料中的知觉与反应。它和逃避反射相结合，可视为自我保存本能的一种表现。至于引起焦虑的对象和情境，则大部分随着一个人对于外界的知识和势力的感觉而异。野蛮人怕火炮和日月食，文明人在同样的情景下，既能开炮，又能预测天象，自然就不用害怕了。有时因为有知识，能预料到危险的来临，反而可以引起恐怖。当危险迫近时，唯一有利的行为是用冷静的头脑，估量自己所可能支配的力量以及和面前的危险相比较，然后再决定最有希望的办法是否为逃避、防御或进攻。反映通常含有两种成分，即恐惧的情绪和防御的动作。其实，这里有利于生存的成分是逃避，而不是害怕。”

“焦虑”是弗洛伊德确立适应观点的重要概念。根据产生的根源不同可以将焦虑分为现实性焦虑、神经症性焦虑、道德性焦虑。焦虑是冲突引起的结果，具有特殊的功能，它能唤醒自我警惕，并去发现已经存在的内部或外部的危险。

当自我把焦虑当成一种危险或不愉快的信号时，它就会做出反应，形成自我防御机制。所谓自我防御机制，就是自我在承受本我的欲望压力时，同时又顾及现实要求的压力，在这种情况下，自我便渐渐形成了一种功能，这种功能可以使人们在不知不觉中，用一定的方式调整自我欲望与现实之间的矛盾。经过调整，可以使人们同时接受自我欲望和现实要求，从而不至引起情绪上的严重痛苦和焦虑。不论是正常人还是神经症来访者，都会使用自我防御机制。自我防御机制包括压抑、投射、置换、反向、合理化、升华、转移等。

一般情况下，自我防御机制被使用得当，可免除内心痛苦以适应现实。但在特殊情况下，使用不得当时，虽然感觉不到冲突和挫折引起的内心焦虑，但是这些冲突和压抑却能以症状的形式表达出来，从而形成各种障碍。

（六）精神分析常用技术

随着精神分析理论的逐步发展，精神分析的技术也得到了日益广泛的应用。特别是在心理咨询方面，涌现出了诸多被心理咨询师公认的有效方法，随着这些方法的推广，使精神分析也不仅仅局限于精神神经症的治疗，在对一般心理障碍和疾病中也具有一定的效用。下面我们简单地阐述一下精神分析中的几种常用方法。

1. 自由联想

自由联想是整个分析治疗的一个前提。所谓自由联想，简单地说，就是不要让来访者的意识去指导思维，而是让其想到什么就说什么。自由联想的内容可能是身体的感觉、情绪、幻想、思维、记忆、近来的大事件以及心理咨询师。

典型的精神分析的自由联想过程中，来访者躺在沙发上，心理咨询师坐在来访者后面，在来访者的视线之外。心理咨询师鼓励来访者自由地说，房间和心理咨询师不能分散来访者的注意力，抑制来访者自由联想。

在这一过程中，心理咨询师的任务是了解来访者联想的顺序。基于心理决定的原则，心理咨询师假设每一个联想都在某种程度上与先前的叙述有关。由于来访者的防御机制在精神分析的环境下放松了、减弱了，潜意识的内容随着自由联想开始浮现出来。来访者可能并没有意识到他们的话的意义，心理咨询师的任务就是理解和解释来访者那些似乎是不着边际的话语的重要意义。

当一名精神分析心理咨询师在听来访者进行自由联想时，他们听到的不仅是表面内容，还有深层的含义。当要求来访者自由联想时，他们意识、无意识里产生的一切有关事情都被心理咨询师所斟酌。在自由联想的过程中，心理咨询师的任务是识别无意识中被压抑的内容。心理咨询师可以通过联想的顺序来理解来访者是怎样把各个事件联系起来的。

弗洛伊德在精神分析治疗过程中，由经验得知，被来访者遗忘的记忆应该能在不受催眠的常态下重新出现。来访者在受到医生的诚挚鼓励后，便会滔滔不绝地倾诉埋藏在心底的隐痛，来访者一旦认识到医生从来不因卑鄙和猥亵等而责备或者蔑视他们，就往往把受到压抑的记忆表露无遗。于是弗洛伊德让来访者躺在一张舒适的睡椅上，全身心尽可能地放松，把当时出现在头脑中的所有意象都讲出来，无论这些意象是怎么杂乱无章或微不足道的或羞于启齿或荒谬绝伦的。其间，伴随着心理咨询师的启发和引导，心理咨询师把来访者所报告出来的意象加以分析和解释。一直到心理咨询师和来访者双方都认为找到了发病的最初原因为止。这种治疗方法被弗洛伊德称为“自由联想法”。这种技术的过程好像是非常简单，也使来访者让自己的心理完全的自由，去削弱来访者的意识中所有的阻碍和抵制，让所有的形象、思想、意识自由地进出于意识之中，在意识之中自由地通行。心理咨询师要竭力注意那些在心理中自发产生的东西。所以心理咨询师要有多年训练的技巧和忍耐。一般情况下，先让来访者仔细述说一个梦、一种经历或一个观点或一种得意之论，心理咨询师请来访者围绕他所叙述的内容自由思索，来访者不应该用意念去指导其思想，只要说出在其意识中出现的联想，由于一种联想而引起另一种联想，于是来访者把梦或经验等所依据的埋藏在其记忆深处的经历发掘出来。心理咨询师要十分小心，不要对来访者做语言或行动暗示。心理咨询师要格外注意来访者在叙述中表达受压抑的材料时的犹豫神情，切忌将其无意识的冲动启发出来。由于这种分析进行时要遇到很多抵抗，完成一次分析常需要几个月，所以对于来访者和心理咨询师都是一个考验。特别是心理咨询师，要在分析过程中正确把握分析材料及其象征意义，真正找到来访者患病的根源。

2. 释梦

在精神分析治疗中，梦是揭示无意识资料和洞察一些未解决问题的最重要手段。梦也许是通往压抑材料的途径，但也可以通过它们来理解来访者目前的情况。把梦作为通往潜意识的道路，是弗洛伊德的经典表达。

弗洛伊德认为，睡觉的时候，自我的控制较觉醒的时候放松了，结果潜意识能够自由地在梦里表达。他相信梦代表着愿望的满足而所要到达的彼岸，因为在其中，个体的愿望、需要以及恐惧都得以表达。对于弗洛伊德来说，梦的解释在很大程度上是其临床治疗的效果。

单独一个梦（或者一个单独的联想）是不太可能为来访者以后的问题提供答案的，对多个梦和联想进行分析，对于揭示潜在内容的一贯形态是很有必要的，那将会使来访者和分析家更接近理解来访者潜意识的动机、记忆和冲动。

弗洛伊德将梦分为两个内容：潜在内容和表现内容。潜在内容包括潜藏的、符号的和无意识的动机、愿望以及恐惧。因为它们痛苦而具有威胁性，潜在内容中的性和攻击冲动就转换成了表现内容中更容易被接受的形式。潜在内容向威胁更小的表现内容转化的过程叫“梦的翻译”。

梦的翻译包括以下几个机制：压缩机制，即将许多不同的思想凝缩并组成一个单一的整合思想；相反机制，即不被自我接受的潜在内容以相反的形式在显性梦境中表现出来；象征化机制，指潜性内容以象征的方式出现在显性梦境中；次级精致化机制，即为了让显性内容更为完整、有序，梦者常在梦的主干框架中添加一些要素形成某些有情节的部分，但是这些部分同潜性内容没有关系。

做梦好比制作谜语，用显性梦境来掩盖潜性内容，显性内容相当于谜面，潜性内容相当于谜底。当然，它是发生在潜意识水平的，虽然是以一种伪装的形式，但是它允许我们表达我们无法接受的愿望和感情，以达到自我的释放，这是一种自我保护的过程。

梦的解释的原则和方法有以下四种：

（1）要把梦的内容分析为各个部分，并以各个部分作为注意目标，不论它是否合理、是否明晰。

（2）要了解梦者的生活经历、兴趣爱好以及日常琐事。因为梦只重现过去，只有了解梦者的过去经历才能了解梦的各部分的隐意。

（3）要利用自由联想。潜意识愿望受到自我稽查机制的压抑，不能进入意识领域。一旦自我防御机制产生的抗拒化解，潜意识愿望将会在意识中出现。因此需要通过自由联想予以揭露。

（4）要充分利用象征知识。对梦的解释大部分时间用在探究梦的显性内容的象征上，以探明其潜意识含义。弗洛伊德认为梦里的许多象征对梦者来说是唯一的。但是，有几类象征对每个人来说是通用的，例如手杖、伞、竹竿、匕首等象征为男性生殖器；坑、穴、箱子、口袋等象征为女性生殖器等。

梦的学说是精神分析理论的重要组成部分，我们知道梦是一种具有重要意义的确定的心理现象，是人的某种欲望的达成，我们要用科学的方法来加以研究。梦的解释是通向无意识的重要途径，是治疗精神病及探索心灵世界的一种方法。所以梦的解释是精神分析技术中最重要的方法之一。精神分析的理论中梦被分为内隐的梦和外显的梦，前者是指通过对梦的内容分析达到的梦的思想；后者是指梦的内容。释梦就是发现内隐的梦，从而发现隐藏在无意识中经改头换面而表现出来的本能的愿望。主要方法是应用自由的联想以及对梦的表征和意象分析。释梦有两项基本任务，即把外显的梦翻译为内隐的梦，这是实践的任务。其次是解释在做梦者头脑中内隐的梦是如何变为外显的梦，这是释梦过程中理论的任务。释梦是一种翻译工作，它是一种极其复杂的翻译工作，而不是一种字对字、句对句、符号对符号的翻译，特别是在梦经过梦的工作四个过程后，我们的释梦就更加复杂了。

释梦实际上就包括了两个过程：一个是解释，一个是分析。解释也就是研究梦是如何形成的。梦的工作是如何把内隐的梦改变为外显的梦的过程。分析则是把外显的梦翻译为内隐的梦。释梦主要是解释外显的梦与内隐的梦之间的关系，揭示出外显的梦的象征意义。有一些梦中出现的象征是如此的频繁，已经被普遍认为是建立了与象征物之间较稳固的关联。正因为象征作用占如此重要的地位，弗洛伊德在分析梦的过程中举出一些象征的物体也就值得我们引述一下：梦中以象征的形式去代表的事物并不多，如人体、母亲、父亲、子女、兄弟、生死、赤裸，而代表整个人体的最常用的象征是房子等。所以通过象征、分析等方法把梦的内容，也即外显的梦翻译为梦的思想，把人在梦中真正产生这些内容的原因揭示出来，发现人的无意识之中的本能欲望，这就是释梦技术的主要工作。所以弗洛伊德的梦的解释是他的精神分析方法中最重要的过程之一。

3. 催眠

催眠是精神分析技术中较常见的方法。在早期的精神分析中，许多精神病医生都接受了催眠疗法，把它运用于临床实践。催眠状态有赖于暗示性。

没有患精神病的人也可以接受催眠，在催眠状态中，有一个重要的现象：受催眠的来访者仍保持着清醒的记忆，甚至能把清醒时已经忘记的经历重新记起。催眠师们都认为神经病等心理疾病的起因大都是由于已经被来访者忘记了的痛苦经历。如能帮助来访者唤醒这已被遗忘了的痛苦经历和心灵创伤，并且把它们倾吐出来，心理疾病就会得到治愈。

催眠一般分为四个时期：第一阶段是初眠期。进行催眠治疗的环境要安静，光线要柔和。催眠成功的关键是建立来访者与医生的良好的信任关系。医生要做适当准备，如了解来访者的过去情况、生活经历等，有些医生为了达到较强的暗示作用，往往采用特殊的环境、衣着来加强气氛。医生通常采取暗示、诱导等方式使来访者进入初眠状态。第二阶段是中眠期。来访者对医生绝对服从，此时医生可将来访者的身体放成任何姿势，而来访者能维持这种姿势一直不变。第三个阶段是梦幻期。在中眠期的同时或稍后，在医生暗示下，来访者即可被诱导产生幻觉或梦的状态。在实践中，用催眠治疗神经症与心因性精神障碍时，其中第一、二、三阶段都具有暗示治疗的效果，而第三个阶段的治疗效果最佳。第四个阶段是解除期。在结束催眠治疗时，不要马上将来访者唤醒，要注意一一解除在催眠过程中所给予的各种暗示，否则被催眠者醒来后，还会继续受到催眠状态下暗示作用的影响。

实践中发现，只要心理咨询师认真地按正确的方法，并有耐心，多数人还是可以被催眠的。只是进入催眠状态的深浅程度不一而已。在催眠状态下，被催眠者虽然绝对服从心理咨询师的话，但如果心理咨询师叫来访者做某些危害性行为，例如伤害他人等暗示，被催眠者会马上醒过来或者拒绝，说明在催眠这种潜意识状态下其自我与超我的功能并未完全消失。在催眠状态下，心理咨询师说的暗示性语言和催眠过程的经历，被催眠者事后回忆不起来，但在下一次催眠中可以清楚地记起来，这叫作催眠性遗忘。

催眠有两个缺陷：一是无法对所有的来访者运用催眠方法；二是无法使个别来访者进入预期的深度催眠状态，难以达到根本治疗的目的。在心理咨询中，心理咨询师应该针对来访者的心理特点和心理疾病的类型有选择地使用催眠方法，以达到治疗的目的。

4．宣泄法

这个疗法实际上就是将积郁于内心的烦恼与情绪纠结倾诉出来，使情绪获得好转，所以也称为精神疏泄法。当人们遇到精神挫折或创伤时，有意去忘掉这些心灵上的创伤、震动或意愿，越是将当时的烦恼、悲伤等情绪强行压制下去，积郁心中，就越会因此而患病，或遗留下严重得后果，所以精神疏泄法历来都是心理咨询中十分重要而又常用的一种简易可行的心理咨询方法。例如，有人突然在车祸中丧生，其弟闻讯后，号啕大哭，悲痛不已，而其母亲反而呆若木鸡，欲哭无泪，那么，其母亲的情况就比其弟严重得多。从心理咨询角度来看，最好的办法是让其母亲也痛哭一场，以宣泄心中的悲痛，才可避免以后产生更严重的后果。

用弗洛伊德的理论来说，也就是某些本能冲动、故意被遗忘的体验由于被压抑在无意识之中，而不能渗透到意识中去，就不可能得到正常的清除和发泄，正是由于它们引起了心理障碍。宣泄法就是治理来访者对这些体验的记忆缺损，把这些感受引导到来访者的意识之中，并使之与意识相通，使来访者能自由放松和发泄，从而解除导致产生心理疾病的本源。

5. 解释

解释包括由心理咨询师指出、分析甚至教给来访者出现在梦中、自由联想、阻抗及治疗关系的行为的意义。

在弗洛伊德看来，精神分析治疗的实质就是解释（interpretation），就是为人的行为（特别是症状）提供真实的解释。解释的主要功能之一就是加速揭露无意识材料的过程，也只有解释才能使来访者的潜意识成为意识，从而消除神经症症状。

解释是心理咨询师采用的基本手段，其核心任务之一就是帮助来访者获得爱、工作和游戏的自由。其他功能包括帮助来访者获得自我意识，诚实，以及更有效的人际关系；用更现实的方式处理焦虑；控制冲动以及非理性行为。

解释包括确定、澄清和翻译来访者的材料。根据资料的性质，心理咨询师可以解释性压抑，解释无意识的防御方式，即个体对创伤或困扰情境记忆的压抑，或者解释儿童早期由于对双亲不满所形成的关系障碍。

适当的解释必须在来访者准备好之后进行。来访者是否转变更多依赖于他们对改变的准备，而不是心理咨询师解释的正确性。心理咨询师要以来访者的反应为标准，需要注意解释的内容，以及对来访者转达解释的过程。来访者为接受资料或不知不觉地把它变为自己的观点做的准备状态是要重点考虑的方面。

来访者会抵制不合时宜的解释。心理咨询师如果解释太深奥，来访者也许不能接受它并且把它引到自觉的意识状态中去。评估来访者无意识的资料常常需要心理咨询师调和自身的无意识过程。一般而言，资料越接近前意识，来访者接受它的可能性就越大。

解释的时机也很重要。如果心理咨询师急于求成，或在不适当的时间给予解释，治疗可能产生副作用。因此，第一个原则是，解释应当选在要解释的现象接近意识层面时进行。换句话说，心理咨询师解释的内容虽然是来访者本身还无法觉察到的，但应是他们可以容忍和统合的。第二个原则是，解释的深度要从表面开始到来访者可以接受。第三个原则是，最好先指出阻抗，再去解释埋藏于其下的情感或冲突。

（1）对阻抗的分析。阻抗，作为精神分析中的一个基本概念，指的是一切阻碍治疗进程，使来访者不能产生以前无意识材料的东西。在分析性治疗中，阻抗是指来访者不愿意将以前受到压抑的无意识以有意识的形式表现出来。

弗洛伊德认为阻抗是人们用来防御因为意识到他们被压抑的冲动与感情时，而可能产生的难以忍受的焦虑和痛苦的一种无意识的心理动力。阻抗可以以不同的形式出现。例如，来访者可能会在预约中毫无缘由地迟到，甚至是忘记赴约（有时候，来访者连续3年每周3次都准时赴约，现在却经常发生例外）。

阻抗的根源：一是“罪恶感”。来访者并没有感到或有所觉知。它属于超我的抵抗部分，会变得特别强烈和残酷，使来访者注定不能好转，必须保持病态。它常常表现为消除了某一症状，却又有另一症状，或者以某种身体疾病取而代之。二是来访者的自我保存本能是“反向的”，似乎在追求自我伤害和自我破坏。这类人最终有可能走上自杀道路。这类来访者不能容忍心理咨询师的治疗，而是尽力反抗。

阻抗不仅仅是一种需要解决的问题，它们应该被理解为抵抗焦虑的装置。因为它们代表着日常生活中常见的防御机制，而不是阻碍人们接受改变，从而增强其更好体验新生活的能力。尤其重要的是，心理咨询师必须尊重来访者的阻抗，并且帮助他们采用心理治疗的方式来解决这种防御。如果处理恰当，阻抗可能是了解来访者最有价值的工具之一。

（2）移情。移情（或移情作用）几乎是所有成功的精神分析的重要因素。对移情的解释是精神分析和精神分析取向的治疗中的一种核心技术，因为它使来访者可以获得过去经验对他们的当前心理功能影响的即时和深入的了解。

“移情”作为弗洛伊德精神分析的专业术语，是指来访者将其童年或早期生活过程中的体验与感受，转移到了心理咨询师身上。或者说，来访者所看到的心理咨询师，已经不是真实的心理咨询师本人，而是其心目中的受其童年或早期经验影响的人物。来访者把一些感觉与幻想加到了心理咨询师身上，那实际是来访者对其过去的重要他人的反应。

移情通常表现在心理治疗的过程中，来访者的早期关系影响了来访者扭曲地认识其与心理咨询师当前的关系。对移情关系的释义使得来访者可以疏通那些使他们行为固着、情感无法成长的内在冲突。移情也被认为是有价值的，因为移情使来访者有机会重新体验一系列其本来没有机会体验的情感。通过与心理咨询师的关系，来访者可以表达他们原本被深埋在无意识中的感受、信仰和欲望。通过恰当的释义以及疏通这些早期情感在当前的表现，来访者可以改变一些长久以来的行为方式。

移情是两极化的，它既包含着对心理咨询师积极的、温情的态度——正移情，又包含着对心理咨询师消极的、敌对的态度——负移情。因此，有时来访者将隐藏中对他人的爱慕、崇拜、依恋之情转移到心理咨询师身上，有时来访者将隐藏中对他人的憎恨、抵抗和攻击的情绪转移到心理咨询师身上。通常，在来访者的态度中，这两种感情交互并存，可以说是一种包含有正向感觉和负向感觉的复合体。

正移情会改变整个分析的情境，会把来访者恢复健康、免除病症的理性目标置于一边。取而代之的目标是取悦心理咨询师，赢得心理咨询师的赞扬和喜爱。这就成了来访者合作的真正动力，使其软弱的自我变得坚强起来，能做到其平时做不到的事。

正移情还有两个更进一步的好处：如果来访者把心理咨询师看作自己的父亲或母亲，其就会把超我——来源于其父母——控制自我的权力给予心理咨询师。心理咨询师即新的超我有了对神经症来访者实施一种再教育的机会。再教育能够矫正来访者父母对其教育所造成的错误。

反移情也可能产生在心理咨询师本人身上，经过与来访者相处，有的心理咨询师将自己隐藏的对他人的情感转移到来访者身上，这就是反移情。

二、认知疗法

（一）认知心理学理论

认知心理学不是一个学派，所以无门派偏见，其最大优点是能够不带成见地吸纳各种理论中的科学见解。认知心理学进入临床应用时，从行为主义心理学那里借鉴许多有价值的方法。例如，对某一具体认知过程进行细致分析，进而客观化、量化的工作程序等，就是来源于行为主义疗法。

其基本观点：人的思想、感觉和行为是相互联系的。人的行为受学习过程中对环境的观察和解释的影响。不适宜的行为在于对环境的错误的解释。所以要改变人的行为首先要改变人的认知，在大多数情况下人的行为和认知是相伴而生的，可以相互改变。认知理论基于这样的观念：在我们想什么，怎么感觉和怎么行为之间有一种相互作用。我们的思维决定我们的情绪，我们的情绪决定我们的行为。认知理论重视心理内部过程的研究，把人的心理功能看作是信息加工系统，认为认知歪曲是引起情绪不良和非适应行为的根本原因，一旦认知歪曲得到改变或矫正，情感和行为障碍就会相应好转。

按照认知理论模型，认知活动的整个流程，是由紧密衔接的若干阶段组成的，首先是刺激物经感觉器官成为感觉材料，再经过以往经验和人格结构的折射，赋予感觉材料具体意义，至此构成一个知觉过程。通过这一知觉过程，个体可以对过去事件做出评价，对当前事件加以解释，或对未来事件做出预期，这些评价、解释和预期进一步激活了情绪系统和运动系统，产生各种情绪和行为动机。按照认知心理学理论，这种被激活的情绪——行为系统，不是纯粹的、孤立的情绪与行为，而是由认知因素决定的一种特定的情绪，如喜、怒、哀、惧等。至于目的、动机和行为，也是由认知过程来把握的特定的目的、动机和行为。由此看来，从刺激物的出现到行为反应，在整个的“反应链”中，认知活动的确是无所不在。所以，从理论上说，如果改善认知因素的结构，调整认知逻辑，理顺各认知阶段的联系，就有可能矫正心理问题，从而达到心理咨询和矫治的目的。

“认知”原本是人类心理活动的一个组成部分，是与情感、意志、动机和行为相联系的一种功能。从心理学发展史来看，人们对心理的这部分功能曾经十分关注。在经过仔细观察研究之后，人们发现认知作为理性的心理活动，对人的情绪、情感、动机和行为，有较强的调控作用。这一特征用在心理咨询与心理矫正方面，便产生了与认知有关的疗法。

“认知”用日常语言来说，是指一个人对某一事件的认识和看法，包括对过去事件的评价，对当前事件的解释，以及对未来发生事件的预期。

（二）认知疗法

1．贝克的认知疗法

（1）贝克认知疗法的基本理论。贝克认为：心理问题不一定都是由神秘的、不可抗拒的力量所产生，相反，它主要是在错误的前提下，对现实误解的结果；这种错误可以从平常的事件中产生，比如错误的学习，依据片面的或不正确的信息做出错误的推论，或者不能适当地区分现实与想象之间的差别等等。他进一步提出，个体的情感和行为在很大程度上是由其自身认识外部世界的方式或方法的决定，即一个人的思想决定了其内心体验和行为反应。

（2）贝克在他的理论中有几个重要概念：共同感受、自动化思维及规则。

共同感受就是指人们用以解决日常生活问题的工具。它常以问题解决的形式出现，包括从外界获取信息，结合已有的经验，提出问题和假设，进行推理，得出结论并加以验证等一系列过程。这一过程实际上就是知觉和思维的过程。如果人们不能正确使用这一工具，对外界信息不能做出适当的解释与评价，就会使上述过程产生局限，造成认知歪曲，从而导致错误观念并最终引起不适应的行为。

人们使用共同感受这一工具时，常常因不加注意而忽略了上述认知过程。因此，许多判断、推理和思维显得模糊、跳跃，很像一些自动化的反应，这就是贝克理论中“自动化思维”的含义。这样，思维过程中一些错误观念也因个体不加注意而被忽略了，并形成了固定的思维习惯而被保存下来，使个体自身对这些错误的认知观念不能加以反省和批判。这就需要心理咨询师运用细致的分析技术，帮助来访者分辨并改正这种错误的、习惯化的认知过程。

贝克还认为个体在认识现实世界的过程中遵循一定的规则。它们是个体在成长过程中所习得的社会认可的行为准则。个体依据它们评价过去，预期未来，并用它们来指导现在的行为。但是贝克进一步指出，如果个体不顾客观条件，过分按规则行事，也会使其行为不能与现实环境相协调，从而导致情绪困扰和不适应的行为。

综上所述，贝克认为如果个体不能正确使用共同感受这一工具来处理日常生活中的问题，或是对自己的自动化思维中某些错误观念不能加以内省，或是过分按规则行事，无论哪种情况，都会造成认知歪曲，产生不良的情绪和不适应的行为问题。贝克还指出，来访者的“自动想法”是一些个人化的观念，它们由一个特定刺激引发并可导致情绪反应。贝克坚信有情绪困难的人倾向于犯一种特有的“逻辑错误”，即将客观现实向自我贬低的方向歪曲。

认知疗法认为心理问题是源于一般过程如错误思维、在信息不足或错误信息的基础上进行的不正确推理，以及不能区分现实和想象。贝克指出了下列被称作认知歪曲的导致错误假设与误解的系统推理错误。

（3）贝克的“认知歪曲形式”。

① 任意的推论。在缺乏充分的证据或证据不够客观和现实时，仅凭自己的主观感受便做出草率的结论。

② 过分概括化。指在单一事件的基础上做出关于能力、价值等整体自我品质的普遍性结论，也就是说从一个具体事件出发铸出一般规律性的

结论。

③ 选择性概括。只依据个别、片面的细节而不考虑其他情况就对整个事件做出结论。

④“全或无”的思维方式。对事物的判断和评价要么是全对，要么是全错，把生活看成是非黑即白的单色世界，没有中间色彩。

⑤ 夸大或缩小。对客观事物的意义做出歪曲的评价，要么过分夸大，要么过分缩小客观事件的实际结果。

（4）认知疗法的重点。贝克强调，认知疗法的重点应在于减轻或消除那些功能失调的活动，并帮助来访者建立适应性的功能；鼓励来访者对导致心理障碍的思维和认知过程以及情感动机等内部因素进行自我监察。

（5）贝克提出了五种具体的认知治疗技术。

① 识别自动性思维。由于这些思维已构成来访者思维习惯的一部分，多数来访者不能意识到在不良情绪反应以前会存在着这些思想。因此，在治疗过程中，心理咨询师首先要帮助来访者学会发掘和识别这些自动化的思维过程。更为具体的技术包括提问、指导来访者自我演示或模仿等。

② 识别认知性错误。所谓认知性错误即指来访者在概念和抽象性上常犯的错误。典型的认知性错误有前面提到的几种，如任意的推断、过分概括化、“全或无”的思维等等。这些错误相对于自动化思维更难于识别。因此，心理咨询师应听取并记录来访者诉说的自动性思想，以及不同的情境和问题，然后要求来访者归纳出一般规律，找出其共性。

③ 真实性验证。将来访者的自动性思维和错误观念视为一种假设，然后鼓励来访者在严格设计的行为模式或情境中对这一假设进行验证。通过这种方法，让来访者认识到其原有的观念是不符合实际的，并能自觉加以改变。这是认知治疗的核心。

④ 去中心化。很多来访者总感到自己是别人注意的中心，自己的一言一行、一举一动都会受到他人的品评。为此，来访者常常感到自己是无力、脆弱的。如果某个来访者认为自己的行为举止稍有改变，就会引起周围每个人的注意，那么心理咨询师可以让其不像以前那样去与人交往，即在行为举止上稍有变化，然后要求其记录别人不良反应的次数，结果来访者发现很少有人注意其言行的变化。

⑤ 忧郁或焦虑水平的监控。多数抑郁和焦虑来访者往往认为其抑郁或焦虑情绪会一直不变地持续下去，而实际上，这些情绪常常有一个开始、高峰和消退的过程。如果来访者能够对这一过程有所认识，那么他们就能比较容易地控制自身的情绪。所以，鼓励来访者对自己的忧郁或焦虑情绪加以自

我监控，就可以使他们认识到这些情绪的波动特点，从而增强治疗信心。这也是认知治疗常用的方法。

此外，在实际治疗过程中，贝克还特别重视来访者的潜能。他强调，心理咨询师应注意引导来访者去充分调动和发挥自身内部潜在能力，对自己的认知过程进行反省，发现自己的问题并主动加以改变。因为贝克相信，来访者情绪和行为上的不适应是由于在某些特殊问题上错误地使用了共同感受这一工具，使其特定的认知方式与常人不协调，而不是其整个的认知系统都遭到破坏，在这些特定的问题之外，他们仍可能有正常的认知功能。因此，如何帮助来访者利用这些功能解决自己的问题，是心理咨询师的首要任务。贝克的这种观点对认知治疗具有重要意义，这已经成为治疗的重要原则之一。

当来访者理解了那些不现实的消极想法是如何影响自己的之后，心理咨询师就开始训练他们用现实来检验这些自动想法，方法是检查和权衡支持与反对这些想法的证据。这一过程包括通过积极地与心理咨询师进行苏格拉底式的对话，以从经验上检验他们的信念，做家庭作业，收集与他们的假设有关的数据，坚持对活动进行记录，以及形成可供选择的不同解释。来访者会形成对于他们行为的假设并最终学会采用具体的问题解决和应对技能。通过这样一个引导发现的过程，来访者理解了思维和他们的行动与感觉方式之间的联系。

2. 艾利斯的合理情绪疗法

合理情绪疗法（rational-emotive therapy，简称 RET）是美国著名心理学家艾利斯（A. Ellis）于 20 世纪 50 年代首创的一种心理治疗理论和方法，它在许多著作中也被译作“理性情绪疗法”。顾名思义，这种方法旨在通过纯理性分析和逻辑思辨的途径，改变来访者的非理性信念，以帮助其解决情绪和行为上的问题。这种理论强调情绪来源于个体的想法和观念，个体可以通过改变这些因素来改变情绪。该理论认为，使人们难过和痛苦的，不是事件本身，而是对事情不正确的解释和评价。事情本身无所谓好坏，但当人们赋予它自己的偏好、欲望和评价时，便有可能产生各种无谓的烦恼和困扰。如果某个人有正确的信念，其就可能愉快地生活。否则，错误的思想及与现实不符的看法就容易使人产生情绪困扰。因此，只有通过理性分析和逻辑思辨，改变造成来访者情绪困扰的不合理信念，并建立起合理的、正确的理性信念，才能帮助来访者克服自身的情绪问题，以合理的人生观来创造生活，并以此来维护心理健康，促进人格的全面发展。

合理情绪疗法的理论观点与认知疗法的理论思想是一致的。有些人也常把前者作为后者的一种，只不过合理情绪疗法在对不合理信念的描述和纠正等方面更有自己的特色。在心理咨询领域中，艾利斯所创立的合理情绪疗法，与罗杰斯的来访者中心疗法以及完形疗法已成为近年来颇受欢迎的心理咨询理论和方法。

（1）合理情绪疗法的理论观点。ABC 或 ABCDE 理论是合理情绪疗法的核心理论，它是艾利斯关于非理性思维导致情绪障碍和神经症的主要理论，其主要观点是强调情绪或不良行为并非由外部诱发事件本身所引起。而是由于个体对这些事件的评价和解释造成的。艾利斯常借用古希腊哲学家埃皮克迪特斯（Epictetus）的一句名言来阐述自己的观点："人不是被事情本身所困扰，而是被其对事情的看法所困扰。"

在 ABC 或 ABCDE 理论中，A（Activating events）代表诱发事件；B（Beliefs）代表个体对这一事件的看法、解释及评价即信念；C（Consequences）代表继这一事件后，个体的情绪反应和行为结果；D（Disputing）指对个体的不合理信念进行辩论：E（Effecting）指咨询的效果。一般情况下，人们都认为是外部诱发事件 A 直接引起了情绪和行为反应的结果 C，这种看法与行为主义的经验公式 S－R 所描述的刺激与反应之间的关系是一致的。但合理情绪疗法认为 A 并不是引起 C 的直接原因，继 A 发生之后，个体会对 A 产生某种看法，做出某种解释和评价，从而产生关于 A 的某些观念即 B。虽然这一过程因自动化而经常不被人所意识，但正是由这个过程所产生的 B，才是引起情绪和行为反应的直接原因。换句话说，抑郁、焦虑、沮丧等情绪结果 C 并不是由所发生的事件 A 直接引起的，而是由想法 B 所产生。这种观点在某种程度上与新行为主义提出 S－0－R 公式是一致的。只不过 A 已不再仅指外部刺激 S，而是指现实世界中任何有刺激作用的成分，包括某些认知性事件和来自身体内部的感觉；B 也不只代表机体状态 0，而是更明确地代表了机体关于 A 的信念。

例如，有一位男大学生，在失恋（A）后，变得消沉抑郁（C）。虽然失恋本身给他带来痛苦，但这种负性情绪的根源可能是他的完全自我否定的态度（B）。在他看来，女友离开自己和别人好上了，表明自己不如别人。注定自己在这方面永远是个失败者，因此才会变得消沉抑郁。又如，有一个女孩，因喉炎变得声音沙哑（A），于是整个人变得很畏缩、自卑和孤立（C）。在 ABC 理论看来，声音改变的事实并不直接导致她的情绪和行为反应，而是她坚持认为女性的声音一定要娇柔清脆、富于女性化这种观念（B）才使她处于情绪困扰的状态中。但是，同样的事情若发生在别人身上，他们也许不会有过于强烈的负性情绪反应。因为其他人对这些事件有另外不同的看法，如"没有证据表明我注定要失败。如果是失败，那也只是这一次，它不能表明我以后会怎样”，或者是“女性的价值不一定表现在嗓音上，我还有比声音更重要的东西”。这些都是合理的观念，它们常常能使个体避免陷入负性情绪困扰中。

通过上面两个例子，可以看出，对于同一个诱发事件，不同的观念可以导致不同的结果。如果B是合理的、现实的，那么由此产生的C也就是适应的；若B是不合理的，就会产生情绪困扰和不适应的行为。ABC理论认为个体的认知系统对事物产生的不合理、不现实的信念是导致其情绪障碍和神经症的根本原因。

合理情绪疗法认为，情绪在本质上就是一种态度、价值观念，也是一种认知过程。一个人的情绪不但起源于这些信念，而且也会因为这些信念的稳定存在而持续下去。所以人们可以通过改变自己的想法和观念（B）来改变、控制其情绪和行为的结果（C），这是咨询实践的核心，其中所用的重要方法是对不合理信念加以驳斥和辩论，使之转变为合理的信念，最终达到新的情绪及行为的治疗效果。这样，原来的ABC理论就可以进一步扩展为A－B－C－D－E的治疗模型。

合理情绪疗法理论强调情绪困扰和不良行为都来源于个体的非理性信念，咨询的重点在于改变这些信念。那么这些信念都包含哪些内容呢？为什么说它们不合理呢？它们又有什么样的特征呢？

（2）区分合理和不合理信念的标准。默兹比（Maultsby，1975）提出了区分合理与不合理信念的5条标准，见表5－1。

表5－1　区分合理和不合理信念的标准

序号	合理的信念	不合理的信念
1	大都是基于一些已知的客观事实	包含更多的主观臆测成分
2	能使人保护自己，努力使自己生活愉快	使人产生情绪困扰
3	能使人更快地达到自己的目标	使人难以达到现实的目标而苦恼
4	会使人不介入他人的麻烦	主动介入他人的麻烦
5	能使人阻止或很快消除情绪困扰	长时间无法消除或减轻情绪困扰，造成不适当的反应

艾利斯通过临床观察，总结出日常生活中常见的产生情绪困扰甚至导致神经症的11类不合理信念，并分别对其不合理性做了分析，见表5－2。

表 5－2　艾利斯总结的 11 类不合理信念及相应的分析

序号	不合理信念	对应的分析
1	每个人绝对要获得周围环境尤其是生活中每一位重要人物的喜爱和赞许	这个观念实际上是个假象，是不可能实现的事。因为在人的一生中，不可能得到所有人的认同，即便是像父母、老师等对自己很重要的人，也不可能永远对自己持绝对喜爱和赞许的态度，委曲求全以取悦他人，以获得每个人的欣赏，但结果必定会使其感到失望、沮丧和受挫
2	个人是否有价值，完全在于其是否是个全能的人，即能在人生中的每个环节和方面都能有所成就	这也是一个永远无法达到的目标，因为世界上根本没有十全十美、永远成功的人。一个人可能在某方面较他人有优势，但在另外方面却可能不如别人。虽然其以前有过许多成功的境遇，但无法保证在每件事情上都能成功。因此，若某人坚持这种信念，其就会为自己永远无法实现的目标而徒自伤心
3	世界上有些人很邪恶、很可憎，所以应该对他们给予严厉的谴责和惩罚	世上既然没有完人，也就没有绝对的区分对与错、好与坏的标准。每个人都可能会犯错误，但仅凭责备和惩罚则于事无补。人偶然犯错误是不可避免的。因此，不应因一时的错误就将他们视为“坏人”，以致对他们产生极端排斥和歧视
4	如果事情非己所愿，那将是一件可怕的事情	正如人不可能永远成功一样，生活和事业上也不会样样顺心。遭受一些挫折是很自然的事，如果一经遭受挫折便感到可怕，就会导致情绪上的困扰，反而可能使事情更加恶化
5	不愉快的事总是由于外在环境的因素所致，不是自己所能控制和支配的，因此人对自身的痛苦和困扰也无法控制和改变	外在因素会对个人有一定影响，但实际上并不是像自己想象的那样可怕和严重。如果能认识到情绪困扰之中包含了自己的，对外在事件的知觉、评价及内部言语等因素的作用，那么外在的力量便可能得以控制和改变

续上表

序号	不合理信念	对应的分析
6	面对现实中的困难和自我所承担的责任是件容易的事情，倒不如逃避它们	逃避问题虽然可以暂时缓和矛盾，但问题却始终存在而且得不到解决，时间一长，问题也就会恶化或连锁性地产生其他问题和困难，从而更加难以解决，最终会导致更为严重的情绪困扰
7	人们要随时随地对危险和可怕的事加以警惕，应该非常关心并不断注意其发生的可能性	对危险和可怕的事物有一定的心理准备是正确的，但过分的忧虑则是非理性的。因为坚持这种信念只会夸大危险发生的可能性，使人不能对之加以客观评价和有效地去面对。这种杞人忧天式的观念只会使生活变得沉重和没有生气，导致整日忧心忡忡，焦虑不已
8	人必须依赖别人，特别是那些与自己相比强而有力的人，只有这样，才能生活得好些	虽然人在生活中的某些方面要依赖于别人，但过分夸大这种依赖的必要性则可能使自我失去独立性，导致依赖性更大，从而失去学习能力，产生不安全感
9	一个人以往的经历和事件常常决定了其目前的行为，而且这种影响是永远难以改变的	已经发生的事实是个人的历史，这的确是无法改变的，但是不能说这些事就会决定一个人的现在和将来。因为事实虽不可改变，但对事件的看法却是可以改变的，因此，人们仍可以控制、改变自己以后的生活
10	一个人应该关心他人的问题，并为他人的问题而悲伤、难过	关心他人，富于同情，这是有爱心的表现。但如果过分投入他人的事情，就可能忽视自己的问题，并因此使自己的情绪失去平衡，最终导致没有能力去帮助别人解决问题，却使自己的问题更糟
11	对人生中的每个问题，都应有一个唯一正确的答案；如果人找不到这个答案，就会痛苦一生	人生是个复杂的历程，对任何问题都要寻求完美的解决办法是不可能的事。如果人们坚持要寻求某种完美的答案，那就会使自己感到失望和沮丧

从以上不合理信念中，可以归纳出相应的非理性思维方式，如我喜欢如此→我应该如此；很难→没有办法；也许→一定；有时候→总是；某些→所有的；我表现不好→我不好；好像如此→确实如此；到目前为止如此→必然永远如此，等等。从中可以看出，许多不合理信念就是将“想要”“希望”等变成“一定要”“必须”或“应该”的形式。一个情绪沮丧的人总是坚持其必须要有某事物，而不只是想要或喜欢它而已。因此，其便会把这种过度极端化的需求应用到生活的各个方面，尤其是关于成就和获得别人赞赏上，而当其不能满足这种需求时，就容易产生焦虑情绪；如果其将这种需求应用到别人身上，要求别人应该或必须怎样做时，一旦别人不能符合其意，就会对他人产生敌意、愤怒等情绪。

（3）不合理信念的三个特征。

① 绝对化的要求。它是指人们从自己的意愿出发，对某一事物持有必定怎样的不合理想法，常常带有“必须”和“应该”的特点。这种必须和应该又表现为三个方面：

第一，“我必须”“我应该”。如“我必须每件事情都成功”“我必须使每个人都喜欢我”“我必须是班上最优秀的”“我绝对不能输”“我应该成为班长”等。这些有时可能是人们对自己提出的难以实现的目标，是过于追求完美和苛求自己的表现。

因为人们不可能事事成功、时时如愿的，人们也不会总是一帆风顺或成为最优秀的，也不可能得到所有人的赞赏。所以，持有这种不合理信念的人很容易产生失败感和挫折感，产生失落、自责或抑郁等情绪、行为困扰。理性的认知应当是努力做好每一件事，不过于追求完美，也不过于重视他人的评价，一切都保持一个适当的度。

第二，“你必须”“你应该”。比如“你必须对我诚实”“大家都必须听从我的安排”“你应该成为最优秀的人”“你必须受到惩罚”等。这些是人们对他人提出的绝对化要求，是苛求他人、控制他人的表现，也是以自我为中心和高傲自大的一种倾向。每个人都有自己的喜好和主见，都有自己的优点和不足，我们没有理由去苛求、左右他人必须怎样，有时也只能是希望或建议而已。

第三，“事情必须”“事情应该”。如“学校或家庭环境必须符合我的要求”“那件事应该是明天做的”“已经计划好的事情是无法改变的”等。有些事情不是由我们某一个人所决定的，尤其是在集体的大环境中，要通过调整自我去积极适应。

当然，许多事情也都可能存在回旋余地，不能看得太绝对。

② 过分概括化。这是一种以偏概全的片面思维方式。这种思维方式主要表现在两个方面：

第一，个体对自身评价的片面认识和评价。有的人往往以自己做的某件或某几件事的后果来评价自己整个人，断定自身的价值，其结果常会导致自负或自卑等消极心理，产生相应的不良行为。

第二，对他人的片面认识与评价。例如，当别人稍有过失或不合自己的意愿时就认为其"绝对的坏，一无是处"，从而导致一味地责怪他人，乃至出现打击报复、逃避与他人交往等不良行为反应。事实上"金无足赤，人无完人"，每个人的失败、错误和过失都是很正常的。我们应当坦然地接受这一现实，全面地评价自己和他人，不能"一叶障目，不见泰山"。

③ 糟糕至极。这种不合理信念认为一件不如意的事情发生了，必定会非常可怕，非常糟糕、不幸，将事情想象为灭顶之灾、大难临头，从而消极地预测未来而不考虑其他可能的结果。例如，中考或高考前有的同学往往会恐惧地想到"到时候我会很紧张的""我会彻底失败的""那我一切都完了""自己的人生也就失去了意义"等，这种消极的暗示会更加重自己的紧张和焦虑情绪，并常常会使个体由于对失败和挫折的过度焦虑和恐惧而产生自暴自弃、悲观消沉乃至轻生等行为。这也印证了心理学中所讲的"自我实现的预言"。所谓"自我实现的预言"，是指"开始时的一个虚假的情境定义，由于它引发了新的行动朝向虚假的目标，因而使原有虚假的东西变成真实的"。其实，"塞翁失马，焉知非福""绝望往往是希望的开始，危机的尽头往往是转机，山穷水尽的地方终会柳暗花明。"

（4）合理情绪疗法的操作过程。

① 心理诊断阶段。明确来访者的 ABC：A—诱发事件；B—不合理信念；C—情绪 + 行为。解说合理情绪疗法中关于情绪的 ABC 理论，使其接受。

② 领悟阶段。心理咨询师要进一步明确来访者的不合理信念，使来访者领悟对自身问题及其与自身的不合理信念。

③ 修通阶段。运用多种技术，使来访者修正或放弃原有的非理性观念，并代之以合理的信念，从而症状得以减轻或消除。不鼓励情绪宣泄，常用方法：与不合理信念辩论。

（5）再教育阶段。

继续采用以上技术巩固，还可应用技能训练。

三、行为疗法

（一）行为主义理论

行为主义理论形成于20世纪50年代末，有些心理学家不满意当时的心理学对心理现象的主观推测，试图使心理学与其他自然科学一样，把可观察、可测量的行为作为研究对象。他们便集中研究行为。这一类学者形成了一个学派，被称为“行为主义心理学派”。

行为主义心理学的先驱当属巴甫洛夫（Ivan Petrovich Pavlov）和桑代克（Edward Lee Thorndike）。

华生受巴甫洛夫经典条件反射学说的影响，继承桑代克的方法论，建立了“刺激—反应模式”，即R = f（S）模式。该理论不考虑刺激与反应的中间过程，而认为，即使中间有思维作为中介，也不过是由内部语言所引起的喉头肌肉运动，至于情绪，那不过是内脏和腺体的变化，它们都是可以客观记录的行为。华生认为，行为是可以通过学习和训练加以控制的，他不认为遗传因素起重要作用。他曾经说过：“给我一打健康的婴儿，并在我设置的特定环境中教育他们，那么，任意挑选其中的一个婴儿，不管他的才能、嗜好、性格和神经类型等种种因素如何，我都可以把他训练成我所选定的任何专家、医生、律师、艺术家、商人乃至乞丐和小偷。”华生的行为主义的极端观点，很快受到新行为主义的挑战。

新行为主义心理学家斯金纳建立了“操作性条件反射”，斯金纳认为心理学应当研究刺激与反应之间的、一种可观察到的相互关系，对反射“进行操作分析”。在他的动物实验中，展示了动物主动地按压杠杆，从而取得食物，并因得到强化而被巩固的整个过程。这一过程区别于巴甫洛夫“经典条件反射”的“操作性条件反射”。斯金纳认为，人的行为大都决定于先前行为的后果，而先前行为的后果起到激励作用，这就是强化的作用，后果不同，强化的性质也不同。斯金纳花了大量时间研究强化的作用，涉及强化物的种类、性质及强化物的实施程度等。斯金纳用这一理论广泛地解释了学习现象，包括不良行为的形成，均涵盖在操作性条件反射之中。

另一个新行为主义学派杰出代表是班都拉。他以学习理论为基础，进一步提出人自身的能动作用，强调人与社会环境的相互作用，从而提出了新的“社会学习理论”，也称“模仿学习理论”。该理论认为，人类行为既不是单纯地取决于内力驱动，也不是单纯地被环境所摆布。人有自己独特的认知过程，它们不但参与行为模式的形成，而且可以参与人格的形成和保持。

其基本的观点：第一，“替代学习”或“观察学习”，即人们能够操纵符号，思考外部事物。可预见行为可能的结果，而不需要实际去经验它。这是社会学习理论中最重要的概念之一。第二，“自我奖赏或批判”，即人们可以评价自己的行为，为自己提供自我强化（自我奖赏或批判），而不必依靠外部强化。第三，人们可以调节、控制自己的行为，而不是被外界左右。

其基本假设是：如同适应性行为一样，不良行为也是习得的，也是个体通过学习获得的。个体可以通过学习消除那些习得的不良或不适应行为，也可通过学习获得适应性行为。

按这种理论，美国行为治疗心理学家沃尔普（J. Wolpe）将行为治疗定义为：行为治疗是使用实验确立的行为学习原则和方式，是克服不良行为习惯的过程。对待来访者不良行为的态度，应该就事论事，即在行为治疗中，要治疗的是不良行为本身。它不假设也不探讨在这些不良行为背后是否存在着什么更深层的东西。但是，对行为的直接治疗，并不拒绝承认来访者的内在认知和情感活动。行为治疗理论认为，人的内在思想活动、信念、情感等，已经由行为表现出来了，它们是内隐的活动，而行为是外显的活动。所以，作为消除或改变外显活动的行为治疗，已经将内隐的活动包括在内，他们都是行为治疗的目标。

（二）行为治疗步骤

行为治疗一般包括如下七个步骤：

（1）对靶行为进行功能性分析。进行这类分析时，要特别注意靶行为经常发生和很少发生的情境。

（2）对靶行为严重程度的标定。

（3）靶行为矫正目标的制定。

（4）制定并实施干预计划，增加积极行为，减少消极行为。

（5）监测干预计划的实施并根据情况进行调整。

（6）结束阶段。一旦达到目标，即可逐步结束干预计划。

（7）检验阶段。如有靶行为复发，可给予辅助性处理。

行为治疗的主要方法有系统脱敏法、模仿学习、自我管理技术、角色扮演、自信心训练、厌恶疗法、强化法、认知—行为疗法等。

（三）行为治疗特点

行为治疗技术，一般都具有如下六个特点：

（1）注重形成靶行为的现实的原因，而不是它的历史原因。

（2）以可观察的行为作为评价治疗效果的标准，这种行为可以是外显的，也可以是内隐的。

（3）依据实验研究，从中引申出假设和治疗技术。

（4）用尽量客观的、操作的术语描述治疗程序，以便使治疗过程能够被重复。

（5）精心发现靶行为，并认真选择测量行为改变的方法。

（6）对于每个来访者，心理咨询师根据其问题和本人的有关情况，采用适当的经典条件、操作性条件、模仿学习或其他行为治疗技术。

四、来访者中心疗法

（一）来访者中心疗法的观点

来访者中心疗法建立在人本主义理论的基础上。在这种理论指导下的心理咨询，没有类似行为主义那样标准化的操作过程。它实质上是来访者和心理咨询师之间，以人本主义的人生哲学为准绳，围绕着来访者的心理问题，进行“平等、自由地”讨论。这一理论相信来访者具有自我实现的能力，强调和谐的治疗关系，即真实的、真诚的、团结的、正直而诚实、没有保守的偏见。让来访者感受到一种和谐、无条件积极关注和共情的氛围，是治疗取得成效的关键所在。在这样的一种治疗关系中，来访者无限的“潜能”便可迸发出来，推动来访者“自我实现”，获得“自我高峰体验”。

罗杰斯说：“心理治疗是一种潜在的、有竞争力的个体身上已存在的能力的释放。”如果咨询的过程满足三个条件，即和谐的咨询关系、心理咨询师对来访者无条件积极关注、心理咨询师对来访者共情的理解，那么，来访者身上这种“已存在的能力”就很有可能被释放出来。

因而，采取人本主义理论取向的心理咨询师，在咨询的过程中要始终保持真诚和一致，敏锐地与来访者联系在一起，时刻关注来访者内心的体验，创造一种自由、平等、关注、温暖、真诚的气氛。当然，这样的气氛并不是靠单纯地说它们存在而传达给来访者的，作为咨询技巧，心理咨询师只能通过真诚的、发自内心的接纳，从而以言语和非言语的方式传递这种信息，同时把握来访者的情感体验，建立起和谐的咨询关系。心理咨询师真诚的接受、共情与陪伴，让来访者对自己的感受清晰化，发现自己失去的体验，并逐渐把这种体验融入自我概念中而变成一个更加完整和一致的人。所以，这种人本主义心理学“咨询关系”存在的本身，就具有治疗作用。在这样的气氛中，来访者可以宣泄表达自己的恐惧，并且与真实的内在自我取得不断密切的联系，而来访者越能深切地感觉到这些氛围，其获得的就越多，从而促使来访者不断地向内审视自我，激发自我实现的潜能，相信自我存在价值，接纳自我的弱点，在不知不觉中获得成长。

（二）来访者中心疗法的基本理论

1. 来访者中心疗法对人性的看法

来访者中心心理治疗理论对人性的看法是积极乐观的。该理论把人看作是一个努力寻求健全发展的人。罗杰斯坚持认为人们是值得信赖的，并能够自我理解、自我指导，能够进行积极的改变，过着有效的丰富的生活。其基本观点有以下七个。

（1）人有自我实现的倾向。罗杰斯认为人天生就有一种基本的动机性的驱动力，他称之为“实现倾向”。这种实现倾向是人类有机体的一个中心能源，它控制着人的生命活动。它不但维持着人的有机体，而且还要不断地增长与发展。这种实现倾向是一种独立的、基本的人类动因，它是整个有机体的机能，不是部分有机体的机能。

罗杰斯认为这种实现倾向，不但存在于人身上，而且存在于一切有机体。它是一切有机体的共同属性，体现了生命的本质。任何生物，只要被赋予了生命，他（它）就一定会出现强烈生长的趋势。罗杰斯说：“人类给予人印象最为深刻的事实，似乎就是其朝着有方向性的那种潜能的方向发展。”人有自我实现倾向，这一点是罗杰斯积极人性观的理论前提，也是来访者中心疗法理论的核心。

（2）人拥有有机体的评价过程。有机体的评价过程是罗杰斯理论中的一个独特的概念。罗杰斯认为，个体在其成长过程中，不断地与现实发生着互动，个体不断地对互动中的经验进行评价，这种评价不依赖于某种外部的标准，也不借助于人们在意识水平上的理性，而是根据自身机体上产生的满足感来评价，并由此产生对这种经验及相联系的事件的趋近或是回避的态度。罗杰斯认为，个体自身的满足感是与自我实现倾向相一致的。也就是说有机体的评价标准是自我实现倾向。凡是符合于自我实现倾向的经验，就被个体所喜欢、所接受，成为个体成长发展的有利因素，而那些与自我实现倾向不一致的经验，就被个体所回避和拒绝。例如，婴儿在饥饿时，能够吸吮到乳汁，其就会获得一种满足感的体验，会依靠这一经验来维持有机体并获得发展。罗杰斯认为，有机体的评价过程不是固定的，不可改变的，它随着个体当时的需要状态而不同。例如，当孩子感觉冷时，妈妈给其加一件衣服，其会喜欢，这一经验具有积极价值；而当其并不感觉冷时妈妈给其添加衣服，就会引起其不喜欢，就会采取拒绝的态度。在有机体的评价过程中，经验总是被准确地接受，较少被歪曲。有机体的评价过程把个体的经验与自我实现有机地协调配合，使人不断迈向自我实现。有机体评价过程理论，强调人的主观选择的能力，这就是来访者的中心疗法。只有来访者最了解其自己，只有其才能改变自己的认识前提，这也是该疗法的理论依据。

（3）人是可以信任的。来访者中心的治疗理论对人性的看法是积极的、乐观的，相信每个人都是理性的，能够自立和自我负责。每个人都有积极的人生趋向，因此人可以不断地成长与发展，迈向自我实现。人都是有建设性和社会性的，是值得信任的，是可以合作的。人的这些好的特性是与生俱来的，而人的不好的特性，如欺骗、怨恨、残忍等，则都是人对其成长环境防御的结果。人的负面情绪，如愤怒、失望、悲痛、敌视等，是由于人在爱与被爱、安全感、归属感等基本需要不能得到满足，遭受挫折而产生的。人有能力发现自己的心理问题，并寻求改变，以达到并保持心理健康，心理治疗只要为来访者提供了足够的尊重与信任，来访者就会依靠自己的能力发生改变，并不需要心理咨询师从其外部进行控制和指导。

2. 自我理论

自我理论是一种人格理论，强调自我实现是人格结构中的唯一的动机。自我理论阐述了人格结构、人格的形成和发展，人格异化和心理障碍产生的原因。

（1）经验。经验在罗杰斯的自我理论中是一个很重要的概念，来访者中心疗法理论中的经验这一概念，与心理咨询师平时使用的经验的概念不同。罗杰斯所使用的经验概念是指来访者在某一时刻所具有的主观精神世界。其中既包括有意识的心理内容，也包括还没有意识到的心理内容。罗杰斯用人的饥饿这一经验做了具体的解释。比如，在某一时刻，人们感受到了饥饿，这是意识到的经验。但如果在这一时刻，人正沉迷在工作或玩乐当中，完全没有感觉到饥饿，这是还没有被意识的经验。在来访者中心疗法理论中，经验被个体体验、知觉的状况对一个人自我的形成与发展，对一个人心理适应的情况具有重要的影响。

（2）自我概念。来访者中心疗法理论非常重视人的自我概念。但自我概念不同于自我，自我是指来访者真实的本体。自我概念主要是指来访者如何看待自己，是对自己总体的知觉和认识，是自我知觉和自我评价的统一体。自我概念包括对自己身份的界定，对自我能力的认识，对自己的人际关系及自己与环境关系的认识等。在该理论中自我概念并不总是与一个人自己的经验或肌体的真实的自我相一致的。例如，一个身材适中的女孩，她的自我概念认为自己肥胖，强烈要求减肥。一个在众人面前言语表达非常流畅的大学生，言语表达能力强是其自我，但其自我概念却是个人表达能力很差。自我概念是通过个人与环境的相互作用，尤其是个人与生活中的重要其他人相互作用而形成的。自我概念是由大量的自我经验和体验堆积而成。人的行为是由其自我概念决定的。比如，人的自我概念决定了其接受与处理经验的方式与态度。

（3）价值的条件化。每个人都存在着两种价值评价过程：一种是人先天具有的有机体的评价过程，另一种是价值的条件化过程。价值条件化建立在他人评价的基础上，而非建立在个体自身的有机体的评价基础之上。个体在生命早期就存在着对于来自他人的积极评价的需要，即关怀和尊重的需要。当一个人的行为得到别人的好评，被别人赞赏时，这种需要得到满足，人会感到有了自尊。然而，在一个人成长的过程中，这种需要的满足常常取决于别人。比如，父母总是根据孩子的行为是否符合自己的价值标准来决定能否给予孩子关怀和尊重，也就是说父母的这种尊重的积极评价是有条件的，这个条件就是孩子的行为是否符合自己的价值标准。这就是来访者中心疗法理论中所讲的价值条件。然而孩子得到的这种有条件的满足常常与其自身的体验相矛盾。例如，一个男孩把一个玻璃杯摔在地上，他觉得很好玩、很快乐，但父母却对他说："你很坏，你这样做一点都不可爱。"这个男孩这时体验到一种负性的消极的评价，因为他父母不喜欢他这样做，结果他可能产生歪曲的评价"我觉得这种行为是不让父母满意的"。而正确的体验应该是"在我干这件事时，我感到高兴而我的父母感到不满"。孩子在以后的行为中，他就把父母对这种行为的不满作为一种价值条件，为了讨得父母的喜欢不再做这样的事了。久而久之，他就会把父母的价值观念内化，把这些观念内化为自我概念的一部分。一旦当孩子把父母的价值观念当作自己的自我概念时，他的行为不再受肌体评价过程的指导，而是受内化了的别人的价值规范的指导，这个过程就是价值条件化的过程（钱铭怡，1994）。这一过程并不能真实地反映个体的现实倾向，当其采用这一过程反映现实时，就会产生错误的知觉。当对某一行为自己感到满意，而别人没有感到满意，或别人感到满意而自己没有感到满意时，就会出现一种困境，自我概念和经验之间就会出现不一致、不协调。

3. 心理失调的实质及治疗

（1）心理失调的实质。自我概念是来访者中心疗法理论了解心理失调的关键。自我概念与经验之间的不协调是心理失调产生的原因。个体的经验与自我观念之间存在着三种情况：第一种是符合个体的需要，被个体直接体验、知觉到，被纳入自我概念之中；第二种是由于经验和自我感觉不一致而被忽略；第三种是经验和体验被歪曲或被否认，用以解决自我概念和体验的矛盾。适应程度低的个体，其自我概念是建立在价值的条件化作用的基础之上的。当符合别人价值标准的经验不符合自己的愿望时，个体为了保持自我对环境的适应，可能为了符合别人的期望而否认和改变自己的价值，但这种改变并不符合自己的愿望。这样做的后果是个体会把其他重要人物或团体倡导的角色当成自己的角色，而失去了对自己个人的认同。通过否认自己的经验以达到被别人肯定和接受，实际是在欺骗自己，压抑了自己的真实感受。一旦自我概念不是由个人有机体的评价过程来定义，而是通过价值的条件内化了别人的价值，把别人的价值当作是自己的价值，但实际上又不是自己的真实价值时，自我概念和经验之间就发生了不和谐。例如，一个学生受到了老师的贬低，其内心很愤怒，真实的想法是十分恨这位老师，但其从小接受的别人的价值标准是"对老师应当尊重，恨老师是不对的"。那么其有可能会扭曲自己的感受，把它改造成能被别人接受的想法。比如其可能这样想：老师贬低我是"恨铁不成钢"，是为我好。这样其可能会获得别人对自己的关注，但却压抑了自我的真实感受。当一个人的自我概念与经验相冲突时，自我内部就发生了分裂，这个人就会感到紧张而不舒适。为了阻止这些使自己感到威胁的经验形成意识，其就要建立防御机制，以此来维持自身造成的假象。这时人就越来越不能与环境适应，并出现烦恼、焦虑和各种异常行为。

（2）心理治疗的实质。来访者中心疗法的实质是重建个体在自我概念与经验之间的和谐，或者说达到个体人格的重建。

罗杰斯认为，每个人都存在自我实现的倾向，都有一种积极成长的取向。许多心理失常的产生，都是因为环境出了问题，使个人自我实现受阻，个人成长出现了障碍。在影响自我实现的诸因素中，最重要的是人际关系。个人成长中的重要其他人或社会规范，通过价值的条件化，形成了与自己原来真实经验不一致的自我概念，并由此衍生出一套符合别人的需要，适应环境的一套生活、思想、行动和体验的方式，使这个人生活得越来越不像自己，仿佛是戴着面具生活一样。来访者中心疗法就是要帮助人们去掉价值的条件化作用，充分利用有机体的评价过程，使人能够接近其原来的真实经验和体验，不再信任别人的评价，而更多信任自己。这样，人就可以活得真实，达到自我概念与经验的和谐，人就会从面具背后走出来，成为其自己。

当一个人一旦达到了自我的和谐，他就会对任何经验都比较开放，不再歪曲和否认自己的某些经验；其自我经验变得能与经验相协调，不再相冲突；其变得更信任自己的有机体的评价过程，而不是信任价值的条件化评价；其愿意使自己成为一个变化的过程，使生命迈向成长，迈向自我实现。

五、家庭治疗

（一）家庭治疗的基本观点

家庭治疗的基本观点在于家庭治疗师认为，没有一个人或一件事是独立存在的，某个人的症状意味着其同周围的大系统（家庭、社区、社会）的互动出现了障碍。在个别心理咨询和治疗中，所谓的当事人，是整个家庭功能失调的表征者。家庭治疗的主要流派有多世代家庭治疗、结构式家庭治疗、系统家庭治疗、策略家庭治疗、社会建构主义家庭治疗。在实际的治疗当中，往往是多种流派技术和方法的综合运用。

家庭治疗的核心在于系统观。家庭治疗师认为，把某个人的症状看成是个人的问题是不妥当的。这个人的症状意味着其同周围的大系统（家庭、社区、社会）的互动出现了障碍。其只是家庭症状的体现者。有的治疗师认为带症状者的症状出现的原因是为了维护家庭原有的平衡，或是转移矛盾，转移家庭成员的注意点，是一种自我保护措施。也有的治疗师认为，带症状者的行为是对家庭压力所做的反应，而不是维持家庭平衡的保护措施。家庭治疗系统观持交互决定论，并认为治疗师在治疗过程中处于家庭之中，而不是独立于家庭系统之外。也就是说个人的行为或心理出现问题往往是由于其家庭内部出现问题所致，个人问题只是家庭系统出现故障的一个外在表现，在个人问题的背后通常蕴藏着更为严重的家庭问题。因此，要想有效并彻底地解决个人问题，不能仅从个人身上寻找原因和方法，而应以家庭整体作为治疗对象，从家庭整体的角度去理解个人，找到个人问题的真正症结，通过对家庭内部系统的调整和改善来达到对个人问题的治疗。

（二）家庭治疗各流派的理论观点

1. 结构式家庭治疗

在20世纪70年代，米纽钦的结构理论成为在家庭领域中最广泛应用的概念化模型。结构理论因其简单、全面和实用而广泛流行，基本的概念，如界限、次系统、联盟等是很容易掌握和应用的。他们重视个体、家庭和社会背景，并且提供了一个清晰的组织框架来理解家庭和对家庭进行治疗。他的治疗理念在当时对于许多家庭治疗师的实务工作产生了重大的冲击。

家庭结构就是指家庭成员之间的亲疏程度和家庭联盟。在一些功能不良的家庭结构中，可能存在着像母亲与孩子联盟，父亲被孤立的家庭结构。这样的结构导致了夫妻次系统的功能不健全，在教育子女方面就会失调。教育子女是夫妻双方的事，但若母亲和子女形成联盟，子女不听父亲的话，这样的家庭互动模式会带来子女在受教育方面的缺失，也使家庭中夫妻子系统边界不清。结构家庭治疗具有简洁和实用两大特征，似乎也较切合中国文化下的家庭背景。

结构式家庭治疗的核心是家庭结构、次系统和边界。家庭是有结构的并由亚系统组成的社会组织，亚系统之间由不同的界线所分隔；亚系统限定了成员的功能或作用；家庭成员自己组织其联盟、从属关系以及联合体；随着家庭的改变，家庭不断发展并经历转变阶段。

结构式家庭治疗通过开启能够调整家庭结构的另外一种形式的互动模式来改变行为。结构式治疗并非创立一种新的结构，而是激活已处于休眠状态的结构。当新的操作模式能够定期地重复，而且可以预测为有效时，这些模式将会使新的更具功能性的结构趋于稳定。

结构式家庭治疗法进行干预有以下四个步骤：

（1）拓展目前的主诉。这一步是挑战家庭的确定性，他们确信主要的问题在于个别来访者的内在机制。该步骤也是将治疗转化为家庭治疗的一个步骤。这一步骤常用技术包括以下七种：

① 关注被认定的来访者的能力范围。

② 对家庭所认定的问题赋予不同的意义（重构）。

③ 探索症状本身的表现方式，并且重点关注细节。

④ 从不同的视角审视问题，直到症状失去其毒性为止。

⑤ 探索症状出现的背景。

⑥ 探索家庭其他成员的困难，与被认定的来访者的问题是类似还是不同。

⑦ 鼓励被认定的来访者描述其症状以及其所认为的症状的意义，描述其的其他方面，描述其家庭，换句话说，让家庭其他成员成为听众，而给予来访者一个被尊重的空间。

（2）着重探索维持问题的互动。这一步要探索家庭成员的哪些言行导致了问题的持久存在。诀窍是在不会激起来访者抵触情绪的情况下帮助其看到其行为是如何维持着其所带来的问题的。

这一步是持系统思维的各种干预方法的基础。家庭成员的相互影响存在互补特点，实际上，这几乎是众所周知的道理。因此对于家庭成员来说，这已不再是什么稀奇的事了，因为在明确他们的最初构想“这是他（或她）内在的问题”之前，他们早已大声询问过自己或者扪心自问过：“我们到底做了些什么?”“我们应当采取哪些不同的措施?”保罗·瓦兹拉威克曾经以他自相矛盾的方式描述过这一过程：“问题恰恰在于，家庭想方设法去解决这个问题的方式。”治疗师几乎总是可以发现，家庭的某些成员，尤其是某些起治疗作用的成员，随时都会加入到助人的过程中来。事实上，第二步有赖于下述假设，即如果家庭成员认为他们自己有能力帮助被认定的来访者，他们便会改变他们的相处模式。

(3) 结构化地集中探索过去。这一步是对家庭中成年成员的过去进行简短、有重点的探索，其目的在于，帮助他们理解他们现在看待自己以及他人的狭隘的观点是如何形成的。这一步是精神动力治疗方式的一部分。

治疗师或许会针对某一个家庭成员，以这样的问题开始：“在上次访谈时，我便注意到，即使很显然你的配偶是错的，而且你也不同意他或她，但你还是不会去挑战你的配偶。在你的孩提时代，是一些什么样的经验，导致你回避争论?”或者：“你的父母是如何为你选择这副特殊的透镜的?”或者：“你父母帮你挑选的这副透镜，似乎限制了你与你的配偶相处的能力；你能否说说，在你的孩童时代，你是如何选择这副透镜的吗?”或者：“我们以前就注意到，即使事实上，你知道你的两只臂膀已经很疲劳，你自己也不想太过操劳，但你似乎还是像有八只臂膀一样在操劳。在你的孩童时代，与他人相处时，你是如何选择这种特殊取向的？你能说说这个问题吗?”

(4) 探索相关的改变方式。在勾画出一幅究竟是什么维持着家庭的困境，以及他们是如何形成这种方式的粗略的图画后，家庭成员和治疗师便会讨论谁需要改变，改变什么，以及谁愿意改变或者谁不愿意改变。

2. 系统派家庭治疗

系统派的治疗特色是“反矛盾”。治疗师不但警告家庭不要过早改变，甚至还会扩大家庭成员间的矛盾和差异。使家庭成员在高压的情况下不得不寻找解决的办法。

系统派的家庭治疗的工作模式是以团队的形式开展。

(1) 假设形成阶段。这是一个关于家庭系统或关系的陈述。治疗师在同家庭会谈之前，通过与团队成员的讨论，提出导致家庭问题的可能成因。这就像一张关于家庭问题的地图，给治疗师指引一个方向去询问各种问题，并用收集到的信息去证实、修改或推翻假设。

（2）注意循环性。也就是说家庭互动模式不是线性的因果序列，而是由互为因果的反馈链构成的。相对应的技术就是循环提问，这一技术反映了米兰派系统性的理论假设。治疗师通过提问发掘不同家庭成员对于某些事件或关系在观点上的差异，因而所关注的是家庭的关系，而非个人症状。

（3）保持中立。是指治疗师努力与所有家庭成员维持联盟，避免陷入家庭的联合与同盟之中。

3. 萨提亚家庭治疗

这是一种注重家庭系统的体验式和人本主义治疗模式。其治疗理论和方法是基于人性本善的基本信念以及对于家庭沟通的重视。萨提亚家庭治疗模式的关键是将控制个体或家庭病态表现的能量重新塑造和转化，而不是单纯的消除症状，是健康取向的治疗方法，因此又被称为人性认同过程模型。

萨提亚模式是一种心灵体验过程。最大特点是着重提高人的自尊、改善沟通及帮助人活得更人性化，而非只求消除症状。萨提亚模式帮助我们认识每一个生命都有着独特的成长脉络，无论旧有的成长模式带给我们什么样的经历和感受，都值得尊重，治疗的最终目标是个人达致，即身心整合和内外一致，实现个人潜能的最大限度的发挥。

萨提亚模式是关于“我自己”：内在和谐、做自己的主人；“我”与“另一个人”：关系和睦；“我”所处的人际系统（家庭或组织）：社会和谐、家庭或组织成员之间和谐、协作、有凝聚力等学问。萨提亚模式把深邃广博的心理学与人们日常生活建立起一座桥梁，使每一个人都有机会得到萨提亚温暖而有力的心理支持，达至全新的生命境界。

在萨提亚模式中，你会学习和体会到许多不同的技巧，例如家庭雕塑、影响轮、团体测温，以及用一条白色绳索展现出家庭关系图，显示个人与家庭之间的心理脐带关系。这些活动均灵活地融合了行为改变、心理剧、当事人中心……各派心理治疗技巧。

萨提亚的主要才能在于其是一个治疗师和训练师，而不是一个理论的建立者或研究者，相对于其在治疗实践方面的贡献而言，萨提亚在理论的建立与完善方面相对薄弱，其对概念（自我价值、家庭痛苦、家庭健康）的界定常常有失准确，使其在家庭治疗领域的领袖地位受到影响。萨提亚在晚年与继承者对其治疗理论和技术进行梳理，逐渐建立起萨提亚家庭治疗模式的理论体系。

但其理论对治疗师要求很高。萨提亚认为治疗师本人是治疗时最重要的工具，要想成为一名真正的治疗师，自我成长被视为极其重要的一个方面。要使用萨提亚家庭治疗模式来帮助人们改变，治疗师本人必须能够为家庭成员做出一致性沟通模式的示范。

4. 多世代家庭治疗

创始者博文（Bowen）认为，慢性焦虑是所有病症的主导原因，无论是精神分裂、癌症还是厌食症。相对应的对策以及预防药就是“区隔化”。这里的区隔化指的是一种能够维持自身的独立完整同时隶属于家庭的或其他群体的两种驱力间的平衡。区隔化低的人情绪融合度高，也就是说容易受他人情绪的影响。人们倾向于找与自己区隔化程度相似的伴侣。当焦虑程度增大时，区隔化程度比较低的夫妻就容易互相影响，增大彼此的焦虑感。他们会寻找各种途径来降低紧张和潜在的威胁。其中最典型的就是把第三个人牵扯进来，形成三角关系。如一对夫妻的矛盾未解决，可能不去直面自己的矛盾，而是把注意力和焦点转移到照顾子女上。多世代传承是博文的一个独特观点，他认为不良的情绪系统是几代延续下来的。博文的家庭治疗至少要了解三代的家庭关系，并绘制出家谱图，提供进一步的分析。

博文提出的跨代传承理论在家庭治疗史上是个跨越性进步，把研究对象扩展到祖父母家庭，这样不但打破了关注个人内心精神世界的个体治疗模式，也不局限于核心家庭治疗模式，为家庭治疗的研究和发展提供了更广阔的视角，对以后的系统家庭治疗发展如结构派、策略派家庭治疗提供了很好的借鉴。

博文方法的缺点是过于集中于个体与他们的扩展家庭的关系。这可能忽视了直接作用于核心家庭的工作理论。在很多案例中博文解决问题的方法是同一个家庭中的每一个人在一起，鼓励他们面对他们的冲突，帮助家庭成员认识到他们应该做什么并指导他们相互理解。然而博文的方法是鼓励治疗师每次只与一个家庭成员交谈，这就忽视了家庭动力机制。

5. 策略派家庭治疗

之所以称之为“策略派”，是因为这一流派的治疗师认为，问题本身是真实存在的，必须由治疗师提出一套策略来加以解决。所以，只要治疗师用其指导者和权威的姿态下达指令，要求家庭执行新的互动关系，问题就会改变。显然，在这里治疗师是掌控全局的，并对家庭的改变负有全部的责任。

策略派治疗师可以清晰地把治疗过程分为以下四个阶段：

（1）关系建立阶段。治疗师力图与所有涉及问题的家庭成员建立起融洽的关系，目标在于让家庭感到轻松。

（2）问题探求阶段。治疗师会询问每个成员对问题的感觉和看法，提出的问题如“你们最迫切需要处理的问题是什么?” “为什么选择这个时候来?”“你们觉得或希望你们的家庭往哪些方向变化?”“你们每个人希望做哪些方面的改变?”等等，目标在于探讨家庭寻求帮助的原因。

(3) 家庭互动阶段。在治疗师在场的情况下，家庭成员讨论他们之间的问题。此时，治疗师会特别注意行为的发生过程、权利斗争、层级结构、沟通模式，以及家庭中小团体的形成过程，目标在于确认哪些可能的策略可供在未来的治疗回合中使用。

(4) 目标设定阶段。指治疗师与家庭共同确认问题的特性。治疗师通常会拟订出一份合同，内容包括治疗目标和治疗方式，这能使家庭成员持续地评估自己在达成这些目标上的进展情况如何。

他们提出的一个重要的技术是“重新框视”(refraining)，即当问题行为根深蒂固时，可以从新的角度来重新解释此种行为。这背后的假设是，对某种行为给予新的意义，可能会产生出另一种行为来迎合新的解释。治疗师可以帮助家庭成员从不同的角度来看待问题行为，使得一些顽固的问题行为也变得可以理解和接受。“重新框视”的深层意义在于，其不仅会改变行为的意义，而且往往还能使家庭进一步了解到互动关系中其他层面的意义。“重新框视”已被许多流派所借用。

策略家庭治疗为家庭治疗领域提供了一个新的概念：聚焦于过程、形式和沟通的影响，而不是聚焦于内容。策略治疗师更关注行为的变化，而不是观念和理解，渐渐地他们发展更多的技术，而不是理论。策略治疗的主要特征是设计多种多样的策略来解决问题，他们的理论相比较学院派和学术派的理论显得更简单、实用。策略治疗在20世纪80年代达到了顶峰。他们具有理性、指导性和系统性，而当时有很多流派的家庭治疗师往往会被卷进家庭的情绪中，这就显出了策略派的高明。然而，几年之后开始出现对策略治疗的批评，说它的操作性太强。确实在那个时候，策略治疗师对家庭系统的权力有夸大之嫌。

6. 社会建构主义家庭治疗

社会建构主义家庭治疗的观点是：治疗师也是被治疗的家庭系统中的一部分，因而，治疗师并不能客观地观察这个系统。所以，治疗师同任何一个家庭成员一样，都不可能揭示家庭的“现实”，大家都是依据自己对家庭的假设来看待家庭以及家庭中的问题。一个家庭有几个成员，就将有几重“事实”，绝不可能有一个统一的“事实”。

在这一理论背景下，治疗师将不再是一个外来的专家。他们的任务不是去指导或操纵家庭，使之符合治疗师设想的样子，而是和家庭团结成一个治疗师——家庭观察系统，让双方平等地进行对话，一起检视治疗师以及各成员对于家庭问题所赋予的意义，并“共同构建”出新的意义。

社会建构主义是家庭治疗最新的几种取向中最具代表性的一个流派。它反映了第二序人工头脑学的观点。也就是说，知识是相对的，并依赖于脉络之中。我们的信念系统仅仅反映出我们对于这个世界所做出的“社会建构”，而非“真实”的真理。

有批评家指出，通过强调认知维度的个体和他们的经验，社会建构主义者背离家庭治疗的一些既定的顿悟，即家庭是运作的复杂整体且心理症状常常是家庭冲突的结果。我们的经验和自我身份部分是由言语构建出来的，但只是部分而已。如果社会建构主义过于忽略系统理论的顿悟和忽视家庭冲突，那么社会建构主义就会与家庭治疗毫无关联。

（三）常见的家庭治疗技术

1. 循环提问

这是家庭治疗中较常用的一种访谈技术，也被称为“循环催眠”。就是同一个问题，轮流反复地请每一位参与治疗的家庭成员回答。问题可以是让他们表达对另一位家庭成员行为的观察，也可以是对另两个家庭成员关系的看法，还可以描述两个家庭成员各自行为之间的关系。这种提问方式会在家庭内部制造差异，从而引发家庭成员对差异的比较和思考，具有较强的启发性和暗示性。可以运用于治疗初期对于家庭信息的收集阶段，也可以用于后期的反思领悟阶段。例如，在孩子哭闹时，父亲通常的表现是什么？父母之间关于孩子康复训练的态度有什么差异？等等。

2. 差异提问

这也是咨询中信息搜集的一种重要提问技术。指的是向各位家庭成员询问，家庭问题出现前后在时间、场合、人员等情境方面的差异。因为通常在家庭出现问题时，人们总是会很自然地将注意力都集中在症状上，关注到问题的消极面，而忽略了积极的方面。但事实上，症状的出现是有其时间、场合、人员等方面的条件的。差异提问就是要帮助来访家庭意识到问题发生所需要的条件情境，提醒他们看到问题积极的一面。也就是通常所说的“寻找例外”。然后再比较差异出现的条件，寻找问题出现的环境因素，根据比较结果为症状的消除创设或调整相应的环境。例如，孩子有没有相对听话一点的时候？孩子对父亲的反抗情绪更重，还是对母亲的反抗情绪更重？等等。

3. 假设提问

治疗师根据对家庭关系及背景的了解从不同角度对家庭的问题提出假设，而这种假设通常是指向过去。通过这种提问，治疗师能够为来访家庭展开另一扇门，提供看待问题、思考问题的多重角度。假设提问的内容大多是围绕家庭问题的明显症状，而家庭成员对此的反馈应该在咨询过程中不断得到验证或修订。运用假设提问，一方面可以帮助治疗师理清症状与家庭成员关系之间的联系，另一方面也可以促进家庭成员换位思考。例如，如果当时孩子没有去参加康复训练，那家长会做些什么？今天又会发展到什么地步？有没有设想过，要是从小开始父亲每天都能够有一小段时间与孩子相处或一起玩耍，那今天孩子对父亲的感情会有怎样的不同？

4. 前馈提问

这是一种指向未来的积极性假设提问。通过刺激家庭构想关于未来的人、事、行动计划等，引导家庭用积极健康的生活模式来替代原有的家庭结构。这种提问方式能够非常有效地帮助家庭制订改变计划，并且明确在条件具备的情况下该如何具体地一步一步执行才能使症状消除。同时这种提问也可以帮助家庭对一些诱发性情境有所预防。很多时候，家庭成员对前馈提问的回答能够成为“自我应验的语言”。例如，如果孩子康复了，你们的生活会是怎样的？下一次如果孩子还是采取这种方式寻求满足，你们会采取一些什么方法应对？等等。

5. 家庭图谱

这是一种用来直观表现家庭内部成员之间关系的技术。可以将来访家庭希望解决的问题与家庭成员之间的关系通过图形线条的方式进行展示。家庭图谱通常是由治疗师和家庭一起完成的，应该是得到所有家庭成员认可的家庭内部组织关系图。如果家庭成员间对某些关系或问题存在差异，也可以邀请他们各自描绘家庭图谱，而图谱与图谱间的差异往往就是问题的核心。一般而言，家庭图谱可以包括以下这些信息，家庭成员之间的联系、亲近程度、重大转折（如出生、死亡、结婚、离婚等）、家庭的重要特质（如家庭的文化传统、宗教信仰、社会经济地位、种族、受教育情况等）。

6. 积极赋义

这是一种用来改变家庭看待事物的认知和观念的技术。积极赋义主要针对那些当前被家庭成员看作是消极的或破坏性的症状。治疗师通过与家庭成员一起对现象进行系统的重新描述，挖掘其积极的、发展的一面，放弃挑剔、指责的态度，以家庭目前的情境作为背景为现象重新赋予积极的含义。它的基本理念是：虽然家庭的情境是客观的，但是它对于每个家庭成员的意义却是主观的，从不同的角度看待就会有不同的认知，从而形成不同的处事方式，而家庭的矛盾就是由于看待问题角度不同而产生了认知和观念上的差异。有时候一些中性或者负性的现象，由于某些观念和态度被赋予了消极的意义，成为家庭问题的重要症状，最为我们熟知的就是“塞翁失马，焉知非福”的典故。可见改变观念和态度是消除这类症状的重要方法之一。例如，缺乏言语系统的儿童的哭闹，就是他们表达自我不舒适的一个重要信号；儿子与父亲言语上的对抗，是其寻求与很少在家的父亲情感碰撞的一种方式。

7. 消极赋义

这是与积极赋义相反的一种技术。其基本理论基础与积极赋义相同，只是在操作时是对当前家庭成员看作是积极的行为进行分析和重新描述，结合目前的家庭情境，找出积极行为的消极面，对其进行重新赋义。通常进行消极赋义的现象或行为是来访家庭容易忽视的，是他们自认为积极正确的，但治疗师通过分析与判断能够发现其在家庭问题中所起到的消极作用。此时就必须对来访家庭成员的认知进行调整。帮助他们意识到一些他们惯以为是好的东西，其实才是问题的症结。例如，父母对于儿童的过度保护，在父母看来是为了保护孩子，但实际上是对孩子可发展的潜能的限制；而另一个极端就是父母对于低幼年龄儿童的过度民主，在父母看来是让孩子自由的不受约束的发展，但实际上在儿童基本道德礼仪没有形成时很容易养成儿童专横跋扈的性格。

第六章
咨询方案的商定及实施

第一节 心理咨询的对象、任务、分类和一般程序

一、心理咨询的对象、任务

（一）心理咨询的对象

心理咨询的主要对象可分为三大类：一是精神正常，但遇到了与心理有关的现实问题并请求帮助的人群；二是精神正常，但心理健康水平较低，产生心理障碍导致无法正常学习、工作、生活并请求帮助的人群；三是特殊对象，即临床治愈或潜伏期的精神病患者。

咨询有以下几种：

（1）发展性咨询。精神正常人群在现实生活中会面对许多问题，如婚姻家庭问题、求学择业问题、社会适应问题等。他们面对上述自我发展问题时，需要做出理性的选择，以便顺利地度过人生各个阶段。心理咨询师可以从心理学的角度向他们提供心理学帮助，这类咨询叫发展性咨询。

（2）心理健康咨询。有些人长期处在困惑、内心冲突之中，或者遭到比较严重的心理创伤而失去心理平衡，心理健康遭到不同程度的破坏。尽管他们的精神仍然是正常的，但心理健康水平却下降许多，出现了程度不同的心理障碍。心理咨询师所提供的帮助叫心理健康咨询。

（3）心理康复咨询。精神病患者在临床治愈后的康复期咨询，如精神病患者经过临床治愈之后，心理活动已经基本恢复正常，他们已经基本转为心理正常的人。这时，不能再认定他们是精神病患者。只有在这种情况下，心理咨询和治疗才具备介入和干预的条件和价值。心理咨询可以帮助他们康复社会功能，防止疾病的复发。有些潜伏期的精神病患者也有可能到心理咨询

机构进行咨询，但是，要注意做好诊断与鉴别诊断，以免延误治疗。对于临床治愈后的精神病患者进行心理咨询和治疗时，必须严格限制在一定条件之内，必要时须与精神科医生协同工作。

（二）心理咨询的任务

从总体上来说，心理咨询的任务是帮助精神正常人群在生活中化解各类心理问题，克服轻度心理障碍，纠正不合理的认知模式和非逻辑思维，学会调整人际关系，构建健康的生活方式，强化适应能力等。其目的就是提高个人心理素质，使人健康、愉快、有意义地生活。

心理咨询的任务，其具体内涵有如下六项。

（1）正确认识自己的内外世界。人是生存在身外的客观世界中，但却有各自的内部世界，这两个世界被人的认知与实践活动连接在一起，所以，两者是处在既一致又矛盾的状态中。

我们的内部世界基本是由以往积累的经验所构成，而我们的外部世界却是由活生生的、不断变化的现实构成。我们的内部世界可以随我们的意志而改变；而我们的外部世界却是不随意志改变，自然而然地运行着。这两类世界之间的差异，其本身就是矛盾的。而人们往往对这种矛盾缺乏明确的认识，面临困境的时候容易简单地按照内心的需求来要求外部世界改变，无法从客观的角度去认识事物。由于采取了不成熟的应对方式，必然无法很好地适应环境，就会在心灵深处产生困惑不解、烦躁不安，甚至对自己的生存价值产生怀疑，对自己固有的信仰发生动摇，这些也是产生各类心理问题的重要原因之一。

在生活进程中，人们不断积累经验，到一定的时候，在自己的内心世界便形成所谓的“经验系统”。这种“经验系统”反过来又能影响人对外部世界的认识、对待事物的态度以及决策、行为等等。这就是说，人面对客观世界，不是绝对消极被动的。人的内外世界之间，是处在相互作用的过程中。正是这种相互作用，使得人类能在生存和发展中，具备了一种“积极适应”的能力。心理咨询师在与来访者讨论如何认识自己的内外世界时，应指出这种内外世界的相互作用以及人的“积极适应”能力，这也是咨询任务的一部分。特别是对那些有外控倾向的宿命论者，这样做更有必要。

心理咨询过程中在帮助来访者认识自己的内外世界时，应更多地侧重对内部世界的认识与评估，特别是对那些缺少自知之明的来访者来说，心理咨询师应该帮助他们认识到自己尚未解决的内部冲突。通过咨询，有些人惊奇地发现，许多心理问题是他们自己造成的，一旦理顺了自己内心的情结，软弱的内心世界会变得坚强起来，生活会变得更惬意、更充实、更美满。

（2）了解和改变不合理的观念。来访者经常确信自己的动机和需要是正确的、合理的，认为自己十分清楚需要什么，但实际上并非如此，他们的心理问题往往是由这种盲目自信造成的。例如，一位女士 32 岁的时候，以较优的条件择偶。在深深爱上一位男士之后，那位男士为了表示诚实，便告诉她，8 年前，他曾经与初恋女友发生过一次性关系，后来，对方另有所爱，抛弃了他，在这之后，他一直不敢再与任何女孩接触。男士坦承了自己的隐私后，女士大怒，离他而去。自此，女士内心被爱、恨、怨、怒、悔等一系列恶性情绪包围，精神失去了支撑。显然，这位女士的情感需求受到了沉重打击，强大的动机挫折，将她打垮。我们要问，除了那位男士交流方式需要改进之外，女士的爱欲是否合理？她的观念是否合理？她的心理障碍与她的观念有关吗？

有些人认为自己对事物的观察和理解是正确的，从不怀疑自己的思想观念和理解的准确性。但是，当他们走进心理咨询室，与心理咨询师交换意见之后，他们才恍然大悟，原来自己的观念是不合理的。正是他们自己的非理性思维，将他们引入无法摆脱的困境。在咨询室里，心理咨询师相信来访者的感受是真实的，也相信其选择和应对方式在那样的成长环境下是合理的，但心理咨询师的理解不代表认同。心理咨询师中立与理解的态度，让来访者体会到与以往不同的沟通与应对模式，引发来访者对自身的思考，在心理咨询师进一步的引导下，认识到其不合理的欲望与观念以及早已“过时”和相对幼稚的应对模式，促使其改变。

心理咨询的其中一项任务就是协助来访者纠正自己非理性的思维和观念。与其说是理论的推导，不如说这是心理咨询师多年临床经验与教训的总结。对于某些来访者来说，帮助他们总结自己的经验教训，学会评估自己的思维、观念是否合理，这不仅能够解决他们当前的心理问题，而且能够使他们看清未来的方向，从而加快自我成长，由“不自觉地生活”发展到“自觉地生活”，奠定可靠的基础。

（3）学会面对现实和应对现实。

① 面对现实。生活的真谛是必须面对现实。而我们很多的苦恼，往往源于不能面对和接受现实。心理咨询应当帮助来访者学会勇敢、真诚地面对现实，帮助他们提高应对现实问题的能力。有些人，由于在现实中遭遇了失败或严重挫折，很可能走上逃避现实的道路。他们可能沉溺于过去的痛苦回忆，或者固执地坠入未来的想象。他们在回忆和想象中生存，久而久之，对想象和回忆形成依赖。然后，形成依赖想象与脱离现实恶性循环。

人们面对现实需要勇气，但逃避现实并不困难。他们只要用全部时间回望过去、计划未来，现实问题就可以被排挤出局。为此，心理咨询师的重要任务之一，就是帮助来访者回到现实中来。

任何人都有三个时态：过去、现在和未来。我们可以肯定，对于我们的生存有真实意义的仅仅是我们的此时、此地。过去的是历史，未来的是希望，只有现在，才是真正属于自己并可把握的时空。

② 应对现实。有勇气面对现实，只是学会生存的第一步。更重要的是以什么方式、方法去正确地应对现实。

人对现实事件的反应，大致有三类：一是感性反应；二是理性反应；三是悟性反应。

感性反应是对外部事物的情绪化应对。面对不同的生活应激事件，我们也许会悲伤、焦虑、恐惧，产生种种情绪，这是很自然的过程，但如果只是一味沉浸于此，便会成为一种儿童式的应对行为。儿童的理念系统尚未发展完善，所以面对外界事物，其反应方式包含着更多的情绪成分。例如，在商店里，孩子要求妈妈买一件自己喜欢的玩具，妈妈说："价钱太贵，不买!"这时，孩子立即大哭。有人说，这是孩子为了达到自己的目的而采取的手段。这一判断是过高地评估了孩子，是成人依据自己行为动机去揣度孩子。就孩子本身来说，这时的哭只是这个年龄阶段上的反应特征。如果一个成人每逢遇到事情，不管事情的性质和轻重，也不管时间与场合，一律采取情感式的反应，我们便会觉得这个人很幼稚，甚至心理有问题。

理性反应是用概念和事物之间的客观逻辑去反映外部事物，这是一个人心理发展成熟的表现。同时，这种反应方式在心理健康的人群中表现得较为广泛。它能使人准确地判断形势，全面地制定决策，有效地应对事件。

悟性反应是在人的理性高度发展后表现出的一种超越感性和理性反应的形式。有的人在面对无常理可循、烦乱无序、短期无法明朗以及个人无法承受的事件，往往以一种超脱的态度，站在更高的位置上，用哲理的眼光看待事物，将外界事物（如与自己名利相关的东西），从自身剥离出去，把它置于可有可无的地位，以此摆脱种种不必要的烦恼。这并非悟性反应，而是以搁置和压抑无法接受的情感让自己不至崩溃，而获得暂时安宁的隔离反应。悟性反应绝不是回避与超脱，而是一种积极面对的心态。这样的人，内心处于一种平静、充实和泰然的状态，能够从事物本来的面目去看待它，因而没有偏见，能够真实、自然地接受，当然也就能够以最积极和符合事物发展规律的方式来处理问题。

以上三种反应方式各有各的用途，在现实生活中，没有七情六欲，生活质量必然低下；没有理性，会变成无头苍蝇；没有悟性，必然蒙蔽双眼，为各种烦恼所困。所以，三者必备，但各有轻重。可以这样说，人的一生应该左手握住理性，右手握住感性，提高身心悟性，就可以拥有平衡快乐的人生。

（4）使来访者学会理解他人。任何个体都有发自人性的依附本能。彼此理解，是满足此类本能的必要条件。无奈现实世界的名利冲突以及其他冲突，打破了人性的内在平衡，使依附本能被淹没在这些冲突之中。这种状况使人的心理出现扭曲，体验到孤独、嫉妒、怨恨，甚至产生严重的心理问题。假如心理咨询师能协助来访者唤起自己的依附本能，他们就能自觉地理解他人以及理解群体对自己的重要性。一个人一旦把自己融入群体之中，一旦理解到自己与他人之间的这层关系，那么，这种理解就可以成为缓解甚至平复人际冲突、恢复人性平静的关键。

（5）使来访者正确认识自我。个人独特的生活经历、不良的人际关系和对物质需求的不满，都可以产生片面的自我认知，使个人自觉、不自觉地对自己做出错误评估。这时，人就会处于“自知不明”的状态。

常言道：“人贵有自知之明。”“贵”的意思是说，虽然人能“自知”，但是达到“明”的地步并不容易。人的认知受到的最大局限就是把“自我需求”“自我认知”作为最高标准，而不是站在自我之外使用客观标准衡量自己。孟子说“吾日三省吾身”，这是加强修身的途径。但是，通过这条途径能否正确地认识自我？如果使用客观的行为标准，就可以通过反省来全面、正确地了解自己；如果按自我的需要来反思自己，其结果就不是这样了。因为按自我标准来衡量自己，思考的重点常常是“我的需要”而不是“客观的事实真相”。所以，心理问题的出现多半归因于外界阻碍个人成长，而不是“我的需要”是否合理。即使发现了自己的弱点，也可以使用“自我接纳”的原则搪塞过去。如此，虽然在“自我接纳”的幌子下获得一时的平静，但是最终仍然不能达到“自知之明”，明确自己的前进方向。

（6）协助来访者构建合理的行为模式。受不合理行为模式困扰的来访者，若想改变自己的现状，必须在心理咨询师的协助下，重新建立一种新的、合理的行为模式。只有按这种合理的行为模式生活，其行动才可以变成“新的有效行为”。这种行为所谓新，是过去从未尝试过的；所谓有效，是说这种行为可以满足其自身发展的需要，如建立友好人际关系的需要、获得知识的需要、成就感的满足等。

在心理咨询过程中，心理咨询师会启发、鼓励和支持来访者重新建构“新的有效行为”，可通过公开和直截了当的形式，如明确的建议和具体的指导，也可以通过含蓄的、间接的或暗示性的方式，如使用类比、列举他人成功的事例等。但是这种具体的建议，需要建立在来访者对造成自身困扰的原因和行为模式有充分认识觉悟的基础上，即来访者已经做好了接受改变和采取行动的准备，否则直截了当地给予建议很可能会适得其反。

有时，来访者的确形成了合理的想法，可是其仍然不能行动起来。当其为此而深感苦恼时，这恰恰是协助其建立“合理有效行为模式”的最佳时机。“合理有效行为模式”是由若干具体的有效行动组成的，所以，心理咨询师应当按计划行事，逐个地协助来访者实施每个有效行动。例如，要建立合理的社会交往行为模式，必须实施如下若干有效行动：和蔼诚恳地接待他人、平心静气地与人交谈、耐心地倾听别人、真实地表达自己、共情地理解别人、善于原谅他人、名利面前善于退避、危难时刻能挺身而出、对他人无私援助、对自己恪守勤俭等。如此，合理的社会交往行为模式一旦形成，它的反馈信息就可以使你坚定地相信自己具备自律能力，进而确立满意的自我评价、合理的自我接纳以及在道德水平上的自我肯定。与此同时，也满足了自己的社会需求，清除了道德冲突，维持持久的心理平衡，并且建立维护心理健康的良好社会支持系统。如此针对来访者的心理问题，鼓励来访者采取新的有效行为，就可使其摆脱苦恼，达到新的平衡。

解决心理问题的关键，不在于来访者能否控制自己的思想和欲望，而在于来访者是否具有合理的认识以及发自内心想要改变的动机，进而能否将合理的思想和观念付诸行动。

二、心理咨询的分类、一般程序

（一）心理咨询的分类

根据心理咨询的性质，可分为发展心理咨询和健康心理咨询；根据心理咨询的规模，可分为个体心理咨询与团体心理咨询；根据心理咨询的时程，可分为短程心理咨询、中程心理咨询和长期心理咨询；根据心理咨询的心理学理论，可分为精神分析的、行为主义心理学的、认知心理学的和人本主义取向的心理咨询；根据心理咨询的形式，可分为门诊心理咨询、电话心理咨询和互联网心理咨询；等等。

1. 按心理咨询的性质分类

（1）发展心理咨询。在个人成长的各个阶段，每个人都可能产生困惑和心理障碍，如为适应新的生存环境、为选择合适的职业、为个人事业的成功突破个人弱点等，需要使个人达到更佳的状态，了解并开发潜能，这时所要进行的就是发展性心理咨询。

（2）健康心理咨询。当一个精神正常的人，因各类刺激引起焦虑、紧张、恐惧、抑郁等情绪问题，或者因各种挫折引起行为问题，并且影响其正常社会功能的发挥，也就是说，发现自己的心理平衡被打破，这时所要进行的心理咨询就是健康心理咨询。

2．按心理咨询的规模分类

（1）个体心理咨询。个体心理咨询的形式，是心理咨询师与来访者建立一对一的咨询关系。咨询活动与来访者所处的社会、集体及家庭无直接关系。在内容上，着重帮助来访者解决个人的心理问题。

（2）团体心理咨询。团体心理咨询是在团体情境中，向来访者提供心理帮助和指导。它是通过团体内人际交互作用，促使个体在交往中观察、学习、体验，认识自我、探讨自我、接纳自我，调整和改善与他人的交往，学习新的态度与行为模式，以促进个人发展和适应良好生活的助人过程。

3．按心理咨询的时程分类

（1）短程心理咨询。在相对短的时间内（1～3 周以内）完成咨询。资料的收集和分析集中在心理问题的关键点上，就事论事地解决来访者的一般心理问题。追求近期疗效，对中、远期疗效不做严格规定。做好这类咨询，要求心理咨询师的思维要敏捷、果断，语言要准确、明快，有较长期的临床经验。

（2）中程心理咨询。在 1～3 个月内完成咨询，可涉及较严重的心理问题，要求有完整的咨询计划、咨询预后，追求中期以上疗效。

（3）长期心理咨询。在遇到严重心理问题或神经症性的心理问题时，可采用长期心理咨询，一般用时在 3 个月以上，要求制订详细的咨询计划，追求中期以上疗效，并要求疗效巩固措施。对资历较浅的心理咨询师，除要求有详细的咨询计划外，还要求写出案例分析报告。

4．按形式分类

（1）门诊心理咨询。门诊心理咨询现在已经不限定在医院门诊进行，也可在专业的心理咨询中心进行。门诊心理咨询是进行面对面的咨询，这类咨询的特点是能及时对来访者进行各类检查、诊断，及时发现问题，及时做出妥善处理（如转诊、会诊等）。因此，它是心理咨询中最主要而且是最有效的方法。

（2）电话心理咨询。电话心理咨询是利用电话给来访者进行支持性咨询。早期多用于心理危机干预，防止心理危机所导致的恶性事件，如自杀、暴力等行为。咨询中心有电话专线，心理咨询师实行 24 小时轮流值班制，并设有流动的应急小组。

现在的电话心理咨询，涵盖面很广，是一种较为方便而又迅速的心理咨询方式，但它存在某些局限性。

（3）互联网心理咨询。互联网心理咨询是心理咨询师通过互联网来帮助来访者。互联网心理咨询除了可以突破地域限制之外，还可以凭借行之有效的软件程序，进行心理问题的评估与测量；可以将咨询过程全程记录，便于深入分析来访者的问题以及进行案例讨论；在一个付费咨询体系中，咨询协议的具体化和程序化将使得人们更容易接受。

（二）心理咨询的一般程序

心理咨询不是随意的谈话和聊天，而是心理咨询师依据来访者的问题和症结从心理学原理出发，按一定程序实施的深入和有针对性的特殊工作过程。心理咨询这项工作，的确不是随意的，而是按照心理学规律和技术规范进行的有序操作。这里所谓的“序”，就是下面我们列出的一般程序。

1. 资料的收集

临床资料是我们进行心理咨询工作的基本依据。没有它，或者资料不完整，心理咨询就会陷入盲目或无从入手。所以，不管采取哪种咨询方法或治疗手段，第一步必须先收集临床资料。

（1）收集资料的途径。

① 摄入性谈话记录。

② 观察记录。

③ 访谈记录。

④ 心理测量、问卷调查。

⑤ 实验室记录（心理、生理）。

（2）资料的内容。

① 人口学资料。

② 个人成长史。

③ 个人健康史（含生理、心理、社会适应）。

④ 家族健康史（含生理、心理、社会适应）。

⑤ 个人生活方式、个人受教育情况。

⑥ 对自己家庭及成员的看法。

⑦ 社会交往状况（与亲戚、朋友、同学、同事、邻里的关系）。

⑧ 目前的生活、学习、工作状况。

⑨ 自我心理评估（优缺点、习惯、爱好，对社会、家庭、婚姻以及对目前所从事工作的看法，对个人能力和生存价值的评估）。

⑩ 近期生活中的遭遇。

⑪ 求助目的与愿望。

⑫ 来访者的言谈举止、情绪状态、理解能力等。

⑬ 有无精神症状、自知力如何。

⑭ 自身心理问题发生的时间、痛苦程度以及对工作与生活的影响。

⑮ 心理冲突的性质和强烈程度。

⑯ 与心理问题相应的测量、实验结果。

2. 资料的分析

（1）排序。是指将所有资料按出现时间的先后顺序进行排序。

（2）筛选。是指按可能的因果关系，剔除那些与症状无关的资料（注意：不可犯“以前后为因果”的错误）。

（3）比较。是指将所有症状先按时间排序，再按因果关系确定主症状和派生症状。

（4）分析。是指将与症状有关的资料进行分析，找出造成问题的主因和诱因。

3. 综合评估

将主诉、临床直接或间接所获得的资料（含心理测评结果）进行分析比较，将主因、诱因与临床症状的因果关系进行解释，确定心理问题的由来、性质、程度轻重，确定其在症状分类中的位置。

4. 诊断

依据综合评估结果，形成诊断。

5. 鉴别诊断（防止误诊的措施）

（1）症状定性。是指按症状的表现确定其性质。

（2）症状区分。是指将已经定性的症状和在现象上与其相近、性质相类似的其他症状做细致的区分，并做出明确判断。

（3）症状确定。是指确定鉴别诊断的关键症状和特征（如有无自知力）。

（4）症状诊断。是指按现行的症状诊断标准进行鉴别诊断。

6. 咨询方案的制定

咨询方案是心理咨询实施的完整计划，它是心理咨询进入实施阶段时必备的文件。方案必须根据当前来访者心理问题的性质、采用的治疗方法、咨询的期限、咨询的步骤、计划要达到的目的等具体情况来制定。所以，每一次治疗的方案，都可能是不一样的。但是，不管具体治疗方案有怎样的区别，其一般原则和基本程序是一致的。

第二节 商定咨询方案

一、商定咨询目标

（一）咨询目标与特征

1. 咨询目标

心理咨询就是帮助来访者解决心理问题。但在具体的咨询案例中，心理咨询师到底要给予来访者什么帮助，需要首先明确咨询目标。这时的工作就是与来访者商定咨询目标。咨询目标就是来访者通过自我探索和改变，努力去实现的目标；咨询目标也是心理咨询师通过心理咨询的理论、方法和技巧，对来访者给予帮助，最终促使其实现的目标。从这个角度上讲，咨询目标既是来访者的目标，也是心理咨询师的目标，是来访者、心理咨询师双方共同要实现的目标。

咨询目标是双方共同的目标，应该由心理咨询师与来访者共同商定，有些来访者可能会主动提出咨询目标，但能否成为真正意义的咨询目标，还要看心理咨询师是否同意，来访者单方面提出的目标可能不是真正的咨询目标。同理，心理咨询师制定的咨询目标也可能不是真正的咨询目标。有些心理咨询的初学者不理解咨询目标是双方商定的，从自己的角度出发为来访者制定了目标，由于没有与来访者协商，这样的目标可能不是来访者想要的或是愿意去实践的，因此在实际咨询中必然会影响咨询效果。

2. 商定咨询目标的时机

经过心理诊断阶段，心理咨询师已经对来访者的具体问题、心理问题有了较为全面、深刻的了解，也知晓了来访者问题的原因、程度轻重及持续的时间等，掌握了来访者的认知、行为、情绪及个性等。这种前提下，根据心理咨询的流程，就可以与来访者协商，其中咨询方案是什么？咨询目标是什么？

有些心理咨询的初学者很容易在此出现失误，即心理诊断阶段没有完成，就急于与来访者商定咨询目标，更为严重的是没有咨询目标就已经开始咨询了。如某位来访者因为人际关系出现矛盾前来咨询，来访者陈述了其在人际关系方面的困惑后，某心理咨询师没有与来访者商定咨询目标是什么，就开始进行咨询。这样的咨询必定是心理咨询师按照自己的理解，教导来访者如何建立良好的人际关系及建立良好人际关系的方法与技巧。这样的咨询恐怕难以起到心理咨询应有的效果，因为来访者的心理问题也许不是不知道如何与他人建立良好的人际关系，而是以自我为中心，在人际交往中过于敏感所致。因此，必须要先商定咨询目标，再进行咨询，有明确咨询目标的咨询才是有效的咨询。一般来说，心理咨询师应该避免没有咨询目标或进行目标不明确的咨询。

3. 咨询目标的特征

有效的咨询目标应该具备如下七个特征：

（1）属于心理学范畴。咨询的任务是帮助来访者解决心理问题，因此咨询目标应该是属于心理学范畴。心理咨询主要涉及心理障碍、心理适应、心理发展等方面的问题。例如某位连续两年没有考上理想大学的来访者提出的目标可能是，希望心理咨询师能够帮助自己，来年考入某名牌大学，这是明确的目标，但因其不属于心理学范畴，因此不能成为心理咨询的目标。又如某位来访者的婚姻出现了危机，她希望心理咨询师能够帮助其做出选择，到底离不离婚，这是具体问题，但也不属于心理学范畴，因此也不能成为心理咨询的目标。同样道理，选什么样的异性朋友、是否攻读硕士学位、是不是买房等都是具体问题，不属于心理学范畴，都不能成为咨询目标。只有属于心理学范畴的认知、行为、情绪、个性等方面的内容，才有可能成为咨询目标。

对于某些既存在躯体疾病同时又存在心理问题的来访者，心理咨询的目标不是解决躯体疾病，而是应该针对躯体疾病引起的心理不适，或者针对引起躯体疾病的心理因素。此时心理咨询的目标可能和医学的目标有联系，但两者明显有本质的差异。在医疗部门虽然也会涉及心理咨询的理论和方法，但本质上是属于医学模式。在心理咨询中，虽然有时也需要药物或其他医疗手段的辅助，但主要的或首要的是心理学的理论和方法。某些从医师改行过来的心理咨询师，可能在实际从事心理咨询工作时，容易将心理问题药物化，如对存在失眠症状的来访者，或存在焦虑症状的来访者，不是致力于帮助其解决心理问题，而是给来访者以安眠药、抗焦虑药等，这种情况从严格意义上讲已经不属于心理咨询。区别这一点对于目前中国心理咨询行业的发展具有重要意义。

（2）积极的。从心理咨询的性质来看，心理咨询的目标应该是积极的。一般来说，面对问题、解决问题是积极的，而回避问题则往往是消极的。如某位大学生因控制不住上网玩游戏，学习成绩不理想，虽然自己也认为不应该这样做，但并没有通过自己的努力去改变学习现状。认可、接受学习成绩不理想，换专业、退学等，都是消极地解决问题的方法，都不应该成为咨询的目标。咨询目标应该是积极的这一特征容易被某些心理咨询师所忽视，但其意义很大，咨询目标的有效性，在于咨询目标是积极的，是符合人们发展需要的。有些目标虽能解决来访者的问题，但如果是消极的，就不适合当作心理咨询的目标。

（3）具体或量化的。咨询目标是心理咨询师、来访者共同努力实现的目标。咨询目标若不具体，或没有量化，咨询中双方就难以执行也难以对咨询效果进行评估。例如，某位30多岁的女士，认为“男人都不是好东西”，因而不去主动接近异性，并拒绝了来自异性的主动联系，所以至今没有找到男朋友。改变认知仅仅是明确了方向，还远远没有达到具体或量化。又如某位缺乏自信的来访者，要求心理咨询师帮助其提升自信，这也只是有了一个方向，心理咨询师如果不去将其具体或量化，这样的咨询，其效果可想而知。咨询目标越具体、越量化，就越容易执行，也便于进行咨询效果评估。如针对来访者强迫洗手的行为，双方商定的目标是从目前每天洗手约300次，减少到每天洗手约100次。针对来访者的人际交往较少，双方商定的目标是从目前人际交往的每天约20分钟，增加到每天约60分钟。这样的目标具体且量化，今后来访者做到了哪一步，双方都一清二楚；是否实现了咨询目标，咨询效果如何就一目了然。

将对咨询目标具体或量化是商定咨询目标中一项非常重要的内容。通过一个个具体的步骤来实施，这也是大目标与小目标的关系，大目标要分解成几个不同层次的小目标，通过达成小目标而累积成大目标。具体目标是受终极目标指引的具体目标，而不是孤立的具体目标。

（4）可行的。咨询目标是需要双方在咨询中去实现的，因此应该商定在可行的范围内，而不要让咨询目标超出来访者可能的水平，如没有音乐天赋的人想成为歌唱明星，咨询目标就没有可行性，双方也就很难去实现咨询目标。例如某位患有强迫洗手症的来访者，目前每天洗手约 300 次，其痛下决心，要将洗手的次数减少到每天约 5 次。根据知识和经验而知，一般人每天洗手的次数也远远不止 5 次。来访者的个性中存在追求完美的一面，要达到每天洗手 5 次，是不可行的。因此将咨询目标定为每天洗手 5 次不可行。此外，时间因素、经济条件等也会成为影响咨询目标可行性的因素。对于不可行的目标，心理咨询师要根据实际情况与来访者协商，争取将目标限定在可行的范围内。比如调整目标或把目标分解为单个具体可行的小目标。对于由于心理咨询师的原因而难以达到目标的，心理咨询师也要同来访者讲清原因，重新制定目标或中止咨询或转介给合适的心理咨询师。

（5）可以评估的。咨询目标是双方要实现的目标，应该至少有一种评估手段或方法可以对目标的进展情况或是否能实现进行评估。如果咨询目标无法评估，也不能称为咨询目标。咨询中双方可随时对目标实现情况进行及时的评估，这样有助于双方都看到变化，尤其是来访者能看到进步，鼓舞双方信心。通过评估，也可发现存在的不足及问题，及时调整目标或采取措施促进咨询目标的实现。当然，咨询目标的实现有些直接表现为行动改变，有些则可能是观念的转变、情绪的调节等，既可以用来访者的主观体验、观察，也可用心理测验量表来进行评定。

（6）双方接受的。一般来说，咨询目标是双方要实现的目标，应该由双方共同商定。但无论是来访者主动提出的还是心理咨询师提出的咨询目标，都应该是双方接受的。若双方的目标有差异，则应通过双方交流来修正，最终双方都接受为止。若无法协调，应以来访者的要求为主。如某位患有强迫洗手症的来访者提出将咨询目标定在每天洗手 5 次，心理咨询师认为这不可行，因而没有接受，并引导来访者将咨询目标定在每天洗手约 100 次。而来访者对每天洗手约 100 次的目标无法接受，认为既然 5 次不可行，提出每天洗手约 10 次。心理咨询师依然没有接受，但根据来访者的意愿，引导来访者定在 90 次左右。就这样经过双方不断讨论、协商，最终确定每天洗手约 50 次的咨询目标。尽管心理咨询师认为来访者提出的目标依然较高，但本着以来访者为主的原则，心理咨询师接受了。若心理咨询师实在无法认可来访者提出的咨询目标，经过讨论协商依然无法改变的，也可中止咨询关系或转介给其他的心理咨询师。

（7）多层次统一的。咨询目标多层次的统一含有三方面的含义。第一，如果仅有一个目标，则咨询目标的特征应该是统一的。即使某次咨询中商定的咨询目标是属于心理学范畴的、积极的但不具体，则不是统一的。第二，如果咨询目标不是单一而是多个的，则目标与目标间应该是协调统一的。如某阶段咨询中商定的咨询目标是改变“别人都看不起我”的错误认知，使自己痛苦的情绪减少到自我感觉的一半左右，那认知、情绪等咨询目标应该是协调统一的。第三，近期目标与远期目标，具体目标与长远目标应该是统一的。双方商定的咨询目标，既有眼前目标，又有长远目标；既有特殊目标，又有一般目标；既有局部目标，又有整体目标。有效的咨询目标应该是多层次目标的协调统一。若只重视眼前局部的目标，虽然也可促进来访者的变化，但其改变可能是个别的、局部的、表面的，甚至是暂时的。只有把这些变化纳入一个更庞大的发展系统中去，才能促进来访者发生本质的变化。所以说咨询目标是多层次统一的。

（二）如何与来访者商定咨询目标

咨询目标是心理咨询师与来访者共同的目标，是双方都要实现的目标，因此要由双方商定。但双方如何商定，先商定哪些目标，可参照以下思路。

1. 找出来访者的主要问题

所谓来访者的“主要问题”，就是来访者最关心、最困扰、最迫切需要解决的问题。虽然有些来访者在第一次会谈开始时，就会说明最困扰的问题是什么。但有些来访者却需要经过多次会谈，慢慢摸索、探讨，才能明确。其中主要的原因是，有些来访者因为认知能力的局限，不能认识到自己的问题所在。而有些来访者虽然清楚自己的问题所在，但可能不好意思开门见山地诉说自己的问题，例如“我有同性恋的倾向”“我跟某某人发生了暧昧关系，不知道怎么办”等。因而先不断地兜圈子，说些无关紧要或不着边际的问题，比如“我担心我的头发是否留得太长了一点，有点像女孩子”，或者说“我爱人最近对我不太热情”等，此时只能是心理咨询师帮助其寻找真正困扰来访者的主要问题。有时来访者不知道自身问题的核心是什么，需要通过谈论生活背景、行为模式等，才能渐渐推出其真相来。比如，一直怀疑妻子不贞的丈夫，其问题的核心可能是丈夫不自信：一向不与异性来往，认为谈论“性”是很肮脏的，但其主要问题可能是内心有许多对性的奇异幻想，而以某种态度来掩饰和控制自己对性的欲望，等等。总之，在心理咨询初期，心理咨询师要想办法弄清来访者的主要问题是什么，这样有助于有针对性地商定咨询目标，也有助于帮助来访者解决主要的心理问题。

2. 确定从哪个问题入手

有时来访者急于解决的问题不止一个，例如学习问题、焦虑问题、失眠问题等。心理咨询师发现其中有一个问题是最重要的，即来访者学习兴趣不大，没有付出应该付出的努力，由此引起学习成绩下降，进而引起焦虑和失眠。那么，咨询的目标就应集中在如何增强学习兴趣上。

有时来访者的问题并无直接的内在联系，比如，既有学习、焦虑问题，又有恋爱矛盾问题，还有择业困扰等。心理咨询师经过分析发现，来访者的问题彼此各自独立。此时，咨询目标的确立就要分轻重缓急。心理咨询师可以与来访者商量："你认为这些问题中，哪一项对你的影响最大？""你认为这几个问题中，你现在最想解决哪一个问题？"从中确定一个，一般不宜同时展开多个目标的咨询。同时，心理咨询师要通过对其中一个问题的分析，来促使来访者举一反三，学会自己解决其他问题。

有时来访者的问题有主次难易之分，这就有两种解决办法：一种方法是先解决主要的，再解决次要的，这样就可以提高咨询效率，甚至解决了主要问题，次要问题也就迎刃而解了。问题是一旦不成功或没有实质性的进展，就容易影响来访者和心理咨询师的信心。另一种方法是先解决次要的、容易的，再解决主要的、困难的。这样做的好处是难度小，双方容易见到咨询效果，有助于提高来访者和心理咨询师的信心和积极性，对初学咨询者也是一种很好的鼓舞。

有时来访者提出的首先要解决的问题可能与心理咨询师考虑的有差距。这种差距有时是用词的不同，本质上是一样的；而有时则可能是来访者局限于现实问题，而心理咨询师则是希望更深层的转变；有时也可能是心理咨询师未了解清楚具体情况或把握不准，致使目标偏离。这些都需要双方共同交流，达成一致目标。

3. 双方商定咨询目标

商定咨询目标需要来访者与心理咨询师的共同参与、共同配合。在商定咨询目标时既要考虑到来访者的问题和需要，又要参考合适的咨询理论。既要有具体的小目标，又要有立足于发展和完善的大目标。咨询目标的商定需要一定的过程，会随着咨询的不断深入而有所改变。

心理咨询实践中，可能心理咨询师与来访者的目标不太一致，虽经双方讨论，但还是难以统一。在这种情况下，应以来访者的目标为主。这样做的原因是，来访者还不能理解心理咨询师提出的目标，或者是来访者更清楚自己的问题，而心理咨询师还没有发现。无论哪种情况，心理咨询师都不能要求来访者接受心理咨询师的目标，否则来访者理解不了，接受不了，不配合咨询，咨询效果就大受影响。双方最初在咨询目标上出现差异是正常的，也是允许存在的，可以随着咨询的深入，双方逐渐调整目标。

（三）咨询目标的整合

咨询目标商定后，还没完成商定目标的全过程，还需要整合。咨询目标的整合是心理咨询师一项非常重要的工作。首先心理咨询师应该把不同的咨询目标视为从一般的、普遍的、宏观的、远期的目标到特殊的、具体的、微观的、近期的目标这样一个连续体，这样就可以把两者有机地统一起来。其次，实现这两种有典型意义的目标统一，是咨询目标整合的重要内容之一，也是心理咨询卓有成效的基础之一。如果只确立一种目标，或咨询目标没有经过整合，那么就会使咨询效果受到影响。从大目标着眼，从小目标着手，是辩证处理这两种目标关系的准则。

所谓咨询目标中的大目标即终极目标，是促进来访者的心理健康和发展，充分实现人的潜能，达到人格完善，最终拥有健康、快乐的生活。明确咨询的终极目标，具有重要的意义。现实中，相当多的心理咨询师不重视或者意识不到长远目标、终极目标的重要性，往往局限于来访者明显的问题，头痛医头，脚痛医脚，甚至只做表面处理。他们没有探讨来访者的问题是怎样产生的、怎样发展的、因何会如此、背后的机制是什么、如何才能避免发生类似的问题等。这种以问题为取向的咨询，往往只能治标，不能治本。虽然解决了来访者一时的困扰，但对来访者深层次问题的解决和自我成长却收效甚微。反过来，心理咨询师若能把促进来访者的心理发展作为咨询的终极目标，在此基础上，再根据每个来访者的特殊情况来确定具体的目标，这时所确定的具体目标已经不是单一、孤立的目标了，而是连接着终极目标的具体目标，它的指向是明确的，并且在具体实施时，始终是以终极目标为指导思想的。

需要说明的是，在现实心理咨询中，由于种种原因，有时要真正实现心理咨询的终极目标是困难的，因为这是一个长期的、艰苦的改变过程。但作为一种努力的方向、人生的目标，把具体目标与终极目标结合起来，把某种心理状态的调整（具体目标）作为自身成长（终极目标）的一个环节，这是完全可能的，也是很有意义的。这是现代意义的心理咨询的一种境界。

（四）商定咨询目标的注意事项

1. 来访者并不都能提供有效的咨询目标

心理咨询师与来访者商定咨询目标时，一般的程序是请来访者先提出咨询目标，心理咨询师再根据来访者的具体情况与来访者协商，最终形成咨询目标。

来访者在提出目标时可能会存在一系列的实际困难，例如来访者可能不清楚自己的问题所在，或是认识到自己有多方面的问题，但不知从哪里下手解决，有些来访者自己也不清楚应该提出什么目标，他们的思绪混乱，不知道从咨询中可以得到些什么。为此，心理咨询师可以通过一系列开放式的询问，来促进来访者思考自己想要也想实现的咨询目标，例如“你希望通过咨询达到什么目的?”“你希望解决什么问题?”“你觉得自己有哪些地方需要改变?”“你有什么地方感到不如意?”“你希望达到什么程度?”等等。如果来访者说：“我希望快乐。”心理咨询师对于这类一般性的或含糊的目标应予以澄清，使之具体化。如可以询问：“你对你的‘现在’了解多少?”“你认为自己还有哪些地方是不了解的?”“什么会使你快乐?”等等。

另一种情况则是来访者提出了某个咨询目标，但随着咨询的深入，心理咨询师发现了来访者原先没有意识到的更深层、更本质的问题，从而需要引导来访者重新确立新的咨询目标。

2. 某些心理咨询师对咨询目标可能存在错误观念

（1）有些心理咨询师认为应持完全中立的态度，不应带有任何自己的价值观念。持这种观点的心理咨询师认为，每一个人都是有独特价值取向的人，心理咨询师不应该用自己的价值观去影响来访者，更不应把自己的目标强加在来访者身上。这种观念有其合理的一面，但过于推崇价值观中立，强调绝对的、百分百的价值中立是没有必要的，实际咨询中也是无法做到的。咨询过程中，心理咨询师持有的价值观是无法隐藏的。由于双方进行的是思想、情感的沟通，必定会在相互交流中自然而然地流露出来。只要心理咨询师存在其中，即使不讲话，其非言语行为也会传递价值观，何况有不少咨询技巧本身就是直接传递心理咨询师价值观的。

即使在有效的咨询中，来访者也必然会受到心理咨询师价值取向的影响。问题的关键在于，心理咨询师应清楚自己所持的价值取向是什么？心理咨询师应如何去表达自己的价值观念，以避免把自己价值观中不合理的内容不自觉地施加给来访者，从而引起错误的导向。

（2）有些心理咨询师认为咨询中应该给来访者灌输、传输一些正确的、健康的价值观。不少心理咨询的初学者，尤其是从医学、思想教育、管理等部门转行从事心理咨询的初学者，他们常常以为咨询就是教导或指点来访者。因而，不少人把自己的目标强加在来访者头上，并传授他们自己的价值观、信念等。一旦发现别人的价值观念与自己有别，与社会宣传有别，就予以指正。他们帮助来访者做决定，经常提出应该这样、应该那样的忠告。心理咨询师应充分尊重来访者的价值观念，不把自己的价值观强加于来访者，不然，既不尊重来访者，也无法达到共情，这是有悖于心理咨询原则的。

（3）有些心理咨询师把来访者的快乐、满足作为咨询目标。心理咨询中把来访者的快乐、满足当作咨询目标是有害的，也是不可能的。假若来访者为了获得成长，那么某种程度的不安、彷徨、苦闷、痛苦是不可避免的。成长会伴随着痛苦的磨砺，这是事物发展的规律。因此，心理咨询师的职责应注重在鼓励来访者不断地去尝试、去努力、去体验、去获得发展，而不是躲避。这也许会增加来访者的不适感，但对于其发展是必需的，也是无法避免的。

（4）有些心理咨询师把来访者能否适应环境作为咨询目标。适应其实有两种类型：一种是忍受、克制、屈从、顺从与迎合；另一种是改善、调整与克服。前者是被动、消极的适应，而后者才是主动、积极的适应。前者带给来访者的是压制与衰退，而后者则带来蓬勃与发展。

咨询目标应立足于后者，因为只有这样才能保证咨询是真正促进来访者的成长与发展的。从这种意义上讲，终极目标保证了具体目标的方向性。因为就具体目标而言，消除孤独、愤慨等不良情绪就是目标，如果达到了这一目标，咨询就算有效了。而事实上它是失败的，这种目标的实现牺牲了更大的目标，不符合终极目标的要求。终极目标的存在指导心理咨询师从更高的层次上把握咨询的含义。现实中，心理咨询所带来的改变很可能既有积极的一面，也有消极的一面。有效的咨询在于使积极面尽可能地多，而消极面尽可能地少。

3. 不同的心理咨询流派有不同的咨询目标

人本主义学派把自我实现作为咨询的目标。如人本主义代表人物马斯洛认为，咨询的终极目标是帮助来访者发展成为一个健康、成熟并能自我实现的人。罗杰斯提出，咨询应使来访者变得可以自主，不过分苛求，而整个人可以有较好的组织和整合。帕特森（C. H. Patterson）认为，咨询的目标是协助来访者成为一个负责、独立、能自我实现的人，使之有能力决定自己的行为。

行为主义学派对人本主义学派的咨询目标提出了批评。行为主义学派认为自我实现这类目标太抽象、太空泛，很可能根本达不到。行为主义学派期望帮助来访者学习建设性的行为以改变、消除适应不良的行为。帮助来访者选择特殊的目标，将广泛的目标化成确切的目标。在信奉行为主义学派的心理咨询师那里，咨询目标是很具体的，如戒烟、消除或减轻特殊的恐惧、减少考试焦虑、治疗口吃、治疗性功能障碍、学会如何交朋友、发展更好的学习习惯、矫正特殊的行为失常等。

精神分析学派的咨询目标是将潜意识意识化，重组基本的人格，帮助来访者重新体验早年经验，并处理压抑的冲突，做理智的觉察。

完形学派的咨询目标是帮助来访者觉察此时此刻的经验，激励他们承担责任，以内在的支持来对抗对外在支持的依赖。

理性情绪学派的咨询目标在于消除来访者对人生的自我失败观，帮助他们学会容忍与追求有理性的生活。

交互分析学派的咨询目标是希望帮助来访者能有创作自由、策略自由，成为自主性的人，能选择，达到他们想要成为的人，帮助他们检验早年的决定，并能在觉察的基础上做出新的决定。

现实治疗学派的咨询目标是强调引导来访者学习真实与负责任的行为，发展一种成功的统整感。帮助他们对行为做出价值评估，并决定改变计划。

其实，各种心理咨询流派的咨询目标之间并非是不相容的。例如，上述人本主义学派和行为主义学派在咨询目标上的差异并不是对立的，从某种意义来说，他们只是侧重点不同，是处在目标的不同阶段而已。也就是说，人本主义学派持是一般的、普遍的、宏观的、远期的目标，否则这种改变是有限的、非根本性的。而行为主义学派也并非反对人本主义学派的一般具体目标，而只是觉得宏观的目标应该分解为更具体、可操作的小目标，否则有可能由于目标太大、太一般化而无所适从，不知从何做起，如何评定。

二、商定咨询方案

心理咨询师在咨询中能把握咨询过程不同阶段的特点，工作内容及要求对商定咨询方案尤为重要。

（一）划分咨询阶段

咨询活动是由一连串有序的步骤组成的一个过程。这个过程有开始，逐渐发展进入正题，进入高潮，然后结尾收场。心理咨询各阶段的划分，不同的心理咨询师有不同的观点。但是无论心理咨询师持何种理论，咨询过程必须包含基本的咨询阶段，只是侧重点有所差异。对来访者进行咨询的次数，无论多少次，即使是一次就可解决的问题，其咨询过程也是可以划分为不同的阶段。这些基本的咨询阶段包括建立咨询关系、收集资料、澄清问题、确立目标、制订方案、实施行动、检查反馈、结束巩固等。无论心理咨询师有意识还是无意识，这些过程一般来说都或多或少、或隐或现地存在着，它们对于心理咨询师来说都有其独特的意义，只是各心理咨询师强调的重点不同而已。另外，来访者的不同情况也会影响到咨询过程的某些阶段很突出，某些阶段较淡化。

根据咨询实践，一般把咨询阶段划分为三个阶段，即第一阶段（初期）评估诊断阶段；第二阶段（中期）咨询阶段；第三阶段（后期）巩同阶段。了解每一个阶段的任务、步骤以及重点、难点和注意事项，对于心理咨询师来说是重要的。

1. 评估诊断阶段

此阶段的内容包括建立良好的咨询关系，通过摄入性谈话、观察了解、心理测验等收集来访者的相关信息，明确来访者的问题、产生问题的原因、问题的严重程度，最终做出明确的心理诊断。诊断阶段虽然是了解情况、做出判断的阶段，但同样具有助人的价值。这种价值包括心理咨询师的倾听使来访者积压的情感得到了很好的宣泄，心理咨询师的态度使来访者获得了尊重、信任和理解；心理咨询师的介入，使来访者感到自己的困难有了可求助的场所，从而感到安慰；随着心理咨询师的询问和来访者的叙述，澄清了原来模糊不清的问题，使来访者心里变得踏实。如果仅仅定位在诊断层面，是对咨询实质的简单理解，也是对咨询资源的浪费。

2. 咨询阶段

咨询阶段是心理咨询的核心、最重要的实质性阶段，包括调整求助动机、商定咨询目标、商定咨询方案、实施方案等一系列重要步骤。

心理咨询师在此阶段的主要任务是帮助来访者分析和解决问题，改变其不适应的认知、情绪或行为，促进来访者的发展与成长。一般地说，这一阶段可能需要的时间较长，心理咨询师可根据自己的理论倾向，针对来访者的问题，选择适当的咨询技巧和干预技术，或探寻潜意识，或矫正行为，或改变认知，也可以是几种方法结合使用。

3. 巩固阶段

这一阶段是咨询的总结、提高阶段。这里的结束有两种，一种是某一次咨询的结束，另一种是整个咨询过程的结束。对前者，要做好此次咨询的小结和下次咨询的准备，包括布置家庭作业，商定下次咨询的时间和主题。对后者，要做好咨询的回顾总结，巩固咨询成果，使来访者把在咨询中获得的成长运用于今后的生活中，提高自己的心理健康水平。此阶段还要做好追踪调查，这既是对来访者负责，也是为了更好地总结咨询经验，提高心理咨询师的咨询能力和水平。

心理咨询各阶段所涉及的主要内容不是截然分开的，有时会有重叠，因为心理咨询本身就是一个完整的过程，是一个整体。作为整个咨询环节中的每一次咨询都是上一次咨询的延续，虽然新一次咨询还会经过上述各阶段，但已是上次咨询的深化和提高了。每一次咨询都是相对独立的部分，但又是完整咨询整体的组成部分。每一次咨询实现 1 ~ 2 个小目标，把这些小目标汇聚起来，就可以实现预期的咨询目标。

（二）制定咨询方案

咨询方案就是咨询工作的计划，有明确咨询方案的咨询会使咨询事半功倍，因此，咨询方案是咨询工作必需的。有了咨询方案就使咨询双方明确了咨询方向和目标，也使咨询能够按照既定的方案顺利进行，还可以满足来访者的知情权，便于操作、检查、总结经验和教训。咨询方案应由双方在相互尊重、平等的气氛中共同商定。一般来说，咨询方案应包括以下七个方面的内容。

（1）咨询目标。双方应首先商定明确的咨询目标，而且应该符合咨询目标有效性的七个要素。咨询目标既包括近期的具体咨询目标，还包括远期的长远咨询目标，具体的目标可能不止一两个，但都应该符合咨询目标的特征。双方商定咨询目标的具体程序及方法详见本节相关内容。

（2）咨询的具体心理学方法或技术的原理和过程。在商定咨询方案时，应商定采用何种咨询方法和技术，心理咨询师应向来访者介绍准备采用的心理学方法或技术的原理、过程和使用注意事项等。

（3）咨询的效果及评价手段。在商定咨询方案的过程中，双方应明确咨询结束时预期达到的咨询目标和效果，并协商采用何种评估方法和手段对是否实现目标和达到何种效果进行评估。

（4）双方各自特定的责任、权利与义务。

① 来访者的责任、权利和义务。

责任包括：心理咨询师提供与心理问题有关的真实资料；主动地与心理咨询师一起探索解决问题的方法；双方商定作业。

权利包括：有权利了解心理咨询师的受训背景和执业资格；有权利了解咨询的具体方法、过程和原理；有权利选择或更换合适的心理咨询师；有权利提出转介或中止咨询；对咨询方案的内容有知情权、协商权和选择权。

义务包括：遵守咨询机构的相关规定；遵守和执行商定好的咨询方案等各方面的内容；尊重心理咨询师，遵守预约时间，如有特殊情况应提前告知心理咨询师。

② 心理咨询师的责任、权利和义务。

责任包括：遵守职业道德，遵守国家有关的法律法规；帮助来访者解决心理问题；严格遵守保密协议，并说明保密例外。

权利包括：有权利了解与来访者心理问题有关的个人资料；有权利选择合适的来访者；本着对来访者负责的态度，有权利提出转介或中止咨询。

义务包括：向来访者介绍自己的受训背景、执业资格等相关证件；遵守咨询机构的有关规定；遵守和执行商定好的咨询方案等各方面的内容；尊重来访者，遵守预约时间，如有特殊情况应提前告知来访者。

（5）咨询的次数与时间安排。双方商定的咨询次数以每周 1～2 次为宜，次数过多可能因来访者无暇进行自我探索和改变而影响咨询效果。每次咨询的时间应在 60 分钟左右。时间过短可能缺少容量，过长则可能导致咨询效果不会提高，反而下降。在时间安排上不是绝对的，有时也可灵活掌握。对某一具体来访者的咨询次数与时间安排应视双方的具体情况而定，如创伤治疗时间为 90 分钟左右，而家庭治疗时间为 90～120 分钟。

（6）咨询的相关费用。咨询的相关费用不需要双方进行商定，但需要在咨询开始前的简介中向来访者明确说明，说明咨询的相关收费标准，并在咨询中严格按照国家规定的收费标准执行。

（7）其他问题及有关说明。咨询中如有特殊情况，应具体说明。咨询方案商定后，可以根据实际咨询情况处理，如果咨询目标比较简单、具体，预计 1～2 次就可以完成的咨询，不一定签订书面的方案，可以用口头约定的形式明确下来。如果来访者的问题比较复杂，而咨询目标相对比较多，预计咨询的次数较多，应该以书面形式明确下来，双方在咨询中按照咨询方案的约定进行咨询。

双方商定的心理咨询方案不是一成不变的，很有可能会随着咨询的进程而有所调整、改变。例如，心理咨询师发现来访者更深层次的问题，来访者也愿意探讨解决，心理咨询师或来访者由于某种原因需改变咨询时间的间隔，或来访者产生了的强烈的阻抗，等等，这就需要做出一定的变动，但变动前应该经双方商定。

以下通过案例分析，说明双方商定咨询方案。

案例 6－1

（摘录）

来访者：女性，28 岁，护士，由于认为“男人都不是好东西”而不愿与异性接触，独身至今未婚，故而在婚姻问题上与父母存在矛盾，存在强迫检查的症状，内心非常苦恼，情绪低落，前来进行咨询。

下面是双方商定咨询方案的片段：

心理咨询师：通过前期的交谈和心理测验等，我已经知道你的问题及原因、程度等，现在我们来谈谈咨询方案吧。

来访者：咨询方案？我有些不明白。

心理咨询师：咨询方案就是咨询工作的计划，在咨询中我们需要讨论咨询目标是什么，就是你希望咨询后要实现的目标，还要讨论用什么方法或技术解决问题，怎样评估效果，约定什么时间咨询等内容。

来访者：我明白了，我可能没有那么多的时间，反正您已经了解了我的问题，您就根据经验制定方案吧，我遵照执行就可以了。

心理咨询师：这样做不恰当，咨询方案是需要我们双方商定的，先商量再确定下来，而不是只由你或由我提出的，我提出的方案可能不是你想或是你愿意实现的。

来访者：我明白了，那我们先商量什么？

心理咨询师：需要先商量咨询目标，咨询目标就是你愿意实现、我也愿意去帮你实现的目标，咨询目标是属于心理学范畴的、积极的、具体或量化的、可行并可以评估的。你想达到什么咨询目标？

来访者：我最想让我母亲同意我单身，别再逼我结婚。

心理咨询师：抱歉，这个目标不是心理学范畴的。我没有办法帮助你。如果是心理学的目标我就可以帮助你，如你的认知、行为、情绪等。例如认为“男人都不是好东西”，这是你的认知，它影响着你与异性的交往，在这方面你愿意有所改变吗？

来访者：愿意啊，可男人确实不是好东西啊，这恐怕改不了吧？

心理咨询师：那我们先讨论目标。至于怎样改变是后续要讨论的方法、技术中的问题。你看把“男人都不是好东西”改变为“男人中有好人，也有坏人”好吗？

来访者：好吧。

心理咨询师：好的，这算第一个咨询目标。在与母亲交往上你有什么目标？你曾提及过害怕与母亲交流。

来访者：我想增加与我母亲的交流，我母亲很不容易，但她一说话就是催婚，让我有些害怕。

心理咨询师：你想交流增加到什么程度呢？

来访者：嗯？我没明白。

心理咨询师：增加与母亲的交流只是一个方向，我们需要把它具体或量化，因为越是具体的就越是容易实现的，也便于进行评估。

来访者：我明白了，增加到……（思考）每天 1 小时吧，我想现在连

20分钟都做不到。

心理咨询师：好，增加与母亲的交流，从目前的每天约20分钟增加到约每天60分钟，这算第二个咨询目标。你还有什么目标？

来访者：没有了吧？

心理咨询师：你说过你在注射、发药前总要检查很多遍，明明知道没有必要，但却控制不住，为此你内心非常苦恼。检查是行为，苦恼是情绪，这些属于心理学范畴，你想要进行改变吗？

来访者：想啊，我不想那样检查，更想消除苦恼。

心理咨询师：你现在的检查情况是怎样的呢？

来访者：每天总是没完没了的检查。

心理咨询师：你希望改变成什么样？

来访者：检查的事太让我苦恼了，最好一遍都不需要检查。

心理咨询师：据我所知，护士在注射、发药前是必须要检查的，一遍都不检查行吗？

来访者：不行，那检查两遍吧。

心理咨询师：只检查两遍是不是要求过高？检查十遍怎么样？

来访者：根据我的情况，检查两遍是有些高，可十遍又有些多，五遍吧。

心理咨询师：好的，我们把注射、发药前检查五遍当作第三个目标。关于苦恼的情绪，你的目标是什么？

来访者：消除苦恼怎么具体量化呀？

心理咨询师：可以用主观体验的方法，历史上你最苦恼的感觉算100分，这是感觉的单位。以它为尺度，你现在的感觉是多少，将来的目标是多少就具体了。

来访者：我懂了（思考），我现在的苦恼大约有80分，我希望减少到30~40分吧。

心理咨询师：好的，我们把减轻苦恼，从目前的约80分减少到30~40分，作为第四个咨询目标。

来访者：好的。

(双方就这样商定了心理咨询的方法、评估手段等)

心理咨询师：我下周只有周三下午和周五上午有时间，你在这两个时间段里能抽空过来吗？

来访者：我周三下午有时间，能不能晚一点，我下午4点至5点来咨询？

心理咨询师：可以。

来访者：刚才制定的目标，万一不能完成怎么办？

心理咨询师：我愿意帮助你，也希望你能通过努力实现这些目标。如果遇到特殊的情况，咨询目标也是可以改变的，到时我们再重新商定。

来访者：好的。

心理咨询师：今天我们商定了咨询方案，以后的咨询将按照这个方案进行，你向咨询目标前进，我帮助你实现这些目标，实现目标的过程，既是帮助你解决问题的过程，也是促进你心理成长的过程，通过多个小目标，最终可以实现提高你认识问题、解决问题的能力，提高调整、控制自己情绪的能力，增加心理承受力，健全人格，提高心理素质，享受幸福、快乐的生活的长远目标。

来访者：我明白了，我会努力的。

分析 通过以上案例，可以清楚地看到心理咨询师与来访者商定咨询方案、咨询目标的过程，其中，重在商定，通过双方的商定，最终形成了咨询方案。咨询将按咨询方案有序地进行，从而使咨询有了明确的方向和目标，提高了效率，促进咨询取得理想的效果。

第三节 咨询方案的实施

一、实施咨询方案

在明确来访者的有关情况、掌握相关的信息后，心理咨询师进行了全面的评估和分析，与来访者一起商定了双方均接受的有效的咨询目标，并制定了切实可行的咨询方案。此时就可以开始进行具体的咨询。尽管来访者的具体和心理问题是各式各样的，心理咨询师所擅长的咨询理论与流派不尽相同，个性习惯也各不相同，但可以依据下面程序的思路进行咨询（如图6－1所示）。

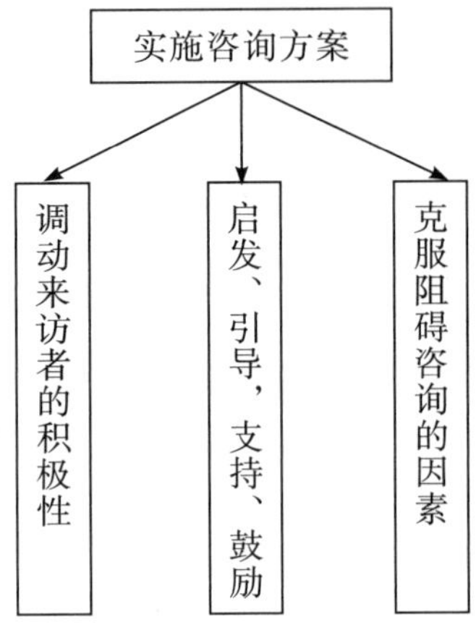

图6－1　心理咨询程序和思路

（一）调动来访者的积极性

心理咨询的本质是心理咨询师利用心理学的理论和方法帮助来访者，促使来访者对自身的问题进行探索和有所改变，从而实现咨询目标。如果来访者通过心理咨询发生了某些改变，其中最为重要的改变是，来访者开始探索解决自身的问题。为使咨询取得进展，关键是要调动来访者的积极性。有些来访者可能对心理咨询不甚了解，往往以为咨询应该是心理咨询师努力为自己做些什么；有的来访者可能个性懒惰，不愿意自己主动探索解决问题，这都可能造成来访者将咨询没有取得实质性进展的原因归结于心理咨询师。而有些心理咨询师由于职业理念的原因，也可能不去调动来访者的积极性，不去促进来访者的心理成长，不鼓励来访者进行自我探索和改变，只是实施了指导性的教育。这些都会阻碍咨询的有效进行，也很难使咨询取得双方满意的结果。

为解决这一问题，心理咨询师应该在咨询开始阶段，着力调动来访者自己解决问题的积极性。心理咨询师有必要向来访者明确说明心理咨询的实质、咨询取得效果的主要原因。

以下通过案例分析，说明某心理咨询师是怎样调动来访者的积极性的。

案例 6－2

来访者：通过刚才我说的足以说明我的婚姻出现了问题，我希望您能帮助我解决！

心理咨询师：好的，我会帮助你解决的，刚才我们已经商定了咨询方案和目标，现在我们先来分析一下你们婚姻中存在的问题。

来访者：好的，我听您分析。

心理咨询师：你可能对咨询还有些不了解，解决你婚姻问题不是我分析，而是让你来分析。

来访者：我分析？可是我刚才和您讲过了我们夫妻之间的矛盾啊。

心理咨询师：我刚才听懂了你所说的，但心理咨询的实质是我向你提供心理帮助，你自己探索解决自身的问题，因此需要你的积极参与。

来访者：我解决？我参与？我要是能解决问题，就不会来咨询了。

心理咨询师：我们来看一个例子，如果家里的电视机坏了，怎么办？

来访者：当然是找电视机维修部的人来修了。

心理咨询师：是别人修还是你修啊？

来访者：是别人修。

心理咨询师：是的，修理电视机可以这样，自己不动手就能解决问题。但心理咨询完全不是这样的，帮你解决婚姻问题不能像修电视机，我不能像维修师傅那样直接帮助你，我向你提供帮助的形式也就是心理咨询的形式，通过向你提供必要的知识，提供必要的技术指导，促使你将电视机修好。电视机，不是我修好的，而是你自己修好的。

来访者：那太麻烦了吧，您能不能直接动手，就将电视机修好？

心理咨询师：问题发生在你身上，我动手帮你解决，你置身于事外，这样能解决问题吗？

来访者：能啊，我都听您的，您怎么说，我就怎么做。

心理咨询师：刚才在介绍情况时，你说过你父母、兄弟姐妹、同事朋友等都纷纷给你出主意，帮你解决问题，可你没有按照他们所说的去做，我说了，你就会按照我说的做吗？

来访者：也许不会吧，但让我自己解决太痛苦了。

心理咨询师：解决问题的过程可能是痛苦的，但不付出努力，难以取得成果。就像洗衣服那样，可能挺麻烦，还累，但缺少了这样的过程，就无法享受穿着干净衣服的舒适与快乐。

来访者：我有些明白了，我的问题必须要我自己动手才能真正解决。就如同我渴了，必须我自己喝水才行。

心理咨询师：是的。

来访者：可我恐怕没有能力解决啊！

心理咨询师：你刚刚讲过，你生完小孩后遇到了很多难题，父母、公公婆婆都不在身边，丈夫又经常出差，但你完全是靠自己解决了，这算不算你具有的解决问题的能力呢？

来访者：（思考）如果这样讲，我确实很能吃苦，也能解决现在看来都难以解决的问题。

心理咨询师：是的，你有这样的能力，我相信你有能力解决自身的问题。

来访者：那好，我就试着对婚姻问题进行分析。

心理咨询师：好的。

分析　通过以上案例不难看出，来访者对心理咨询还不完全了解，希望心理咨询师能动手解决自身的婚姻问题。但心理咨询师向来访者明确说明了咨询的实质，对来访者进行积极关注，帮助来访者发掘自身积极的资源，激发来访者解决自身问题的愿望与积极性，也使来访者拥有改变自身的力量。这就是心理咨询师调动来访者的积极性，这既是心理咨询师正确咨询理念的体现，也是咨询技巧的展示。

（二）对来访者启发与引导，支持与鼓励

咨询时心理咨询师既要站在来访者的前面启发引导，帮助来访者认识、领悟自身的问题；还要给其以支持鼓励，推动来访者自我探索和实践解决自身的问题，向着咨询目标前进。

1. 启发与引导

在咨询阶段，心理咨询师最重要的任务是帮助来访者解决心理问题，但如何帮助，看似是简单的问题，实则不然。有些来访者希望心理咨询师直接帮助自己，最好直接告诉自己该怎么办，甚至直接替自己去办。有些心理咨询师可能不愿意做耐心、细致的启发引导工作，而是直接指出来访者问题所在，并给来访者以所谓正确的教导。这样的做法难以帮助来访者解决问题，很难实现咨询目标，而且与促进来访者的心理成长、助人自助的正确咨询理念是背道而驰的。心理咨询师务必清楚：咨询中应以促进来访者的成长为主，自己去探索解决自身的问题，并由此获得心理成长，最终拥有健康快乐的人生。因此，心理咨询师对来访者的启发引导是必不可少的，也是非常重

要的。

（1）启发与引导来访者什么。心理咨询师要帮助来访者解决心理问题，其中如何促成来访者的改变，实现咨询目标是一个非常重要的问题。面对来访者，心理咨询师不应该是老师，不应该是道德法庭的法官，也不应该是教练，高高在上地教导来访者，而是需要启发引导来访者认识并解决自身的问题。

对来访者的启发与引导可以归纳为以下几方面：启发与引导来访者建立良好的人际关系；深化自我认识，认识自己的内部、外部世界；认识、领悟、解决内部冲突；矫正错误认识；学会接纳现实；增加心理自由度；构建新行为、新的行为模式；塑造良好的个性特征；掌握心理学的知识与技巧。以认知为例，有些来访者存在错误认知，由于认知的作用，产生了行为和情绪等方面的问题，心理咨询师应启发引导来访者，矫正错误认知，建立正确的认知；通过矫正认知，解决自己行为和情绪方面的问题。

（2）如何进行启发与引导。启发与引导就是心理咨询师根据咨询目标，启发与引导来访者探讨解决自身的问题，而不是心理咨询师自己动手解决。一位在家中是长子，确实为家庭做了很大贡献的来访者，在父母去世后因遗产分配问题与弟妹产生了矛盾而前来求助。按照他的说法："我对家庭的贡献最大，遗产自然应该由我继承，你们不应该和我争。"显然，来访者这样的认知是错误的，他也因此产生了烦恼、痛苦等情绪。心理咨询师要帮助来访者解决情绪困扰，直接指出他的问题所在是很简单的，但往往无效。如果心理咨询师说："你错了，你不懂法律，法律规定了你们兄弟姐妹都有继承父母遗产的权利，不能因为你多尽了义务，就剥夺别人应有的权利，你得将父母的遗产进行平均分配。"这样做的确指出了来访者的错误认知所在，还提供了正确的处理方法，但可能不被来访者接受，无法帮助来访者解决情绪困扰，这样的咨询可能是无效的。心理咨询师需要耐心细致的启发引导，帮助来访者矫正错误认知，自己提出合理的解决方案。

下面的咨询案例片段是一个启发与引导的例子。

案例6－3

来访者：我说过就是因为父母的房子让我非常生气，我是长子，为家里、为我的弟弟妹妹做了很多贡献，弟弟妹妹凭什么和我争遗产？你评评理，这能怨我吗？

心理咨询师：我非常理解您此时此刻的体验和感受，您对家庭的贡献很大，在很困难的情况下，自己吃苦帮助弟弟妹妹。现在他们不报答您的恩情，却反过来要求继承父母的房子，惹得您很生气。

来访者：是的，我非常生气。

心理咨询师：您所说的房子是怎么来的？

来访者：当年是我父亲盖的房子。

心理咨询师：您是您父母的孩子，您的弟弟妹妹是吗？

来访者：是啊，都是亲生的。

心理咨询师：过去父母生病时，您照顾了他们，您的弟弟妹妹应该和您一样去照顾他们了吧？

来访者：是的，应该的。

心理咨询师：您承认弟弟妹妹和您一样有义务去照顾父母？

来访者：当然啦，都是子女，都要出钱、出力照顾父母。

心理咨询师：您承认弟弟妹妹有照顾父母的义务，在这一点上您要求他们和您一样。可是在父母留下来的房子上，您认为弟弟妹妹应该和您不一样，不该享有这些权利，不应该和您提出继承房子。在权利、义务的问题上您前后的话似乎有些矛盾，您能解释吗？

来访者：（语塞，思考）你的意思是弟弟妹妹和我一样，既有照顾父母的义务，也有继承房子的权利？也许是这样吧，可是我为家庭做出的贡献最多啊！

心理咨询师：贡献大和弟弟妹妹的权利有什么关系呢？

来访者：贡献大就应该多劳多得。

心理咨询师：贡献大可以多得，但能否因为贡献大就剥夺弟弟妹妹的权利呢？

来访者：那不能吧，但他们不该和我争房子啊。

心理咨询师：在什么情况下，弟弟妹妹不和您争呢？

来访者：不和我争？除非他们都放弃了继承财产。

心理咨询师：还有什么情况他们不会和您争呢？

来访者：（思考）也许平均分吧，以前我也想过，索性把房子卖掉，卖房所得的钱平均分配，一人一份，他们就谁都没有意见了，谁都不会争了。我的同事就是这么做的，人家就没为父母的房子捣乱。可我凭什么要平均分？我对家庭的贡献最大。

心理咨询师：是的，正是您认为自己贡献最大，不允许弟弟妹妹和您共同继承父母的房子，才产生的矛盾，才让您生气啊。

来访者：你的意思是我生气的原因不在弟弟妹妹，反而是我？

心理咨询师：您说呢？

来访者：（思考）好像是这样吧。

心理咨询师：您如果真像您的同事一样处理父母留下来的房子，会怎么样呢？

来访者：那样的话问题就解决了。

分析 通过以上对话，可以清楚地看出，心理咨询师并没有对来访者的认知、处理问题的方案等进行评说，也没有直接告诉来访者应该怎样处理，但在心理咨询师的启发引导下，来访者经过思考，对自身的问题进行了探索，发现了问题，认识到了错误认知，自己提出了合理的解决方案。这样的启发引导是帮助来访者的最基本、最一般的形式，在实际咨询中会经常应用，心理咨询师务必要掌握。

2. 支持与鼓励

咨询时仅仅启发引导来访者认识、探索、解决问题是远远不够的，还要对来访者予以支持和鼓励，推动来访者向着咨询目标前进。心理咨询师对来访者进行支持和鼓励，可以起到以下作用：第一，提升来访者解决自身问题的信心。来访者咨询时往往已经体验到了自身种种问题所带来的困扰与痛苦，但可能缺乏改变自我的信心，此时心理咨询师的支持和鼓励，可以大大提高来访者改变自我的信心。第二，激发来访者改变自我的内在力量。来访者可能有改变自我的愿望，但缺乏改变自我的力量，心理咨询师的支持和鼓励恰恰激发出这种力量，来访者因此具有了改变自我的强大动力。第三，心理咨询师的支持和鼓励使来访者不断受到鼓舞，可以强化来访者的咨询动机，使来访者更加愿意通过咨询，解决自身的问题。第四，支持和鼓励本身就是助人的过程，也是助人的技巧的展现，通过支持和鼓励，来访者向着咨询目标不断探索、实践，最终实现了咨询目标。第五，通过心理咨询师的支持和鼓励，来访者具有了克服困难的信心和勇气，敢于面对困难、解决困难，克服阻碍咨询顺利进行的种种不利因素，使咨询得以顺利进行。心理咨询师所掌握的心理学理论，心理咨询的方法、技术等，都可以起到支持、鼓励的作用。

（三）克服阻碍咨询的因素

心理咨询中，心理咨询师启发引导来访者探索解决问题，推动来访者向咨询目标前进，但此进程可能不是一帆风顺的，可能会遇到一些阻碍咨询的因素。例如咨询时可能出现阻抗，一旦遇到阻抗，将对咨询产生阻碍作用，在不同程度上影响咨询的进行，导致咨询效率下降或停滞不前，严重的将直接造成咨询中止。心理咨询师应帮助来访者克服阻碍咨询进行的因素，从而促进咨询顺利进行。

1. 识别和处理多话现象

多话是咨询中来访者或心理咨询师大量叙述与咨询没有关系的内容，从而影响咨询效果、阻碍咨询进行的现象。

（1）多话现象的表现及原因。咨询中会遇到一些多话、健谈的来访者，他们讲话滔滔不绝，陈述的内容与咨询完全无关，既浪费时间，也干扰咨询的正常进行。多话还使缺乏经验的心理咨询师感到束手无策，不知道该打断还是持续倾听，也不知道如何引导。

① 对多话的判定。一般而言，判断是否多话应考虑是否与咨询有直接密切的联系。例如，心理咨询师提问："您今年多大年纪了？"一般对于封闭式提问，只需封闭式回答，如回答"48 岁"即可。若来访者回答"我今年 48 岁，1962 年生的，属虎的"，虽然心理咨询师的提问中并没包括哪年出生，属相如何的内容，但来访者回答的哪年出生、属相等有助说明年龄，也不存在大量与咨询无关的内容，一般不定为多话，不必进行干涉。但来访者一旦回答："我今年 48 岁，1962 年出生，属虎的，1962 年正是三年自然灾害时期……"从自然灾害的产生原因，到产生的严重后果，从国内的政治形势，讲到苏联的对华政策等，则应该判定为多话，因为来访者陈述的大量内容与咨询无关。

② 与心理咨询师有关的原因。出现多话也可能来源于心理咨询师，心理咨询师没有正确的咨询理念，或不按咨询的职业要求进行，则可能出现多话。第一，心理咨询师有感而发的宣泄。例如，来访者为外来务工者无力买房子前来咨询。心理咨询师自己也被房价所困扰，此时就对来访者讲了自己的困惑和烦恼。大量的谈话内容与咨询无关，属于多话。第二，心理咨询师的评价。例如来访者存在婚外感情，心理咨询师对此很反感，对人的道德水平、社会风气、法律制度等进行了大量评价，这与咨询无关，属于多话。第三，心理咨询师的逻辑能力欠缺，或解释过多等，也可能造成多话。

③ 与来访者有关的原因。与来访者有关的多话，可以概括为以下七种类型：

宣泄型。这类来访者只是为了宣泄一时的剧烈情绪，他们急需一个宣泄的对象，在倾诉时往往犹如倾盆大雨、排山倒海，喜怒哀乐都会表现出来，对此类来访者，心理咨询师只需认真、关切地倾听即可。待来访者宣泄后，一般都会雨过天晴，心平气和下来。

倾吐型。此类来访者与宣泄若有些相仿，日常生活中他们多有不快而又缺乏倾诉的对象。由于心理咨询师的热情、耐心、尊重，使其备受感动，倾诉的闸门一开，便一发不可收拾，把多年来积压的大大小小的不满、烦恼、悲伤通通都讲了出来。

癔症型。此类来访者在讲话时眉飞色舞，表情丰富，抑扬顿挫，富有感染力，所述内容多有曲折的故事情节，但仔细分析，却都富有夸张色彩，而且并无多少急迫或困扰的问题，来访者似乎也没有什么需要心理咨询师予以帮助的，其目的主要是为了寻求注意和赞赏。

表现型。与癔症型有些类似，此类来访者总是滔滔不绝地发表意见，乃至对心理咨询及心理咨询师评头论足，但很少谈论自己，即使谈论自己也是讲些自己的特长没有得到欣赏或重用等方面。他们喜欢表现自己，并不在意心理咨询师说什么，他们咨询的目的往往是发表意见，进行评论。

表白型。此类来访者知道自己正面临某方面的问题，然而，面谈时，他们一味地谈论别人的不是：人际关系不和是因为别人霸道、小气、不够朋友；考试成绩不好是因为老师教得差、考题出得偏、老师评分不公正等等。总之全是别人的过错。他们来咨询，只是为了证明自己没问题，有问题也是别人的问题。

掩饰型。这类来访者需要心理咨询师细心观察。有些来访者不停地讲话只是为了掩盖他们被人真正了解的恐惧：他们一直在抢占讲话的机会，为了说话而说话，内心却害怕与心理咨询师正面交谈，害怕心理咨询师的发问，害怕沉默给自己带来的压迫及可能会泄露自己内心的恐慌不安。他们健谈是内心焦虑的反映。

外向型。有些来访者性格外向，活泼健谈，好交朋友，尤其是在遇到一位比较喜欢的、愿意倾听的心理咨询师时，更是天南地北，无所不谈。倘若心理咨询师不擅把握或亦喜欢这样时，往往使咨询事倍功半。

（2）对多话的处理。心理咨询师遇到健谈、多话的来访者时，应看到其的两重性：一方面，可能会影响咨询的正常进行；另一方面也是充分认识来访者的一个机会。对此，心理咨询师应根据咨询目标、咨询安排以及多话的类型做相应的调整。

比如对宣泄型、倾吐型的来访者，应充分尊重他们的需要，耐心倾听，给他们以安全感、理解和爱护，必要时给予指导。不可粗暴地打断、显得不耐烦或不屑一顾。

癔症型的来访者，他们的言谈举止富有戏剧性。这种来访者前来咨询可能并没有大的问题，如果要改变的话则是他们的人格，但这并不是那么容易的事。他们求助的目的是寻求注意，那么心理咨询师只要给予注意就能满足其要求。对好表现型的来访者，也可采用相似的对策。

表白型的来访者一般没意识到自己的过错，他们往往缺乏自知，对此，心理咨询师一方面要认真倾听，不能对其带责或评论，如“你怎么总说别人不对?”“这件事明明是你自己有错!”等；另一方面，要帮助他们认识到自己的错误，要善于运用他们的话，他们的思维方式，以其之矛攻其之盾，摆事实讲道理，善于从不同的角度启发引导。语言上要缓和，多用如“你看这件事是不是还有一种可能?”“如果当时你不是这样……而是那样……事情是否会好些呢?”等类似的语句，如果心理咨询师口气很强硬，过于肯定，来访者可能会拒不接受，更要寻找别人的不是来保护自己，会谈就会变成争论或陷入僵局。

掩饰型来访者的健谈一般不会出现在开场，而是在将要涉及或已涉及某敏感问题时出现。来访者有意或无意地谈论别的话题进行转移、掩饰，其讲话速度会加快，忙不择词停顿短促，怕人插话。对这种情况，心理咨询师应考虑为来访者创造一个轻松、安全的氛围，可以请来访者慢慢讲，可以做出反应，如“我似乎觉得你有些不安”“我觉得你似乎有什么话要说”，或者直截了当请来访者回答敏感、想要掩饰的问题：如“你能否谈一下?”出现掩饰型的健谈时，往往是发现某重要问题的时候，心理咨询师应善于抓住时机。有时来访者以谈小问题而掩盖大问题，丢卒保车，心理咨询师要明察秋毫。

与外向型的来访者面谈，比较容易有气氛，但若不擅引导，则形同聊天。为此，心理咨询师要善于及时把谈话引入正题。

无论哪种类型的多话，均可运用内容反应技术加提出新问题的处理方式。

2. 识别和处理沉默现象

沉默是指当需要来访者进行自我探索而回答问题时，来访者出现了停止回答与探索的现象，阻碍了咨询的顺利进行。

（1）沉默的表现与原因。在咨询过程中，有时来访者会出现沉默。心理咨询师要善于分析沉默的原因，从而采取有针对性的解决办法。

有时，沉默的感觉来自心理咨询师。故心理咨询师先要判断沉默真的存在吗？还是心理咨询师的主观感觉？有时由于来访者对心理咨询师有一种压迫感，这种压迫感可能来自其形象（如体型、容貌、服饰、地位等），也可能来自来访者的问题（如心理咨询师感到问题比较复杂，过于棘手，或者耗时较长，或引不起心理咨询师的兴趣等），或者此时心理咨询师自身存在着不安、急躁、沉闷、压抑等情绪。如果这样的话就很容易引起更加沉默，并变得特别敏感见表 6－1。

沉默的出现，将使咨询暂时无法进行，还会导致气氛紧张、压抑或尴尬，阻碍咨询的进行。对此，心理咨询师应针对不同情况采取主动、有效的措施。心理咨询师在沉默出现时，要保持镇静，心理咨询师的急躁不安会加重来访者沉默和紧张，有时甚至产生对立的气氛，同时亦会降低心理咨询师在来访者心目中的形象。反过来，心理咨询师树立一种不慌不乱、沉着冷静的印象，则会给来访者一种可信、充满信心和力量的感觉。

表 6－1　由来访者引起的沉默类型

序号	类型	原因分析及来访者的表现
1	怀疑型	由于来访者还不完全信任心理咨询师，因而未把某些信息说出来或尚在犹豫之中，他们往往会表现出不安的神情，用疑虑、探索的眼光打量心理咨询师
2	茫然型	有些来访者因为不知道该说什么好，什么是心理咨询师希望知道的，什么是重要的叙述内容；有时则是来访者搞不清自己到底是什么问题，故无法表达或表达不清；也有可能是想表达的东西很多，却不知从何说起；有时是心理咨询师的提问失误，如：“请你告诉我关于你内心冲突的心理机制是什么?”让来访者因茫然而陷入沉默状态。这时，来访者的目光常常是游离不定的，含有询问的色彩
3	情绪型	由来访者的气愤、恐惧或羞愧等情绪所致。例如当谈论自己不愿谈及的话题时，沉默表达了这样一种信息，如“我不愿涉及这个话题”“我不想待在这儿了”。也可能是来访者由于谈到或回想起自己过去做错的事而非常羞愧，从而用沉默来逃避。这时来访者可能会回避心理咨询师的眼神交流，低着头或手脚不停地乱动。当来访者对心理咨询师感到气愤时，也可能用沉默来传达信息，同时，还可能对心理咨询师瞪眼、气呼呼地看着周围
4	思考型	此时来访者正在反复体会心理咨询师说的话，并且似乎有所领悟，或正在回忆某一件对咨询有重要意义的往事，或正在体验某种情绪、情感。这类沉默是由于来访者正处于一种积极的自我探索之中，在外显动作上，来访者可能会睁大眼睛，使劲地想；也可能眯起眼睛，自言自语。这类沉默的标志性行为是凝视空间中的某一点

续上表

序号	类型	原因分析及来访者的表现
5	内向型	这种沉默源于来访者比较内向、不善言谈的个性原因。沉默是他与人交往的经常性方式，尤其是在不熟悉的环境和人面前更是如此。这样的来访者容易表现出沉默，即使有话也是三言两语。即使在咨询前已经反复考虑过应该怎么讲，可一到咨询室，很可能就什么都讲不出来了，会显得欲言又止，颇为不安
6	反抗型	来访者不愿意或不想接受咨询，没有咨询动机，用沉默表达对咨询的反抗态度。表现出怀疑、无所谓、随心所欲、很不耐烦，甚至是气愤、敌意等

（2）沉默的处理。怀疑型沉默。心理咨询师应重视建立良好咨询关系，同时注意提高面谈的技巧。心理咨询师发现来访者吞吞吐吐、欲言又止、犹豫不决，应给予鼓励和必要的保证，如“你不必担心”“你放心，我们会给你保密的，保密是我们的职业操守”“你不必怕，有什么尽管讲出来，我们可以一起来分析、解决”。有时或许需要再三保证，而暂时搁置这种情况一般发生在面谈开始，或所谈问题在来访者看来很严重、内心很矛盾时。

茫然型沉默。心理咨询师应很好地进行倾听，通过内容反应和表达技术，促进来访者的充分表达，帮助来访者深化认识，明确自己的问题、原因、表现所在，心理咨询师提出的问题尽量简洁、通俗、易懂。

情绪型沉默。心理咨询师应多使用情感反应和表达技术，通过共情，缓解情绪。当来访者以沉默表示气愤、对抗时，心理咨询师要及时发现，主动寻找原因，采取主动、和好、鼓励宣泄的方法。若是由自己失误所引起，可以主动道歉。若有可能是误会，则应予以解释、消除。

思考型沉默。由于思考问题所引起，心理咨询师可以等待，同时以微笑、目光、微微点头等表示自己的关注、理解和鼓励。一般来说，不宜打断来访者的思维。如果思考、沉默时间过长，心理咨询师可关切地询问，协助对方思考。

内向型沉默。因个性原因导致沉默，心理咨询师应以极大的热情和耐心加以引导，多用倾听技巧，多做鼓励性反应，鼓励来访者表达，并善于领会其已说的和想说的。切不可急躁、不耐烦，否则，来访者可能会变得更退缩、更沉默。

反抗型沉默。来访者不愿咨询引起沉默，心理咨询师就更应注意方式方法。首先应辨明沉默原因：一是来访者对别人让其来咨询（有时还带有强制性）不满，并把这种不满转移到咨询中，但对心理咨询师本身无偏见；二是对咨询本身也存在偏见，不愿配合。对前者，若心理咨询师工作经验丰富，态度诚恳、耐心，方法得当，善于理解来访者的心情，一般来说，沉默会慢慢被打破。而后者，偏见不深时还不复杂，亦可消除；若逆反、对抗情绪很严重，则效果很差。可以向来访者讲明，心理咨询是向其提供帮助，咨询建立在自愿的基础上，如果此时不想咨询也没有关系，可以在自己想来时再做咨询；对于强烈反对咨询的，心理咨询师也可以终止咨询。

沉默也可能是移情的作用，来访者把心理咨询师当作其以前生活中某个有影响的人物，不知不觉中把当时的那种情绪转移到心理咨询师身上，或者这种移情是来访者生活中挫折情绪的转移。对此，心理咨询师应注意分辨，有时来访者没有理由的对抗，很可能就有这种成分。故心理咨询师应妥善利用移情来了解来访者。

沉默也可能来自心理咨询师，若心理咨询师缺乏面谈技巧，有时也会引起来访者沉默，这在茫然型、情绪型、内向型这三种类型中都会出现。为此，心理咨询师应通过观察、练习、思考来改进，熟能生巧。

沉默现象有可能是咨询过程中的一种危机，但也可能是一种契机。沉默传达了许多信息，有时是激战前的寂静或黎明前的黑暗，有时则是问题的爆发或无声的交流。心理咨询师对沉默现象应予以高度重视，把握机会，仔细分析，往往会有所突破。

3. 识别和处理依赖现象

依赖是指当心理咨询师引导、帮助来访者探索、解决自身问题时，来访者却依赖心理咨询师，企图由心理咨询师代替自己解决问题，这种是依赖现象。

（1）依赖的表现及产生的原因。

① 依赖的表现。咨询的目的是帮助来访者探索问题、解决问题，通过咨询促进其成长，实现咨询目标，这一切都建立在来访者主动的基础上。但如果来访者自己希望、等待、要求、依靠心理咨询师替自己解决问题，则可能出现了依赖。依赖的表现形式可以是诸如“您帮我分析分析，我怎么就是对丈夫不放心呢”这种不宜察觉的形式；可以是如“您让我思考没有与他人搞好人际关系的原因，可我想不出来”这种阻抗的形式；可以是如“您说我是毕业参加工作，还是考研究生这件事上该怎么办呢”这种间接的形式；也可以是如“您直接告诉我离不离婚吧”这种直接的形式。无论哪种表现形式，依靠他人而不是依靠自己解决问题是依赖最基本的特征。

② 依赖产生的原因。一是来自来访者的原因。有些来访者可能不理解

心理咨询的实质是心理咨询师通过促成来访者的心理成长，自己动手解决自己的问题，而是希望心理咨询师主动替自己解决问题。因此，当心理咨询师提出问题请其思考、自己解决自己的问题时，来访者会产生依赖。如心理咨询师提出“关于你说的夫妻感情危机问题怎样解决”时，来访者回答“你直接告诉我吧”。有些来访者多年来已经养成了依赖个性，遇事不是靠自己去解决，而是希望他人、等待他人、要求他人、依靠他人，企图由他人解决自己的问题。有些来访者的个性懒惰，有时明明有能力自己解决问题，但不肯付出努力，等待他人现成的帮助。有些来访者虽然愿意解决自身的问题，但不愿意承受抉择的痛苦。希望心理咨询师替自己做出选择，把选择的痛苦转嫁到心理咨询师身上。这些都是依赖产生的原因，都在不同程度上阻碍着咨询的进行。二是来自心理咨询师的原因。心理咨询是帮助来访者解决心理问题，从这个角度上讲，来访者应该是主动的，但有些心理咨询师的咨询理念存在偏差，认为心理咨询师应该积极主动地帮助来访者解决问题，因此可能过于主动，致使来访者产生依赖。有时来访者性格内向，也缺乏解决问题的积极主动性，性格急躁、缺乏耐心的心理咨询师可能会主动地替来访者探索解决问题。这些都可能使来访者产生依赖，阻碍咨询的顺利进行。

（2）处理依赖现象。依赖有时并不为双方所察觉，有时从表面看依赖对咨询的影响也许并不严重，但实则不然。一旦来访者产生依赖，来访者不再主动对自己的问题进行探索，不再自己付出努力解决问题，势必对咨询效果产生严重的影响。因此，心理咨询师必须学会识别和处理依赖。

① 心理咨询师务必向来访者讲清心理咨询的性质、发生效果的机制，使来访者对心理咨询有正确的认识，对咨询效果有理性的期待。

② 心理咨询师对来访者的依赖要及时发现、及时处理，一旦出现依赖，心理咨询师应鼓励来访者自己进行探索、自己努力来解决自己的问题。例如面对产生依赖、直接请求心理咨询师告诉自己该怎么办的来访者，心理咨询师应该消除依赖，如“你在到底娶哪一个女孩的问题上苦恼，这应该由你来探讨如何解决，而不是由我告诉你该怎样解决，因为我无法代替你解决你内心的苦恼”。

③ 心理咨询师必须坚持正确的咨询理念，以促进来访者的心理成长为咨询的总目标，以促进来访者心理能力提高，视自己探索、解决问题为己任。咨询中应做好耐心的启发、引导工作，不主动替来访者解决问题，不替来访者选择，不给来访者出谋划策，不帮来访者“拿主意”，不对来访者有求必应，避免来访者产生依赖。

4. 识别和处理移情现象

移情是指来访者把对父母或对过去生活中某个重要人物的情感、态度和属性转移到心理咨询师身上，并相应地对心理咨询师做出反应的过程。发生移情时，心理咨询师成了来访者某种情绪体验的替代对象。

（1）移情的表现及产生的原因。移情通常分两种不同的类型：

① 负移情。来访者把心理咨询师视为过去经历中某个给其带来挫折、不快、痛苦或压抑情绪的对象，在咨询情境中，原有的负面情绪转移到了心理咨询师身上，从而在行动上表现出不满、拒绝、敌对、被动、抵抗、不配合等。

② 正移情。来访者把心理咨询师当作以往生活中某个重要的人物，他们逐渐对心理咨询师发生了浓厚的兴趣和强烈的感情，表现出十分友好、敬仰、爱慕甚至对异性心理咨询师表现出情爱的成分，对心理咨询师十分依恋、顺从。虽然求助的问题逐渐解决，但前来咨询的次数却越来越频繁，特别是生活中的大小事都要心理咨询师出主意，表现无限信任，甚至关心心理咨询师的衣、食、住、行和家庭生活等。

移情有直接和间接两种形式，前者是直截了当地向心理咨询师表达自己的体验，如“我与你交谈感到特别愉快和难忘，你使我想起了我的……”而后者则间接地表达自己的感受，如“我觉得你的态度真好，我感到很轻松”。对此，心理咨询师要学会识别是否存在移情。来访者表达自己的情感并非都是移情，只有当来访者把自己以前的情感反应转移到心理咨询师身上，把心理咨询作为过去情感对象的替代，对心理咨询师抱有超出咨询关系的幻想和情感时，才是移情的表现。

（2）处理移情现象。心理咨询师要学会区别移情与依赖。移情（这里主要指正移情）与依赖有相似之处，移情中多有依赖，但两者又有明显的区别。依赖主要是一种信任，而移情更是一种好感；依赖是寻求现实的帮助，而移情是弥补过去的情感；依赖者多在遇到困难时来寻求帮助，而移情者则时常想见到心理咨询师；依赖者寻求心理依靠，而移情者寻求情感依靠；依赖者的对象是现实的目标，而移情者是寻找替代物。相比之下，依赖者对心理咨询师的感情色彩淡，而移情者浓。心理咨询师要学会辨别两者，以便区别对待。

精神分析理论十分重视移情，认为移情再现了来访者往年尤其是儿童时期生活的某种情感，这种情感长期被抑制而无处释放，甚至成为心理问题的一个“情结”。来访者把心理咨询师当作以往生活环境中与其有重要关系的人，把曾经给予这人的情感（不管是积极的还是消极的）置换给了心理咨询师，借心理咨询师宣泄了积压在心里的能量，从而有助于心理平衡。

出现移情是心理咨询过程中的正常现象，透过移情，心理咨询师可以更深入、准确地认识来访者，并运用移情帮助来访者宣泄情绪，引导其领悟。例如，可以分析来访者为什么会对自己的言行反感，或者有特殊的好感，如“你好像不太喜欢我刚才的……”“你能否告诉我，你喜欢我的原因是什么?”来访者也许会回答，之所以不喜欢是因为心理咨询师说话的语气像其整天爱唠叨的母亲；心理咨询师问话的方式像刚刚与自己离婚的丈夫，咄咄逼人，让人喘不过气来；或者心理咨询师像自己日夜思念的但已离世的爱人、恋人、亲人，像自己敬爱的领导和老师，像自己暗恋的对象，等等。来访者有时自己也不知道为什么会产生移情，但经深入询问，一般都能明白其中的原因。

如果来访者对异性心理咨询师产生正移情，心理咨询师不必害怕，应当婉转地向对方说明这是心理咨询过程中可能出现的现象，但这不是现实中正常的、健康的感情。心理咨询师要有策略地（不要伤害来访者的自尊心）、果断地（让来访者知道心理咨询师明确、坚决的态度）、及早地（要早期发现，早期采取明确态度）进行处理，并将其引向正常的咨询关系上来。如果任其发展，不但会阻碍咨询的顺利进行，还可能给双方带来麻烦，以至于别有用心地利用来访者的不健康心态下的感情以达到某种目的，是一种严重违反心理咨询职业道德的行为，如果心理咨询师觉得自己难以处理移情现象，可以转介给其他的心理咨询师。移情是咨询过程中的过渡症状，心理咨询师鼓励来访者继续宣泄自己压抑的情绪，充分表达自己的思想感情和内心活动。来访者在充分宣泄情绪后，会感到放松，再经心理咨询师的引导，得以领悟后，心理症状会逐渐化解。

5. 识别和处理阻抗现象

心理咨询与其他职业活动不同，其工作对象是心理活动鲜活而变化莫测的求助者。这本身就注定了咨询过程将遭遇比其他职业活动更多变、更困难的阻抗。这些阻抗可能来自来访者，也可能来自心理咨询师。从心理咨询师的角度来说，只要对心理咨询有全面而深刻的认识，源自心理咨询师的阻抗是完全可以避免的。而对来自于来访者的阻抗，因为无法很好地预知，需要对其有较好的认识和处理。

（1）阻抗的表现。阻抗是指来访者在心理咨询过程中，以公开或隐藏的方式否定心理咨询师的分析，拖延、对抗心理咨询师的要求，从而影响咨询的进展，甚至使咨询难以顺利进行的一种现象。阻抗可以理解为在咨询过程中来自来访者的某种抵抗咨询的力量。阻抗在本质上是来访者对心理咨询过程中自我暴露与自我变化的精神防御与抵抗；它可表现为对某种焦虑情绪的回避，或是对某种痛苦经历的否认等。阻抗既会影响心理咨询师的工作满意度、个人价值感和自尊，也会导致来访者不再轻易袒露自己、退却或直接放弃治疗。但是，如果能积极地认识阻抗及其表现形式，并加以有效地克服，可增进心理咨询师与来访者之间的心理沟通，促使来访者对其特定思想、行为方式的领悟。因此，要使咨询成功进行，克服阻抗是心理咨询的重要组成部分。

只有对阻抗现象加以积极的认识与控制，才能达到预期的咨询效果。反之，如果对阻抗现象不能识别或处理不当，则会严重影响心理咨询的进展与效果。

阻抗的表现形式多种多样。它可以是语言或非语言的形式，也可以表现为来访者对于某种心理咨询要求的回避与抵制，或是来访者对心理咨询师或其他人的某种敌对或依赖；还可以流露出来访者的特定认知、情感方式以及对心理咨询师的态度等。总的来说，阻抗的表现形式有如下四类：

① 讲话程度上的阻抗。来访者的阻抗可以表现在讲话程度上，其形式为沉默、寡语和赘言，其中以沉默最为突出。

沉默可表现为来访者拒绝回答心理咨询师提出的问题，或有长时间的停顿。它是来访者对于心理咨询的最主动的抵抗，常需要心理咨询师通过耐心解说和真诚的态度才能消除。沉默往往表示来访者对于心理咨询的某种强烈抵触情绪，要缓解这种情绪不可强求。与此同时，人们要注意将阻抗性的沉默与反省性的沉默区分开来，前者是敌对的表现，而后者则是领悟的需要。

寡语表现为来访者对心理咨询的抵抗。它通常是以短语、简单句以及口头禅（如嗯、噢、啊）等形式表现。它同样使心理咨询师产生困惑及挫折感，使其无法深入了解来访者的内心世界及对心理咨询的态度。少言寡语也常见于那些被迫前来接受咨询及对心理咨询充满戒心的来访者。

赘言表现为来访者在心理咨询过程中滔滔不绝地讲述与咨询无关的话。它多是无意识的，在积极回答心理咨询师提问的表象后面隐藏了某种潜在动机，如减少心理咨询师讲话的机会、回避某些核心问题、转移注意力等。其原因主要在回避那些来访者不愿接触的现实问题，以免除由此而产生的焦虑与其他痛苦体验。如作业拖拉的学生来咨询时，往往大谈其作业多么困难与日程安排多么紧张，但避而不谈其个人意志对作业拖拉的影响。

② 讲话内容上的阻抗。咨询中，来访者还经常通过其对会谈内容的某种直接、间接控制，来表现其对心理咨询及其个人行为变化的阻抗。常见形式有理论交谈、情绪发泄、谈论小事和假提问题等。

理论交谈指来访者竭力用心理学或医学上的术语与心理咨询师交谈。如某位情绪低落的来访者，见面时首先告诉心理咨询师，其读了许多有关心理咨询的书籍，并不断地就其中有关情绪低落的疗法部分向心理咨询师提问。来访者这样做不但试图回避谈其自身的情绪问题，也在于增强其在心理咨询中的地位。只有使来访者清楚地意识到其理论交谈的阻抗作用，才能使其真正接受心理咨询。

情绪发泄指来访者对于某些咨询内容的强烈情绪反应。来访者可表现为大哭大闹、泪流不止，或不自然地大笑。情绪发泄旨在避开使来访者感到焦虑或精神痛苦的意念。从这层意义上讲，情绪发泄也是一种精神防御的表现。如人们在谈论某些痛苦经历时，常伴有烦躁、易怒、爱哭等情绪反应。按精神分析理论的观点，情绪发泄表现了个体对于重新体验痛苦经历的焦虑与抵触情绪。

谈论小事指来访者对会谈中无关紧要的小事谈论不止，目的在于回避谈论、解决核心问题，并转移心理咨询师的注意力。它往往是心理咨询中最轻微的也是最不易发现的阻抗表现。

假提问题指来访者通过向心理咨询师提出表面上适宜，但实际上毫无意义的问题来回避谈论某一话题或加深某种印象。这些问题一般涉及心理咨询的目的、方法、理论基础及心理咨询师的私人情况等。往往与心理咨询本身没有密切联系，也常使得心理咨询师无从回答。因此，假提问题也代表了个体某种自我保护的需要。

③ 讲话方式上的阻抗。这种阻抗是通过来访者言语交流中不同的心理活动体现的。它的形式多样，因人而异，其中常见的有心理外归因、健忘、顺从、控制话题和最终暴露等。

心理外归因指来访者将其某种心理冲突与矛盾的原因完全归结于外界作用的结果，而回避从其自身的角度加以认识，它严重阻碍了来访者的自我反省，使其将一切错误客观化，并将所有责任推向外界，而不能认识到自身的问题。从这层意义上讲，这也是自我中心主义的表现。在心理咨询中，它可以使来访者对自我暴露与分析的要求产生强烈的抵触情绪，例如，一个易于生气的来访者常怪罪别人惹其生气，而不愿在自己身上寻找原因。

健忘指来访者在谈论感到焦虑和精神痛苦的话题时所表现出的遗忘现象。它是来访者对于某种痛苦经历长期压抑的结果，故具有很大的任意性。特别是当心理咨询师竭力启发来访者去唤起某种痛苦记忆时，对方常会通过各种方式来表现健忘。

顺从指来访者对心理咨询师所讲的每一句话都表示绝对赞同和服从，使心理咨询师无法深入了解其内心世界，而且也使心理咨询师感到无所适从。例如，有些被迫接受心理咨询的来访者会对心理咨询师表现出格外的尊重和客气，从不与之争论。结果是心理咨询师无法为其提供真正有效的帮助。由于顺从所具有的隐蔽特点，常使心理咨询师不易发觉来访者潜在的阻抗作用。

控制话题指来访者在会谈中，一味要求心理咨询师谈论自己感兴趣的话题，而回避自己不愿谈论的话题。这样做也是为了减轻因提及不愿提及的问题而产生的焦虑。此外，控制话题还可以强化来访者在心理咨询过程中的自尊与地位。

最终暴露指来访者故意在咨询会谈的最后时刻才讲出某些重要事件，使心理咨询师感到措手不及，从而借以表达其对心理咨询的某种抵抗。与此同时，要注意将阻抗性的最终暴露区别于犹豫性的最终暴露，不能简单地将最终暴露都视作阻抗的表现。

④ 咨询关系上的阻抗。这种阻抗是指来访者通过故意破坏心理咨询的一般安排与规定来实现其自我防御的目的，其中最突出的表现有：不认真履行心理咨询的安排、诱惑心理咨询师以及请客、送礼等。

不认真履行心理咨询的安排包括不按时间前来咨询，或借故迟到早退，不认真完成心理咨询师布置的作业、不支付或延迟支付咨询费等，这些行为均对咨询的顺利进展带来阻碍。

诱惑心理咨询师指来访者通过引起心理咨询师注意其言行、装扮等来影响心理咨询的进程，并加强自己在心理咨询中的地位。如有的来访者对心理咨询师产生兴趣，就会通过自身的刻意打扮，或大讲自己的有趣经历来试图引起心理咨询师对自己的关注。这种密切私人联系的做法，是为了达到控制咨询关系发展的目的。

在一定程度上，请客、送礼也可以表示来访者的某种自我防御需要及其控制心理咨询关系的欲望。

以上简述了阻抗的四类表现形式，它们可以表现为来访者对某种行为变化的抵触，也可以表现为来访者对心理咨询师的某种敌对态度。但无论哪一种形式都是对来访者的自我保护及对其痛苦经历的精神防御。因此，它们对心理咨询的进展起着潜在的深刻影响。及时发现阻抗并积极、有效地加以认识，是建立良好咨询关系、强化来访者自我暴露与自我变化的关键。在很多情况下，对于阻抗的认识往往是心理咨询突破的开端。

（2）阻抗产生的原因。卡瓦纳认为来自来访者的阻抗主要原因有如下三个：一是因为成长必然带来某种痛苦；二是因为功能性的行为失调；三是来访者可能带有某种对抗心理咨询的动机。

① 阻抗来自成长的痛苦。多数来访者在咨询过程中都会产生某种变化。虽然变化的程度可能不同，但不论其变化大小、程度如何，成长中的变化总要付出代价，总会在消除旧有的行为习惯、建立新的行为习惯时伴随着痛苦。心理咨询师要使来访者明白，没有任何魔法能使他们毫不费力地发生奇迹般的变化。来访者初来咨询时，常会这样问：有没有什么药物给我开点?他们希望能有一剂灵丹妙药，使其心理问题一了百了，而自己不用做出任何努力就可以“大功告成”。在这种心理支配下，由于对成长所带来的痛苦没有心理准备，往往容易产生阻抗。这时，来访者可能会希望放慢改变的步伐，或停止改变旧行为、建立新行为的行动。如果是这样的话，则对咨询的进展极为不利。

开始建立新行为、新观念、新思维的问题。在咨询过程中，来访者需要重新考察自己的基本信念和价值观。很多来访者前来咨询时，没有认识到其心理冲突与问题源于其基本信念与价值观的偏差。另外，改变一个人多年形成的基本信念与价值观及思维、行为习惯亦很不易，不仅需要心理咨询师的努力，来访者自身的努力更为重要。这需要深刻的反省，瓦解自己过去相信的、习惯的某些东西是痛苦的，而建立新的信念和价值观、新的思维、行为习惯也是很艰难的过程。

结束或消除旧行为的问题。来访者必须停止那些其认为是正确的行为，例如饮酒、自己怜悯自己、操纵他人、退缩行为、无所事事地浪费时日等。这些旧有行为是日积月累养成的，而且可能还曾给他们带来过快乐，改变这些行为所带来的痛苦常使来访者为之却步。

即使是心理上最坚强的人，改变旧有行为、建立新行为的过程也会给其带来心理上的冲突和焦虑。而对于某些本来心理就不易平衡的人来说，这一过程的痛苦程度可能更为严重。尽管如此，要实现咨询目标，向前迈进的步伐绝不能停止，心理咨询师在这一点上必须有清醒的认识。向后倒退一步，以后往往要再付出十倍的辛苦。

② 阻抗来自功能性的行为失调。功能性的行为失调是指失调的行为最初是偶然发生的，因其使某方面的需要得到了满足，行为发生的次数增加，以致固定下来。来访者一方面为失调的行为感到焦虑，另一方面求助的积极性却并不很高。这种情况对咨询的阻碍极大，除非心理咨询师能使来访者相信，改变失调的行为可以降低焦虑，同时设法在来访者以这种形式寻求满足的方面也有所改进，才可帮助来访者克服阻抗。

阻抗的产生源于失调的行为满足了某些心理需求，即来访者从中获益。

例如，一位妇女平时得不到丈夫必要的关心、爱抚。某次生病，丈夫变得关心、体贴她了。病好之后丈夫故态复萌，使她很伤心。过后又有几次身体不适，丈夫又对她关心了。渐渐地她感到疲乏无力的日子和次数多起来，这种情况在无意识之中被持续了下来。她自己也很痛苦，但咨询过程中却又表现为被动，在关键时期退缩了回去。阻抗的来源是她惧怕这种行为改变之后，与丈夫的关系又回到原来的状况，她以患病为代价换来丈夫的关心。另有一位大学生，为自己的神经症症状感到苦恼，但咨询时却与心理咨询师兜圈子，总强调自己痛苦，回避实质性问题。而真实的原因是其症状一旦去除就必须面对学习上的竞争，而来访者自感无力在竞争中取胜，有病可使其逃避这一现实。其内心的想法为：不是我不如别人，而是我现在有病，我要是没有病，肯定不比任何人差。有病使其获益，因而不能承认没病或改变有病的想法。

阻抗的产生源于来访者企图以失调的行为掩盖更深层的心理矛盾和冲突。例如，有些被人称为酒鬼的来访者，其饮酒过度只是表面的行为问题。他们饮酒不过是为了掩盖其解脱不了的心理矛盾，如工作上的失败，婚姻中的不幸，对以往行为的内疚、悔恨，等等。如果咨询仅从表面问题入手，未能触及根本问题，咨询必然会遭到某种程度的抗拒。

对由功能性的行为失调所引起的咨询阻抗，心理咨询师应有足够的认识，在消除旧有的不适应行为时，一定要帮助来访者以新的行为取而代之，同时对由于阻抗所暴露出的深层心理问题，必须采取相应的对策解决。

阻抗来自对抗咨询或心理咨询师的心理动机。各种各样的来访者，其求助动机也各不相同，其中有些来访者会带有抗拒咨询或对抗心理咨询师的动机。

阻抗来自来访者只是想得到心理咨询师的某种赞同或反对意见的动机。有的来访者咨询的目的并非是为了改变自己或解决已有的问题，而是为了证明自己是对的，别人应该受到批评或惩罚。他们把心理咨询门诊看作是声讨某些人的法庭。例如，他们觉得一切问题均由其他人一手造成，同学、朋友、家长、老师、同事或上司等应负全部责任。此时心理咨询师若直接涉及来访者本人的责任问题，就很难使之心平气和地接受咨询。

阻抗来自来访者想证实自己与众不同或心理咨询师对自己无能为力的动机。有些来访者前来咨询只是想证实自己或自己的问题是多么的与众不同，或心理咨询师无能，无法解决自己的问题。一旦达到这样的目的，就有理由不进行自我改变。在这种情况下，每当心理咨询师从各种角度提出建议或进行咨询时，他们都会说某些希望只是暂时的；或某些可能性对别人是有用的，对自己却不行；或某些道理自己已经知道了，说也是无益的，等等。

有的来访者前来求助仅仅是为了证实他们自己的“价值”。其目的不是为了改变自己，解决自己面临的某些问题，而是为了反驳心理咨询师，从中获得某种满足。对于这种来访者，常常难以进行有效的咨询。

阻抗来自来访者并无发自内心的求治动机。有些来访者并非自愿做咨询，可能只是因为上司、父母、配偶等人的压力，他们不来咨询的结果可能更糟，故而在压力下前来咨询，而本人却没有改变自己的愿望。他们也“自愿”前来，但其内心深处对咨询有抵触。这时，咨询往往难以进行或只停留在表层徘徊不前。

对于这种没有咨询的动机、被迫前来的人，心理咨询师先要做的不是努力使之改变，而只需以循序渐进的方式使其认识内心的想法，并认识这种动机可能带来的消极结果。在这种认识的基础上，心理咨询师再激发其认识、解决自身问题的咨询动机。在个别情况下，当这种努力最终归于失败时，心理咨询师最好同意对方停止来访。但应告诉来访者，心理咨询的大门永远是敞开着的，如果来访者愿意，随时都可以得到帮助。

（3）处理阻抗现象。阻抗是抵抗咨询的力量，心理咨询师遇到阻抗时，如果不能识别或缺乏突破阻抗的方法技巧，就会使咨询失败，学会识别、突破阻抗是非常重要的技能。在处理阻抗时应注意以下四点：

① 通过建立良好的咨询关系解除来访者的戒备心理。心理咨询师一方面要了解阻抗产生的原因和表现形式，以便在阻抗出现时能及时发现并进行处理；另一方面也不必“草木皆兵”，使咨询气氛过于紧张。心理咨询师不必把阻抗问题看得过于严重，似乎咨询谈话中处处有阻抗。若采取这种态度，可能会影响谈话的气氛及咨询关系。过分强调阻抗的结果，可能会把来访者当成咨询中的竞争对手，那样的话，心理咨询师的“成长动机”与来访者的“阻碍动机”将会使谈话变成一场争夺输赢的斗争。另外，心理咨询师即便发现了阻抗所在，也不能认为是来访者有意识地给咨询设置障碍。

心理咨询师还应注意，当来访者表示不愿接受某些建议或方法时，不能认为这些一定是某种阻抗。来访者可能会抵触改变自身的过程，也可能会抵触有可能对其造成伤害的任何事物。因此，心理咨询师对来访者首先要做到共情、关注与理解，尽可能创造良好的咨询气氛，消除对方的顾虑，使其能开诚布公地谈论自己的问题，这实际上就是对阻抗的处理。

② 正确地进行心理诊断和分析。正确诊断及分析有助于减少阻抗的产生。来访者最初所谈，可能仅仅是表层的问题，心理咨询师若能及早把握其深层问题，将有助于咨询的顺利进行。

有时，来访者的某些人格特征，如攻击性、退缩性、暴躁或防御心理等较突出，不仅在平时的人际关系中表现充分，也会反映到谈话之中。此时，心理咨询师首先应有明确的认识；其次，利用可靠真诚的态度及高超的专业知识与技能取得来访者的信任，排除咨询的阻抗。

此外，来访者的阻抗也与心理咨询师个人有关。来访者有时出于对心理咨询师的气愤，害怕某心理咨询师，或感到心理咨询师会伤害其，或对心理咨询师产生了移情等，也会对咨询产生阻抗。在这种情况下，心理咨询师必须先了解阻抗产生的原因，并着手解决引起阻抗的自身的有关问题。

对于阻抗，不同的情况要做不同处理。因此，对具体情况的明确分析就显得十分重要。

③ 以诚恳的态度帮助来访者正确地对待阻抗。心理咨询师一旦确认存在阻抗，可以视情况把这种信息反馈给来访者。但一定要从帮助来访者的角度出发，并以诚恳的、与来访者共同探讨问题的态度向其提出。可以这样问："每当我提到你和丈夫的关系时，总没有得到正面的回答。你自己是怎么看待这件事的?"或者这样说："我发现这两次的家庭作业你都没有做，而且你说根本就做不到。而当我们讨论做什么作业时，你都表示过愿意做。这是怎么回事呢？请你告诉我，你是怎么想的?"心理咨询师进行信息反馈时实际上要做这几件事：首先是告诉对方某处可能存在着阻抗；其次是争取得到对方对此的一致看法，确认阻抗的存在；进而了解阻抗产生的原因，以解释阻抗。这样去处理各种阻抗问题，有助于减轻来访者的紧张、焦虑，使之以合作的态度共同探讨阻抗问题。千万不能以气愤的、指责的态度讲出诸如"你总是回避这个问题，这背后肯定还有什么问题"或"你说你很愿意改变自己，但每次布置的家庭作业你都不做，你这是用阻抗来妨碍咨询的进行"等话语来。

有些来访者对咨询进展存在十分强烈的抵抗情绪。对于这种情况，一方面，心理咨询师要采取直接揭示其阻抗的方法（这与上述情况不同，不以一种直接的方式不足以对其阻抗产生影响）；另一方面要考虑对来访者进行较为长期的咨询，例如，"当我帮助你解决问题而你需要做出改变时，我感到有一种力量阻碍了咨询的进行，可能你也有类似的感觉，我想现在需要先解决这个问题，否则，咨询很难向前推进，你认为呢?"

④ 使用咨询技巧突破阻抗。咨询中常常遇到的阻抗是来访者不愿意付出努力进行改变。例如一个有吸烟习惯的来访者说"我知道吸烟不好，但我改不了"；一个玩游戏上瘾的来访者说"我知道玩游戏不好，我知道我应该改掉玩游戏的毛病，但我做不到"；一个与他人有婚外情的来访者说"我知

道婚外情的危害，我知道这是害人害己，但我改不了”；“道理我知道，就是改变不过来”。知道吸烟、玩游戏、婚外情等不好，这是认知，但来访者没有行为改变，不能实现咨询目标，这些都是阻抗的后果。

心理咨询师要突破阻抗，先要识别阻抗，了解阻抗产生的原因，还应具备相应的技巧。以上例子中来访者想改变自己，有明确的动机，但动机需要通过行为才能实现目标，而来访者缺乏的就是行为，不愿意付出行为努力，故而没有实现目标。来访者可能自己都不清楚问题所在，总在强调“改不了”“做不到”，并形成暗示，反过来强化了“改不了”“做不到”，最终导致恶性循环，致使问题依然存在。以往来访者的亲朋好友甚至心理咨询师总在正面激励来访者，企图突破阻抗：“你只要努力，一定能做到”，“别人都改掉了毛病，你也一样能行”。这样的突破往往遭到来访者更严重的阻抗，越发苍白无力，注定没有效果。心理咨询师面对这种阻抗，需要掌握技巧，从来访者的阻抗背后给其致命一击，阻抗随即突破。心理咨询师：“你说想戒烟，请告诉我你为戒烟做了哪些努力？”“你说你想改掉玩游戏的习惯，请告诉我你做什么了？”来访者可能会回答什么也没做，也可能会回答做了一些，但这些与来访者的目标相差甚远。此时就暴露了矛盾，心理咨询师可以使用面质技术，促进来访者的统一。“你说你想戒烟，可又说到没有行为上的努力，这是存在矛盾的，你能进行解释吗？”“你说你想改掉玩游戏的毛病，可你实际上什么也没做，前后存在着矛盾，你怎样进行解释呢？”面对这样的质问，来访者只能回答，想改变问题，但确实没想通过自己的努力实现。心理咨询师的面质使来访者认识到不是自己不能改变，也不是自己做不到想做的，而是自己没有付出相应的努力。突破阻抗后心理咨询师促进了来访者的统一，或通过自己的行为努力实现目标，或接纳自己的行为放弃改变，改变了“改不了”“做不到”的认知、自我暗示，也解决了想改变行为又不愿意做努力的内心冲突。

通过以上的技巧，突破了阻抗，也使心理咨询师、来访者对阻抗有了深刻的认识。阻抗是来访者对于自我变化、自我暴露的精神防御，是来自来访者的抵抗咨询的力量。来访者通过阻抗可以成功地保护自己，一个吸烟的来访者如果告诉亲朋好友，自己不想戒烟，必然遭到指责、打击；但如果告诉别人，自己很想戒烟，但就是戒不了，则将戒不了烟的原因成功转移了，自己可以免受打击，还能悠然自得地继续吸烟，来访者何乐而不为呢？而且受“戒不了”暗示的影响，来访者信以为真，也不愿意付出努力了，阻抗就这样产生了。同理，一个沉迷于玩游戏的学生如果告诉家长，自己不想改掉玩游戏的毛病，同样会遭到指责、打击；但如果告诉家长，自己很想改，但就是改不了，则改不了的原因就不在自己，家长也无可奈何，这样就保护自己免受打击，还能继续玩游戏。“改不了”“做不到”成为不去努力的“挡箭牌”，这是阻抗的本质原因。

应对阻抗的主要目的在于解释阻抗，了解阻抗产生的原因，以便最终突破阻抗，使咨询取得进展。突破阻抗的关键要调动来访者的积极性，使之能与心理咨询师一同寻找阻抗的来源，认清阻抗产生的根源。弗洛伊德认为克服阻抗，解释是重要的武器，要分析、解释阻抗的表现和性质，并向来访者说明无意识阻抗的真实意义，反复进行长期的修通工作。克服阻抗不是一件轻而易举的工作，需要进行反复多次的解释和讨论，直至来访者对此达到真正的领悟为止。

二、咨询效果的评估

（一）阶段性小结与效果巩固

咨询中，做好阶段性的小结是非常必要的。通过阶段性小结，来访者的问题更加清晰，目标更加明确，促进咨询顺利进行。阶段性小结可以分为每次咨询结束后的小结，或几次咨询结束后的小结等。

1. 每次咨询效果的小结

心理咨询常常不是一次完成的，可能要经过若干次，而每一次都将有若干阶段。而若干次咨询又构成全部咨询的其中一段。心理咨询师应及时对每一次、每一阶段咨询的状况及效果进行小结，便于总结经验，并做出必要的调整。

阶段小结包括心理咨询师的小结、来访者的小结和来自双方共同的讨论。心理咨询师的小结主要应侧重对来访者及其问题的把握是否准确，所采取的步骤、方法等是否合理和有效，帮助来访者实现了哪些咨询目标、来访者获得了哪些成长，还存在哪些阻碍因素以及咨询过程中自己的言行是否得当，等等。

来访者的小结应包括自己是否积极配合心理咨询师，是否把相关信息告诉心理咨询师，是否很好地理解并接受了心理咨询师提供的帮助，是否对自身的问题进行了探索，通过咨询在哪些方面发生了变化，通过变化自己获得哪些成长，有何体验和感受，目前有哪些咨询目标还没有实现，没有实现的原因有哪些，等等。

双方共同的小结应包括交流咨询的体验和感受、已经实现的咨询目标、目前仍然存在的问题等，还包括商议下一步咨询的有关内容。进行共同小结时，心理咨询师应充分肯定来访者在咨询过程中的良好表现和取得的每一点进步，如“你开始意识到自己不是人际交往能力不足，而是自己不敢去交往，这一转变很重要”“我很高兴你今天与我交流时不再那么紧张了，我相信你只要这样去做，与人交往时就会越来越坦然的”。心理咨询师的鼓励和肯定会提高来访者的信心，增加求助的动机，也进一步提高了改变自我的积极性。这种小结也是对心理咨询师的一种自我鼓舞。

无论是哪一方的小结，都应紧紧围绕着咨询目标进行，如离开咨询目标的小结，就没有实际的意义。

2. 商讨下一步咨询的任务

每一次咨询结束后，特别是经过一段时间的咨询后，心理咨询师和来访者应该对照咨询方案，检验是否已经取得了阶段性的成效，并探讨前一阶段咨询过程中尚未达到的目标、还未解决的问题；还应分析原因，是否咨询目标存在问题，是否遇到了阻抗，阻抗产生的表现形式及原因等，找到原因后，应采取相应的解决对策。

每次咨询结束时，心理咨询师应该与来访者探讨下一次（段）咨询的任务及需要解决的问题，例如：“我们经过详细地交流，基本厘清了引起你不良情绪的事件的发展过程，但这件事如何会对你产生如此重要的影响，需要你回去认真探讨。下一次我们再具体分析讨论，你看怎么样?”

3. 布置家庭作业

心理咨询师应该帮助来访者理解来访者通过咨询获得成长，解决自身问题，不仅是在咨询室中进行，更为重要的是在日常生活中完成。因此不少咨询流派都强调要给来访者布置“作业”，如写日记、写感受、做各种练习等，并把“作业”视为进一步巩固和扩大咨询效果的重要措施，就像学校，不仅需要课堂的教学，还需要课后复习及各种实践练习。

心理咨询师给来访者布置的作业，其形式和内容可以多样。例如，咨询后的体会与收获，对咨询意见的思考，心理问题的进一步剖析，平时自己的实践体验与感受，前一阶段咨询效果的自我评估，有哪些改变和进步，还存在哪些问题，下一阶段咨询工作的建议，等等。来访者完成作业的过程，既是自我分析、自我领悟，也是自我改变、自我提高的过程，也是心理咨询师深入了解来访者及其心理问题和咨询效果的过程。完成作业，使咨询从特定的咨询时间和场所延续到更广阔的时空中。

4. 正视与处理咨询中的反复现象

心理咨询是一个过程，其间来访者出现反复是常见的，心理咨询师和来访者都应该有心理准备。有时，来访者在咨询室里觉得自己的问题解决了，可回到现实中感觉问题依然存在；前一阶段症状减轻了，可后一阶段症状又出现或更为严重了，这时，心理咨询师自己要有信心和耐心，不可表现出不耐烦或冷漠，不可横加批评、指责。而且，心理咨询师还要帮助来访者树立起信心，如“如同任何事物的发展都是螺旋式上升一样，心理问题的解决也是如此。你的问题看起来好像又回到了起点，但你仔细想想，就会发现你已经不是刚接受咨询时的你了，你已经有了比较大的进步，比如……现在遇到的这种反复是咨询过程中的常见现象，它预示着更大的突破将要来临”。此时，要多分析，特别是让来访者认识到自己的成长，了解咨询的反复性，以维持和巩固咨询动机，增强其信心。

遇到反复甚至倒退，心理咨询师要分析具体原因，看看是否咨询中出现了失误？还是来访者遇到了新的困难？或者是改变过程中的阵痛或暂时的倒退？明确原因后，就可以进行有针对性的处理。咨询经验证明，越是出现反复或倒退的时候，就越是有希望出现突破的时候。

5. 处理咨询失误

通过追踪研究，一般会发现以下四种咨询结果：

（1）来访者存在的问题已顺利解决，实现了咨询目标，来访者的适应能力明显提高，表明咨询效果显著。

（2）来访者存在的问题大部分解决了，大部分的咨询目标实现了，表明咨询效果较好。

（3）来访者存在的问题解决了小部分，主要问题依然存在，咨询目标大部分没有实现，表明咨询仅有一定的效果。

（4）来访者存在的问题基本上没有解决，咨询目标基本没有实现，表明咨询效果不明显。

如果出现上述（1）（2）这两种情况时，根本不需要特殊处理；针对（3）（4）两种情况，心理咨询师应认真分析原因，是否心理咨询师诊断有误或处理方法不当；或者来访者没有积极配合，不够努力，或未听取心理咨询师的意见，未按心理咨询师的要求去做；或咨询目标过高等，或咨询中出现了新的问题，从而出现反复，没有取得咨询效果。

如果问题出在心理咨询师身上，心理咨询师应认真地反思咨询的每一个环节，找出失误之处，必要时可进行督导，制定新的方案和咨询目标。如果主要是来访者的问题，也要搞清具体原因，并采取有针对性的咨询策略。有时看起来问题出在来访者身上，但可能是心理咨询师的原因，心理咨询师要仔细考虑自己是否及时地注意到来访者的反应，并做出了必要的调整，是否促使来访者认真思考和实践了，等等。如果是由于反复所致，需要进一步的咨询，巩固已经取得的成果；如果是因为遇到新的问题而使咨询效果减弱，则要分析来访者的进步是否还不牢固，是否未能把学到的东西举一反三，没有实现咨询效果的迁移，对此，心理咨询师要有的放矢地帮助来访者提高分析问题、解决问题的能力。

有时，心理咨询师可能由于自己能力和经验等原因不能满足某项咨询工作的要求，这时，心理咨询师应及时中止咨询关系，并在来访者同意的情况下，将其转介给其他合适的心理咨询师或相关机构。

（二）咨询效果的评估

1. 咨询效果评估的时间点

心理咨询效果评估不是一定要到咨询结束后才进行，在咨询过程中就应该不断地总结、评估咨询效果，及时对咨询进行调整。但结束前的评估是对整个咨询过程效果的评价，因此显得更全面、更重要。咨询效果评估可以在咨询的任何时间内进行。

2. 咨询效果的评估内容

咨询效果的评估内容应围绕咨询目标展开。只有实现咨询目标，才是咨询效果的直接体现。例如，来访者因社交恐惧前来求助，最初商定的咨询目标是：① 将焦虑降到原来的约 50%；② 增加人际交往，每天约 60 分钟，经过数次咨询后，来访者自信心增强，但仍然存在社交恐惧，焦虑减轻到原来自我体验的约 70%，人际交往只增加到每天约 40 分钟，这说明咨询对来访者产生了积极影响，有一定的咨询效果，但没有达到预期的咨询目标。

3. 咨询效果评估的维度（或指标）

可以采用以下六个维度进行咨询效果评估：

（1）来访者对咨询效果的自我评估（自评）。尽管这一指标是主观的，但却是评信效果最直接、最有效的指标之一。来访者因为存在具体或心理问题，前来寻求心理咨询师的帮助，经过一段时间的心理咨询，来访者自己可以感到心理问题或症状是否有了缓解或改变。来访者原来认为自己害怕的事物现在不再害怕了，原来无视的现实现在开始正视了，对自己的满意程度上升了。

（2）来访者社会功能恢复的情况。来访者原有心理问题影响到社会功能，经过咨询，来访者的社会功能恢复了。例如，开始正常上班、上学，可以与人正常交往、相处，工作、学习效率有所提高，等等。

（3）来访者周围人士特别是家人、朋友和同事对来访者的评定（他评）。例如，他人评价来访者不再乱发脾气、摔东西，与父母或孩子的关系融洽了。

（4）来访者咨询前后心理测量结果的比较。例如通过咨询，来访者某些心理症状的量表分数得到改变，表明咨询取得了效果。

（5）心理咨询师的观察与评定。根据心理咨询师的观察，来访者在情绪、认知和行为等方面的变化，如自我评价更积极、敢于面对困难，等等。

（6）来访者某些症状的改善程度。原来困扰来访者的心理、生理症状的改善情况也可以是评价咨询效果的指标之一。例如，来访者因为是否离婚的问题心理上非常焦虑，也表现出入睡困难等躯体症状，通过咨询，来访者解决了内心冲突问题，焦虑症状缓解了，入睡时间缩短了，这也能作为评估咨询效果的维度或指标。

以上评估咨询效果的维度或指标可以单独使用，也可以综合使用。为了避免出现偏差，应尽可能从多个维度或指标进行评估。需要说明的是，虽然来访者对咨询效果的评估是心理咨询效果评估不可缺少的，是其体验的反映，但这只是一种粗略的总体评价。因为它作为来访者的一种主观评定，可能受到很多因素的影响，如来访者的自我意识水平、言语表达能力、社会赞许度、移情的作用和心理咨询师隐含的压力等，所以导致来访者的主观体验与实际效果之间可能存在一定的差异。同样，虽然心理咨询师受过专业训练，比较详细地了解了来访者的情况，能运用多种有效的工具对来访者心理问题或症状的减轻程度及社会功能的恢复情况等进行评估，心理咨询师的评估相对较为客观，但这种评估往也会受心理咨询师自己主观因素的影响而发生偏差。因此，必须采用多种维度或指标的评估，才能对咨询效果做出科学、客观的评估。

4. 咨询效果的阶段性、全程性分析

一个完整的心理咨询过程是由若干次咨询及一系列步骤所组成的。如何使每次咨询既有独立性又有连续性，达到循序渐进、逐步提高的效果，是需要心理咨询师好好把握的问题。

每次咨询都应该有一个相对完整的过程，有咨询目标，有开始、有高潮、有收尾，形成一个相对独立的咨询单元。每次咨询都应体现一定的效果，只有这样，来访者才会有信心继续咨询。咨询次数很大程度上取决于来访者，如果没有咨询效果，有的来访者可能不再前来咨询了；若咨询一次就能解决问题，也没必要再让来访者浪费时间和精力。每次咨询都有一定的独立性，有始有终，有一定的效果，那么最后实现咨询目标或来访者症状的改善都会水到渠成。

由于许多咨询案例并不是一次就能完成的，因而需要把每次咨询都有机地联系起来，成为整个咨询环节中的一环，通向一个更高的目标，形成一个完整的咨询整体。也就是说，在保持每次咨询相对独立性的同时，应具有连续性，但不能只是各次咨询的简单拼凑，而应存在着内在的联系。每次咨询既为本次咨询画上一个句号，又为下次咨询留有余地。下次咨询是上一次咨询的深入和发展。咨询进程的深入主要表现包括：能提供更多的资料，使咨询关系更良好和巩固，更深入地把握来访者心理问题的根源和实质，来访者在认知、情感和行为上都有不断的进步，等等。这种独立性、连续性的统一所带来的整体效果是集合每次咨询效果产生的累积成效。

（三）咨询关系的匹配与转介处理

心理咨询是心理咨询师的职业活动，心理咨询应该体现出让双方满意的咨询效果，为更好地体现咨询效果，咨询关系的匹配是非常重要的。

1. 选择合适的咨询对象

并非所有的来访者都适合咨询，也不是适合咨询的来访者都适合于每一位心理咨询师，来访者的某些个人因素可能直接影响咨询效果，心理咨询师与来访者之间也存在互相选择的问题，这些都属于咨询关系匹配的问题。心理咨询师要知道什么样的来访者适合咨询，什么样的来访者、什么样的心理问题适合自己，否则就可能事倍功半或者无效，甚至还可能带来反作用。一般来说，适宜的来访者应具备以下八个方面的条件。

（1）动机正确。对咨询动机正确的含义可理解为，来访者希望通过咨询来改变自己，而不只是来满足咨询的欲望。有无咨询动机直接影响咨询效果，咨询动机越强烈，就越容易达到咨询双方的紧密配合，就越容易取得效果。那些没有咨询动机或经心理咨询师反复做工作后仍缺乏改变自身状态动机的人，一般不适宜进行咨询。

因此，心理咨询师在咨询前应判断来访者的真实动机，否则很可能无法实现咨询目标。若发现来访者动机不端正，应先设法调整其动机，或者中止咨询。

（2）人格正常。来访者的人格大致正常，无明显的人格障碍。因为来访者的人格障碍既可能阻碍咨询关系的建立，也会影响咨询的进行。一般认为，人格障碍的矫正比较困难，有人格障碍的来访者其人格障碍既是症状，也是导致其他心理问题的重要原因之一。具有偏执人格特征的来访者，很难实现咨询目标。那些比较乐观、开朗、坚强、合群的来访者，更容易从咨询中得到帮助。因此有效的咨询需要以人格正常为基础。

(3) 信任度高。来访者对心理咨询、心理咨询师以及心理咨询师所持的理论和方法应抱有较高的信任度。来访者越是相信咨询是有效的、心理咨询师是优秀的、某种咨询理论和方法是正确的，则咨询效果越好。因为咨询是一种心理过程，与暗示有关，“信则灵”在咨询中是有道理的，来访者对咨询或心理咨询师、咨询理论和方法半信半疑，则咨询效果就将大受影响。

(4) 行动自觉。来访者不仅要有求治的动机，而且要有心理咨询是一个双方共同投入的过程，要有与心理咨询师合作的诚意，愿意在心理咨询师的指导下充分发挥自己的主观能动性，能够按照心理咨询师的意见采取切实的行动，只有这样才能取得良好的咨询效果。

(5) 匹配性好。匹配性是指来访者与心理咨询师的相互接受程度。来访者的情况可能多种多样，但只要与心理咨询师的专长相吻合，就可以算作适宜的来访者。因此，来访者与心理咨询师之间的匹配性十分重要。某些心理咨询师特别擅长针对某一类人群（如大学生、公司职员、离异妇女等）、某一类问题（如性心理障碍、社交恐惧、学习态度等），某一种理论（如精神分析理论、行为主义理论等）、某一种方法（如支持疗法、脱敏疗法等），来访者的个体特征正好与心理咨询师的专长相吻合，则更容易取得咨询效果，这样的来访者对某一位心理咨询师来说就适宜。

(6) 智力正常。心理咨询要求来访者具有正常的智力水平。只有如此，来访者才能够叙述自己的问题和情况，并能理解心理咨询师的表达，进行自我探索和改变等。因此，一定的智力水平是必需的，否则咨询将会异常艰难。一般来说，智力水平越高，文化层次越高，越适合咨询。心理咨询师采用深入分析、说理和探讨的方式，对于文化水平较高、理解力较强的来访者来说将更适宜；对于文化程度较低者，则应根据来访者所关心的问题进行简明扼要、针对性强和生动形象的解释，并运用成功案例现身说法，或给予适当的暗示等。

(7) 年龄适宜。一般说来，青年人比其他年龄段的来访者更适合进行心理咨询。一方面，青年相对于少年、儿童来说具有更好的认知能力和成熟程度，能清楚地自我表达，也容易领会和接受；另一方面，青年相对于中老年来说可塑性更大，还没有完全、牢固地形成自己的行为方式和思维习惯；再者，青年多为适应不良和情绪性问题，受消极情绪和负性行为的强化为时不长，与儿时经验的间隔时间还不太遥远，比中老年人容易挖掘。当然不是其他年龄段就不适宜咨询，每个年龄段就适宜性而言都有长处和短处，有些问题更是只为某个年龄段所特有。

(8) 内容合适。并不是所有与心理有关的问题都属于心理咨询范围。有些内容特别适合心理咨询，有些则不太适合。在此，需要将心理咨询与心理治疗结合起来一并考虑。

处于发作期的精神病患者，由于与外界接触不良，缺乏自知能力，难以建立人际关系。因此，一般不属于心理咨询范围，但恢复期和康复后的精神病患者可以从心理咨询中获益。

一般来说，心因性疾病、神经症、行为障碍、心身疾病等都属于心理咨询范围，尤其是与社会应激有关的各种适应不良、情绪调节、心理教育与发展等内容更适宜心理咨询。

2. 判断来访者是否适宜自己咨询

有些人不属于或一般情况下不属于心理咨询的对象，比如发作期的精神病患者，躯体疾病的来访者、智力障碍儿童。遇到这种情况，应转介他们去更合适治疗的地方。就某特定的心理咨询师来说，并非所有适合咨询的来访者都适宜自己。大部分来访者是适宜的，心理咨询师对这些来访者需要不断地加深了解，增强适应性，一般来说，都可以取得较好的效果。

3. 对咨询关系不匹配的处理

一旦心理咨询师意识到咨询关系存在不匹配的情况，心理咨询师应该主动加以处理，当无法实现匹配时，也可以进行转介。转介是指当咨询中出现某些不适宜咨询的情况时，心理咨询师将来访者转介给其他心理咨询师，由其他心理咨询师帮助来访者解决心理问题。转介是一种职业的做法，是符合职业理念和要求的。

4. 转介的注意事项

有些心理咨询师认为转介不过是给来访者再推荐一个心理咨询师而已，其实问题并非这么简单。当把来访者推荐给其他心理咨询师时，必须持慎重的态度，防止对来访者造成伤害和负面影响。进行转介时应注意以下四个方面：

（1）应当事先征求来访者的意见并说明理由。在说明理由时，要尊重来访者，不可过于直率。

（2）心理咨询师应该向来访者介绍新心理咨询师的基本情况，尤其是其专业特长。让来访者觉得这是对其本人负责，从而更容易接受心理咨询师的意见，而不至感到自己被不负责任地推给他人，自尊心和自信心都受到伤害，对咨询和咨询机构产生误解，并对新接手的心理咨询师产生抵触和怀疑。

（3）在转介时可向新的心理咨询师详细地介绍来访者的情况，提供自己的分析和看法，但不宜泄露来访者出于对自己的信任而提供隐秘（如果来访者对新的心理咨询师信任，其会自己讲述），否则就是对来访者不尊重。

（4）如有必要，原心理咨询师可以与新心理咨询师交流，包括咨询情况，这属于职业的交流，但一般不得干预新心理咨询师的咨询活动。转介后不宜与来访者再进行交流，尤其不应该对新心理咨询师的方法、为人等评头论足，更不能指责，以免损害新心理咨询师的形象，影响新咨询关系的建立，进而影响咨询效果。

（四）咨询关系的结束

1. 确定咨询结束的时间

咨询进行一段时间，基本实现咨询目标以后，便可考虑进入结束阶段，一般可以根据咨询方案商定的时间、来访者的感觉及要求、心理咨询师的经验等来决定。一般来说，应该是在基本达到咨询目标后，双方都认为可以结束为宜。通常，如果是预定十余次的咨询，那么在结束前的最后一两次咨询时就可开始进入结束阶段。

2. 全面回顾和总结

咨询结束前，心理咨询师应综合所有资料，结合咨询目标和实施情况，为来访者做一次全面的总结，帮助来访者回顾整个咨询的基本情况，强调咨询要点，使来访者对自己有一个更清醒的认识，进一步了解自身问题的前因后果，明确今后努力的方向，同时还可要求来访者复述咨询中的要点，使来访者开动脑筋，加深理解和印象。虽然在平时的咨询中，心理咨询师已对来访者及其问题进行了各种方式的辅导，但在结束前的提纲挈领的总结仍是十分重要的。做总结性回顾时，心理咨询师不仅要强调咨询要点，而且要总结咨询效果，充分肯定来访者取得的进步、成功以及变化；强化来访者的正确思维和积极行动，帮助来访者获得独立返回社会生活的自信与能力。必要时，还可以讨论来访者应注意的地方。心理咨询师的言语中应包含这样的鼓励，如“这些问题你是有能力去解决的，我相信你是可以做好的”，让来访者进行总结，心理咨询师应予以鼓励，咨询效果将更好。

3. 帮助来访者运用所学的方法和经验

心理咨询的本质是“助人自助”，通过咨询，提高来访者自知、自控、自我行动的能力，把咨询中获得的知识、方法体验运用到日常生活中，实现知识与能力的迁移，举一反三，自己学会如何有效地解决所遇到的各种心理问题和人生课题，逐渐走向成熟。

在结束阶段，心理咨询师要渐渐采取相对被动的姿态，让来访者处于主动的角色，引导来访者以独立、自主、积极的角色和方式，运用咨询中接受的知识和态度来分析、处理自己的问题。其实，这一点应该贯穿于咨询的全过程中，心理咨询师应把启发来访者的积极性、主动性和独立性放在重要的位置上。心理咨询师还要启发来访者："通过这件事，你是不是可以从中体会到很多的东西，如如何思考问题才更合理，如何对待挫折才不会被挫折压倒，如何待人接物才能更受人欢迎，诸如此类的，你好好体会，并运用于今后的生活中，一定会使你受益匪浅的。"当来访者能运用习得的新思维与行为方式独立地应对周围的环境时，那就是心理咨询的最大成功。

4. 让来访者接受离别

有些来访者经过较长时间的咨询，可能形成了依赖，不太愿意结束咨询。依赖性强的来访者还可能使原来的症状重新出现，借此阻碍结束。心理咨询师应使来访者明白："你什么时候能主动探索解决自己的问题了，不再需要心理咨询师的搀扶了，什么时候你就走向健康和成熟了。"鼓励来访者在现实生活中自力更生。对于出现依赖性的来访者，心理咨询师可视来访者的情况和咨询进展，采取逐渐结束的方法，逐步缩短每次咨询的时间，或加长咨询间隔，慢慢地减少来访者的依赖感，让其在不知不觉中离别。有的可以明确停止咨询的日期，但必须提前告诉来访者，使其心理上有所准备。

（五）案例记录整理

1. 案例记录的内容和要求

（1）心理咨询个案记录包括的主要内容。

① 来访者的一般背景资料（姓名、性别、年龄、民族、职业、职务、职称、文化程度、婚姻状况、联络方式等）。

② 求助原因（来访者表达的关于学习、工作、婚恋、情绪、个性、家庭关系、人际关系、子女教育、疾病等问题及其他问题）。

③ 现有的主要症状（指当前问题引发症状的种类、程度、频率、引发时间和起因等）。

④ 家庭关系、人际关系、个人成长经历和社会支持系统。

⑤ 来访者的情绪、个性特征、兴趣爱好，自我认识评价和常用的应对方式。

⑥ 既往病史、家族病史（注重可能有遗传或相互影响的精神、神经系统症状或身心反应特征）。

⑦ 既往心理咨询的情况（时间、地点、咨询要解决的问题、咨询效果等）。

⑧ 心理测试结果（根据需要所做的智力、情绪、人格、适应性、心理

健康状况等测试结果）。

⑨ 心理咨询师对来访者的一般印象（包括外貌、仪表、情绪、专注力、防御方式语言表达和理解能力、配合程度等）。

⑩ 诊断与评价意见。

⑪ 处理意见与咨询方案。

⑫ 咨询各阶段记录及效果分析。

（2）心理咨询记录的基本要求。每次咨询结束后，心理咨询师应认真做好详细的咨询记录，并反思咨询过程中的策略。对初学者来讲，养成在心理咨询结束后做好咨询记录和反思的习惯显得尤为重要。一个合格的心理咨询师，就是在做好每一次咨询记录的实践中不断成长的。经验丰富的心理咨询师都有在每次咨询结束后就认真做好详细咨询记录的习惯，而不是因为工作忙，对多个案例做一次综合记录，或直到每天下班时才对一天案例进行记录。

心理咨询记录可分为三种，即每次的咨询记录、对多次咨询情况进行小结的记录和咨询终结或中断时的最终记录。

2. 每次咨询记录的基本程序

（1）记录来访者咨询时的特征。例如，是否按时到、比约定的时间提前或迟到多长时间、来访者当天外观（如男士的衣着及颜色、女士发型和化妆的浓淡改变）、表情变化等是否与往常不同。

（2）对咨询中的谈话内容做简明扼要的记录。记录时用第一人称，并尽可能记录来访者当时的语气，准确反映出咨询谈话时的气氛。记录中既可逐条记录，也可做流水账式的记录。

（3）对咨询中的印象进行总结。这一部分内容主要是记录心理咨询师对来访者的反应、状态等情况的感受印象及情绪体验等。

（4）对咨询的话题及来访者主诉的内容、问题的记录进行综合，记录咨询过程中所产生的一些想法、存在的问题。

对咨询记录用纸没有特殊的规格要求，可依据自己的咨询实际进行编制。

3. 阶段性小结记录

心理咨询师在经过一段时间的咨询之后，还应对数次咨询的经过进行详细记录。通过这种阶段性总结，有可能发现一些新的情况和问题，从而把握关键要素，促进心理咨询更加深入。记录的要点有如下两点：

（1）谈话内容概要。主要总结咨询时的谈话内容，特别要注意谈话内容可能发生的变化。

（2）咨询室内、外来访者的变化。

4. 咨询结束时或中断时的总结记录

心理咨询已经达到预期的咨询目标，或心理咨询因故中断时，心理咨询师应尽早做出总结记录，一般来说，心理咨询师通过中断或失败的事例可以总结经验，因此在最终总结中，应将心理咨询过程中所存在的问题、失败原因等进行如实的记录。

总结记录是专业性很强的咨询工作活动记录，因此，当咨询结束或中断后，来访者再次前来咨询时，可对该来访者的历史记录有案可查。做好咨询记录，特别是最终的总结记录十分重要（见表6－2）。

表6－2　咨询总结记录

心理咨询师：　　　　　　　　　　　　　　　　编　号：

姓　名		性　别		年　龄	
初诊接待	年　月　日	咨询开始	年　月　日	结　束	年　月　日

咨询次数：

咨询目标：

咨询简要过程：

咨询过程中的变化：

来访者在咨询结束时的状态：

咨询结束理由：

今后应注意的问题及建议：

心理咨询师的评估：

第七章 心理危机干预

第一节 个体心理危机干预

一、危机的定义

关于危机的定义有很多，这里列出六种，我们相信这六种定义结合起来能够代表和定义危机，它们为理解本章的理论结构做铺垫。

（1）危机是当人们面对重要生活目标的阻碍时产生的一种状态。这种阻碍，是指在一定时间内，使用常规的解决方法不能解决的问题。危机是一段时间的问题和混乱，在此期间可能有过多次失败的解决问题的尝试。

（2）危机是生活目标的阻碍所导致的，人们用常规的选择和行为无法克服这种阻碍。

（3）危机之所以是危机，是因为个体知道自己无法对某种境遇做出反应。

（4）危机是个人的一些困难和境遇，这些困难和境遇使得人们无能为力，不能有意识地主宰自己的生活。

（5）危机是一种解体状态，在这种状态中，人们遭受重要生活目标的挫折，或其生活周期和应对刺激的方法受到严重的破坏。它指个人因这种破坏所产生的害怕、震惊、悲伤的感觉，而不是破坏本身。

（6）危机的发展有四个不同的时期：① 出现了一个关键的境遇，并分析一个人的正常应付机制是否能够满足这一境遇的需要；② 随着紧张和混乱程度的增加，逐渐超越了个人的应付能力；③ 需要解决问题的额外资源（如咨询）；④ 可能需要转诊才能解决主要的人格解体问题。

综上所述，危机是一种认识。当事人认为某一时间或境遇是个人的资源和应对机制所无法解决的问题。除非及时缓解，否则危机会导致情感、认知和行为方面的功能性失调。

二、危机的特征

（一）危险与机遇并存

一方面，危机是危险的，因为它可能导致个体出现严重的病态，包括杀人和自杀；另一方面，危机也是一种机会，因为它带来的痛苦会迫使当事人寻求帮助。如果当事人能够利用这一机会，则危机干预能够帮助个体成长和自我实现。

个体可能以下列三种形式中的任意一种对危机做出反应。第一种情况是，在理想的情况下，当事人能够自己有效地应付危机，并从中获得经验，发展壮大自我。危机过后，他们产生了积极的变化，使自己变得更为强大和富有同情心。第二种情况是，当事人虽然能够度过危机，但只是将有害的后果排除在自己的认知范围之外，因为并没有真正地解决问题，在以后的生活中，危机的不良后果还会不时地表现出来。第三种情况是，当事人在危机开始时心理出现崩溃，如果不提供立即的、强有力的帮助，他们就不可能再向前迈进一步。

（二）复杂的症状

危机是复杂的、难以理解的，它不遵循一般的因果关系规律。危机的症状就像一张网，个体环境的所有方面都相互交叉在一起。危机出现，就会有很多复杂的问题需要危机干预工作者进行直接的干预。而且，个体的环境决定着处理危机的难度。家庭和同事是直接影响问题解决和恢复到平定状态的重要因素之一。如果很多人在同一时间受到危机事件的影响，那么整个生态系统就会卷入进去，这时以邻里、社区、地区或国家为单位的整个生态系统都需要干预。

（三）成长和变化的机缘

在伴随危机的不平衡中，焦虑情绪总是存在的，这种情绪导致的不舒服为变化提供了动力。在很多情况下，个体只是在焦虑达到极限以后，才会承认他们对问题已经失去控制力。关于这一点，物质滥用是一个典型的例子。物质滥用者将问题拖延到这种程度，以至在接受治疗时，治疗者不得不费力地将问题分步处理。只有在实在没有办法的情况下，物质滥用者才会承认必须接受他人帮助和治疗这一事实。

（四）缺乏万能的或快速的解决方法

帮助处于危机中的人的方法是多种多样的，有些可以称为“短期治疗”。对那些长期存在的问题，基本上不存在什么快速解决的方法。许多遭受严重应激影响的求助者的问题，来自他们原先总是企图找到迅速解决问题的方法，通常是使用药物。尽管这样的解决方法可以延缓极端反应的出现，但对造成危机的原因毫无影响，因此最后会导致危机的加深。

（五）选择的必要性

不管我们是否愿意面对，生活总是一个危机和挑战交织在一起的过程。在危机领域中，不选择就是一种选择，而且这种选择最后总会变成消极的、毁灭性的。做一些努力至少还有成长和发展的机会，使人有机会设定目标，形成计划去解决困难。

（六）普遍性与特殊性

不管是普遍的还是特殊的危机，每一个危机都伴随着不平衡和解体。说危机存在普遍性，是因为在特定的情况下，没有人能够幸免；说危机存在特殊性，是因为即使面对同样的情况，有些人能够成功地战胜危机，而另一些人则不能。选择相信一个人能够免于遭受心理打击，能够稳定、冷静地处理任何危机是不明智的。美国数以千计的“坚强的”越南战争退伍军人因患“创伤后应激障碍（PTSD）”住进退伍军人医院，就令人信服地说明了这一点：不管个人受了多少针对心理创伤的训练，当其面对严重的危机时，解体、失衡、迷惑以及应付机制的破坏都是不可避免的。

三、危机干预模式

危机干预是给处于危机之中的个体（或组织）提供帮助与支持，使之恢复或重建心理平衡。

贝尔金等提出三种基本的危机干预模式，即平衡模式、认知模式和心理转变模式。这三种模式为许多不同的危机干预策略和方法提供了基础。

（一）平衡模式

平衡模式是危机中的人通常处于一种心理或情绪的失衡状态，在这种状态下，原有的应付机制和解决问题的方法不能满足他们的需要。平衡模式的目的在于帮助人们重新获得危机前的平衡状态。

平衡模式最适合早期干预，这时人们失去了对自己的控制，分不清解决问题的方向且不能做出适当的选择。除非个人再获得一些应付的能力，否则主要精力应集中在稳定求助者心理和情绪方面。在求助者重新达到了某种程度的稳定之前，不能也不应采取其他措施。例如，除非当事者已同意活下去是值得的，且这种思想稳定至少达一个星期，否则发掘求助者产生自杀意念的原因就没有多少好处。平衡模式可能是最纯粹的危机干预模式，且可能被应用于危机的起始期。

（二）认知模式

危机干预的认知模式基于一种认识：危机植根于对事件和围绕事件的境遇的错误思维，而不是事件本身或与事件和境遇有关的事实。认知模式的基本原则是通过改变思维方式，尤其是通过认识自身认知中的非理性和自我否定部分，通过获得理性和强化思维中的理性和自强的成分，人们能够获得对自己生活中危机的控制。

在现实中，人们通常给予自己否定和扭曲的信息。持续的、折磨人的两难处境使人衰竭，推动其对境遇的内部感知向越来越消极的自言自语发展，直到再也不能使他们相信，在他们的境遇中还存在积极的成分。接着，他们的行为会跟随消极的否定性的自言自语，自以为对境遇是无能为力的。有鉴于此，危机干预工作的任务就是要通过练习和实践新的自我说服，使个体的思想变动更为积极、更为肯定，直到旧的、否定性的和懦弱的自言自语消失为止。认知模式最适合于危机稳定下来并回到接近危机前平衡状态的求助者。在艾利斯（A. Ellis）的理性—情绪疗法、贝克（Aaron T. Beck）等人的认知系统疗法中，这一程序的基本步骤被发现。

（三）心理社会转变模式

心理社会转变模式认为人是遗传天赋和从特别的社会环境中学习的产物。因为人们总是在不断地变化、发展和成长，他们的社会环境和社会影响总是在不断地变化，危机可能与内部和外部（心理的、社会的或环境的）困难有关。危机干预的目的在于与求助者合作，以测定与危机有关的内部和外部困难，帮助他们选择替代他们现有行为、态度和使用环境资源的方法。结合适当的内部应付方式、社会支持和环境资源以帮助他们获得对自己生活（非危机的）的自主控制。

心理社会转变模式不认为危机是一种单纯的内部状态。这个模式要求涉及个人以外的环境，考虑需要改变的系统成分。同伴、家庭、职业、宗教和社区是影响心理适应的五个外部维度，但影响心理适应的外部因素远不止于此。对于某些类型的危机，除非影响个体的社会系统也发生改变，或个体与系统适应，或个体懂得这些系统的发展变化规律及他们如何影响个体对危机的适应，否则难以获得持续性的解决。与认知模式相类似，心理社会转变模式最适合已经稳定下来的求助者。对这个模式有所贡献的理论家代表有阿德勒（Alfred Adler）。

四、危机干预的操作

尽管人类会遇到错综复杂、各式各样的危机，但危机干预工作者仍可使用相对直接和有效的干预方法来处理危机。危机干预六步法已被专业咨询工作者和一般危机干预工作者所广泛采纳，用于帮助许多不同类型危机的求助者。

注重实效和以环境为基础是我们推崇的，即要求危机干预工作者系统地使用一些技术，而这些技术的应用过程应该是自然、流畅的，而不是机械式的生搬硬套。危机干预工作者应该将检查及评估贯穿于整个六步法的干预过程中。

心理危机干预六步法依次是：明确问题；保证求助者安全；给予支持；提出并验证可变通的应对方式；制订计划和得到承诺（此时，重要的是采取积极的应对方式，以动作和行为作为工作重点）。

第一步，明确问题。危机干预的第一步是从求助者的角度，确定和理解求助者本人所认识的问题。如果危机干预工作者所认识的危机境遇并非求助者所认同的，那么危机干预工作者所应用的全部干预策略和付出的努力可能会失去重点，甚至对求助者而言没有任何价值。在整个危机干预过程中，危机干预工作者应该围绕所确定的问题来把握倾听和应用有关技术。为了帮助确定危机问题，推荐在危机干预开始时应使用核心倾听技术，如同情、理解、真诚、接纳以及尊重。

第二步，保证求助者安全。在危机干预过程中，危机干预工作者应将保证求助者安全作为首要目标。简单地说，就是对自我和他人的生理和心理危险性降低到最小可能性。

虽然将求助者的安全放在第二步，但在整个危机干预过程中都应该将这一点作为首要的考虑环节。在危机干预工作者的检查评估、倾听和制定行动策略过程中，安全问题都必须予以同等的、足够的关注。

第三步，给予支持。危机干预的第三步是强调与求助者的沟通与交流，使求助者知道危机干预工作者是能够给予其关心帮助的人。危机干预工作者不要去评价求助者的经历与感受是否值得称赞，或是否是心甘情愿的，而是应该提供这样一个机会，让求助者相信“这里有一个人确实很关心我”！

在第三步中，提供帮助和支持的人是危机干预工作者。就是说，危机干预工作者必须无条件地以积极的方式接纳所有求助者，不在乎报答。能够在危机中真正给予求助者以支持的危机干预工作者，就能够接纳和肯定那些无人愿意接纳的人，表扬那些无人会表扬的人。

第四步，提出并验证可变通的应对方式。这一步侧重于求助者与危机干预工作者常会忽略的一面，即有许多适当的方法或途径可供求助者选择。因为多数情况下，求助者处于思维不灵活的状态，不能恰当地判断什么是最佳的选择，有些处于危机的求助者甚至认为无路可走。

在这一步中，危机干预工作者有效的工作能帮助求助者认识到，有许多可变通的应对方式可供选择，相比之下也更为适宜。应该从多种不同途径思考变通的方式：① 环境支持，这是提供帮助的最佳资源，求助者知道有哪些人现在或过去是关心自己。② 应付机制，即求助者可以用来战胜目前危机的行动、行为或环境资源。③ 积极性的、建设性的思维方式，可用来改变自己对问题的看法并减轻应激与焦虑水平。如果能从这三方面客观地评价各种可变通的应对方式，危机干预工作者就能够给感到绝望和走投无路的求助者以极大的支持。

虽然危机干预工作者可以考虑有许多可变通的方式来应对求助者的危机，但只需与求助者讨论其中的几种。因为处于危机之中的求助者不需要太多的选择，他们需要的是能现实处理其境遇的适当选择。

第五步，制订计划。这是从第四步有逻辑地、直接地发展而来的。危机干预工作者要与求助者共同制订行动步骤来矫正其情绪的失衡状态。计划应该有以下两点：① 确定有另外的个人、组织团体和有关机构能够提供及时的支持。② 提供应付机制，即求助者现在能够采用的、积极的应付机制。确定求助者能够理解和把握的行动步骤。根据求助者的应付能力，计划应注重切实可行和系统地帮助求助者解决问题，可以包括求助者与危机干预工作者的共同配合，如使用放松技术等。

应该与求助者合作制订计划，让求助者觉得这是其自己的计划，这一点很重要。制订计划的关键在于让求助者感到没有剥夺他们的权利、独立性和自尊。有些求助者可能并不会反对危机干预工作者决定他们应该做什么，但此时这些求助者往往过分地关注自己的危机而忽略自身的能力，他们甚至会认为将计划强加给他们是应该的，让受情绪困扰的求助者较易接受一个善意强加给他们的计划。因此在计划制订过程中的主要问题是求助者的控制性和自主性，让求助者将计划付诸实施的目的是恢复他们的自制能力和保证他们不依赖于支持者，如危机干预工作者。

第六步，得到承诺。得到承诺紧接在第五步之后。同样，控制性和自主性问题也存在于得到恰当的保证这一过程中。如果制订计划这一步完成得较好的话，则保证安全这一步就比较容易。多数情况下，保证安全这一步比较简单，让求助者复述一下计划，如“现在我们已经商讨了你计划要做什么，下一步将看你如何向他或她表达自己的愤怒情绪。请跟我讲一下你将采取哪些行动，以保证你不会大发脾气，避免危机的升级”。在这一步中，危机干预工作者要明确，在实施计划时是否达成同意合作的协议。

在第六步中，危机干预工作者不要忘记其他帮助的步骤，诸如评估、保证安全和给予支持的技术。在结束危机干预前，危机干预工作者应该从求助者那里得到诚实、直接和适当的承诺。然后，在检查、核实求助者的过程中用理解、同情和支持的方式来进行询问。也就是说，核心的倾听技术与在确定问题或其他步骤中同样重要。

五、危机干预中的评估

评估贯穿于六步法的全过程，是危机干预工作者的一项必不可少和持续性的工作。检查评估之所以重要，是因为它有助于危机干预工作者：确定危机的严重程度；确定求助者目前的情绪状态，如求助者情绪能动性或无能动性的水平；确定可变通的应对方式、应付机制、支持系统，或对求助者而言切实可行的其他资源；确定求助者致死的水平（对自我或对他人的伤害危险性）。

（一）评价危机的严重程度

在与求助者开始接触的阶段，危机干预工作者应该尽可能地迅速评价危机的严重程度，这一点很重要。一般情况下危机干预工作者没有时间去做详细的全面检查或了解深入的病史资料。因此，我们以迅速和有效的方式来取得特定危机境遇的资料，有助于危机干预工作者从认知、情感和行为这三方面来判断求助者目前的功能状态，危机的严重程度及对求助者能动性的影响。它同样也是工作者判断如何解决危机的基础。求助者处于危机的时间长短也决定了工作者需花多长时间来缓和危机。因为危机是有时效性的，绝大多数的急性危机只持续几天，便会出现改变——改善或恶化。危机严重程度的评估包括两方面，即求助者的主观认识和工作人员的客观判断。客观评估是基于对求助者三个功能方面的评价，即认知（思维方式）、情感（感受或情绪反应），以及精神活动（行为）。

1. 认知状态

危机干预工作者对求助者思维方式的评估可以回答下述重要的问题：求助者对危机的认识的真实性和一致性如何？如果存在危机的话，范围如何？是合理的解释还是夸大？或者认为部分是事实，它们促发危机了吗？这种危机的想法存在有多长时间了？求助者是否有想改变危机处境的想法？回答这些问题和帮助求助者改变不合理的或模糊的想法，建立更加积极和现实的思维方式来面对危机，以及思考实用的变通应对方式。

2. 情感状态

危机干预工作者关注求助者情感反应，来评估危机的严重程度，并确定帮助求助者的方式。情感异常或悲伤往往是求助者心理失衡状态的首发征象，求助者可能表现出过度的情绪化和情绪失控，或严重的退缩和孤立。危机干预工作者一般通过切实可行的方式来帮助求助者表达内心感受，支持其恢复自控力和能动性。需要危机干预工作者思考的一些问题有：求助者的情感反应是否提示其否认这种境遇或试图回避卷入其中？对环境危机的情绪反应是正常或协调一致的吗？一般人处于这样的情况下也表现出这种类型的情感吗？当然，危机干预工作者有时会出现一些差错，忽视少见或不健康的情绪表现。

3. 精神活动

危机干预工作者应更多地注意求助者的所作所为，始采取的行动步骤与行为，或其他任何精神活动。我们认为最快速（往往也是最有效）的方式是帮助求助者恢复自己的主观能动性，使其能够立即采取积极的行动。能成功应付危机的人，事后回顾危机阶段中最有帮助的改变是参加一些具体的、及时的活动。不过，对危机干预工作者来说需要注意的是，让无能动性的求助者转变为具有独立和自主性行为可能非常困难，即使这是他们最需要做的。危机干预工作者可以用一些适当的问题来帮助求助者采取有建设性的行动，如，“如果过去发生类似情况，你会采取哪些行动使之恢复自控？”“你现在能够做什么以摆脱最困难的境遇？”“如果让你联系支持你的人的话，有哪1~2个人可以支持处于危机之中的你？”无能动性的主要问题是失去自控，一旦求助者能够做一些具体的事，迈出向积极方面发展的第一步，自控便开始恢复了。因此，需要帮助求助者一步一步恢复能动性，并营造不断向前进步的氛围。

（二）评估求助者目前的情绪状态

在评估求助者情绪稳定性中有两个主要因素，即危机的持续时间和目前求助者的情绪承受程度或应付能力。时间因素是指危机发生的规律：这是一次性的还是复发性的危机？对求助者来说已经持续了多长的时间？一次性或相对短暂的危机，我们称之为急性或境遇性危机。而将复发性、持续时间较长的危机称之为慢性、长期或转换性危机。程度因素是指求助者目前现存的情绪应付能力。正常情况下求助者的应付能力是相对全面的，但在危机阶段则是相对缺乏的。在评估程度因素的过程中，危机干预工作者需要确定求助者还剩下多少情绪应付能力，如："求助者已用完汽油了吗？""他能翻过前面的小山坡吗？"

1. 求助者目前的急性或慢性状态

在评价危机求助者的情绪功能时，重要的是危机干预工作者要判断求助者是一次性危机的正常人还是伴有慢性危机的人，因为一次性危机的评估和治疗与慢性危机不完全相同。一次性危机求助者往往需要直接的干预来帮助克服某一事件或境遇所导致的危机，随着求助者逐步恢复到危机前的平衡状态，他们通常能够应用正常的应付机制和利用能够帮助自己的人，独立地处理问题。而慢性危机的求助者往往需要较长一段时间的咨询，特别需要危机干预工作者帮助其找出适当的应付机制，发现其他能够帮助他们的人，重新确立以前危机阶段时的有用应付策略，并建立新的应付策略，从危机干预工作者或其他人那里获得信心和鼓励，以摆脱目前的危机。慢性危机一般需要转介给长期的专业咨询工作者。

2. 求助者现有的情绪力量

完全缺乏情绪反应能力的求助者比仍保持较好情绪反应能力的求助者更需要危机干预工作者的直接关心。危机干预工作者必须非常关心和注意求助者的情绪力量以保证做出客观的评价。绝望感和无助感是情绪力量较低的一条确定线索。对某些求助者的评估可通过一些开放式提问来了解情绪状态，特别是如果功能状态很低，求助者不仅对过去和现在有不恰当的认识，而且对前途亦不抱希望。下述这些问题可以帮助判断现有的情绪反应程度，如，"想象一下危机解决后你的情况，请告诉我，你会怎样看待你的所作所为，你的感受会如何？你是如何达到这样的感受的呢？危机以前你的感受怎样，也是这样不好吗？你会在什么地方碰到这种问题？"对这些问题的回答有助于危机干预工作者确定求助者现有的情绪自控程度。一般来说，情绪力量保留越少，求助者对未来的信心就越低，完全缺乏情绪反应能力的求助者可能木然无反应或回答“没有选择”“不，我没有看到任何未来，前途一片黑暗，我没有未来”。对求助者现有情绪能力的评估将决定在往后的咨询中危机干预工作者选择何种策略和干预的程度。

3. 评估情绪状态的策略

要全面评估求助者的情绪状态，危机干预工作者必须了解影响时间（慢性和急性）和情绪稳定性程度（现有的功能水平）的各种有关因素，如求助者的年龄、文化程度、家庭情况、婚姻状况、职业和工作的稳定性、经济收入、药物与酒精饮品的服用情况、犯罪记录（拘留、在押、判刑等）、社会背景、智力水平、生活方式、宗教信仰、人际关系、对挫折的忍受力、躯体健康、疾病史，以及过去应付危机的历史等。客观公正地看待这些因素有助于危机干预工作者决定求助者是否需要立即转介（接受医学治疗或检查）、短期咨询、长期治疗，或建议由特殊的机构来处理。

每个求助者的情绪稳定状态是各不相同的。一般而言，不能仅根据某一个因素就轻率地做出求助者缺乏情绪应付能力的结论。不过，可根据不同的资料，综合判断得出一个基本印象。例如，一个中年人多次就业不成功可能与文化程度低有关，这与一个年轻人首次面试就失败的体验有所不同。一个多次患病住院治疗的病人与一个第一次患病住院的人感受也不一样。

在仔细斟酌的基础上，一些开放式提问是检查评估的一种有效手段，可以用来帮助判断求助者的情绪背景和状态，并使其自然地参加到检查评估过程之中。例如，工作者可以问：“你目前接受的治疗与过去接受的治疗有何不同?”“你饮酒量增加了，是否影响了你对妻子和孩子的感情?”“为使自己感觉好一些，你会做什么?”开放式提问可以有多种方式。

我们已经讨论了如何对求助者循序渐进地进行检查性评估，指的是收集求助者的有关资料是帮助过程中的一部分，而不仅仅是简单地作为文献保存或记忆在危机干预工作者心里。应是将重点放在求助者的内心情绪世界，而不是危机干预工作者对这个世界的分析。

（三）评估替代解决方法、应付机制、支持系统和其他资源

在整个帮助过程中，危机干预工作者应该牢记要收集各种有关的资料，并评价这些资料的意义。在评估有关求助者可应用的替代解决方法时，危机干预工作者必须先考虑求助者本人的观点、能动性，以及应用这些方法的能力。危机干预工作者个人的客观建议则作为附加部分予以考虑。替代的解决

方法应将各种对求助者有益的资源考虑在内。即使求助者可能只需要1～2个具体的建议或行动步骤，但危机干预工作者应该与求助者共同讨论罗列出各种可能性，并进行评价。当然，许多可能性不会被求助者采纳和付诸实施。上述“个人的”不是指危机干预工作者强加给求助者的建议和方式，而是求助者将建议采纳并转变为计划和行动的实际过程。对求助者而言，重要的是他们深切地感受和做出自己的选择，并不是依赖于危机干预工作者和单纯地同意接受危机干预工作者为他们做出的选择。

危机干预工作者需要思考的问题有：求助者现在采取何种行动或选择能恢复到危机前的自主状态？求助者真正采纳的行动是什么？有哪些机构、社会团体、职业或个人能给予其支持？谁愿意关心和帮助求助者？在求助者康复过程中有哪些经济、社交、职业和个人方面的障碍或问题？

（四）自杀危险性的评估

并非所有的危机求助者都存在自杀倾向。不过，在处理危机求助者时，危机干预工作者必须经常了解自杀的可能性，因为自杀行为有多种形式，并有可能以多种形式掩饰。对危机干预工作者来说，重要的问题是求助者掩饰自己想结束生命的真实想法。与一般的看法相反，绝大多数的自杀求助者往往表现出确定的自杀线索，并迫切地寻求帮助。但是，即使其最亲近的朋友也会忽视这些线索，认为求助者不会自杀。有鉴于此，我们主张对每一个危机求助者都应该进行自杀危险性评估。而自杀危险性评估最重要的是，危机干预工作者/评估者应该意识到每一个求助者都有自杀的可能性存在。

第二节
自杀评估

毫无疑问，与有自杀倾向或杀人倾向的求助者打交道是心理咨询师所遇到的最有压力的工作任务之一。在头脑中浮现这样紧张的场景并不需要很多的想象力，分析以下的情节：求助者告诉你，他有自杀的计划，而且在此后的一周之间，他真的那样做了。这一事件的结果会对你个人及事业都产生毁灭性的影响，这也是绝大多数心理咨询师恐惧发现他们的求助者有自杀倾向的一个原因。对于某些工作者来说，他们可能较易轻信自己可以轻而易举地避免为有自杀倾向的求助者服务甚至面谈。尽管将有自杀倾向的求助者转介给其他的专业人士是可能的，这种转介也必须是逐渐的和谨慎的，而且确信你永远不会面谈一个有自杀倾向的人是绝对不可能的。事实上，设法这样做很可能也是不道德的。有些时候，求助者自己甚至都没有意识到他们的自杀冲动如此强烈，直到他们坐在咨询室里与你谈话。

当心理咨询师评估判断求助者对自己或他人是一种威胁时，规则非常清楚：保密性必须被打破。实质上，当求助者向心理咨询师报告他们的自杀或杀人计划时，这时心理咨询师就有责任开始一系列联络以保护求助者和潜在的受害者。因为在事先不可能知道一个既定的求助者是否有自杀倾向，我们建议，即使是初学者也应该预先做好准备，可能会与一个痛苦的有自杀意图的求助者或一个怒气冲冲的想要杀人的求助者面对面。为应对这些求助者所做的准备是任何一个心理咨询服务机构训练课程中的一个基本组成部分。

一、与自杀相关联的危险因素

与自杀相关联的特定的危险因素有许多，但是并没有哪一个可以独立作为自杀行为的预报因子。

尽管我们要讨论与自杀相关联的危险因素，但我们还是需要强调对于个别求助者即使没有这些因素也并不能保证其没有自杀倾向。作为处理自杀危险性评估的一般原则，心理咨询师应该始终关注自杀的可能性，无论可能性隐藏得多深。下面关于主要的自杀危险因素的描述可能会提示一些当特定的求助者并没有直接暴露自杀冲动时就可能出现的警报信号。

（一）抑郁

抑郁与自杀行为之间的相关联系十分引人注目。一些专家认为自杀之前出现抑郁症状是近乎普遍的。支持这一观点的研究中包括韦斯特菲尔德和富尔的研究，在他们考察的大学生样本中，曾有自杀企图的人都陈述至少体验过一些抑郁的征兆。这种联系使得一些工作者和研究者把抑郁定义为一种致命的疾病。

在抑郁人群中自杀的危险性远远高于正常人群。事实上，估计所有临床上抑郁的个体中有5%～10%会企图自杀。尽管不是所有抑郁的人都是有自杀念头的，但是抑郁的存在可能是最好的普遍自杀预测因子之一，它同时也是一个在临床面谈中可靠的评估预测因子。

已有研究将患有抑郁的求助者与自杀行为联系频繁的变量分为六类：

（1）强烈的精神上的焦虑（普遍的关于焦虑的想法和感觉）。

（2）惊恐发作（焦虑的一种特殊的发作，包括惊恐的生理征兆）。

（3）缺乏快感（在从事快乐的活动时也缺乏快感）。

（4）滥用酒精（在抑郁的一段时间里酒精的消耗量就会增加）。

（5）注意力集中的能力下降（高度易于分心）。

（6）完全失眠（入睡困难、间歇性唤醒、早醒）。

除了上述的内容之外，在所有抑郁和非抑郁的求助者中，绝望和无助的感觉都是重要的自杀预测因子。

（二）年龄

不同年龄的人群中自杀率也不同。基于疾病控制中心透露的数据看来，自杀最有可能发生在70岁以上的个体中。在年龄为20～24岁之间的年轻人中自杀率也有略微上升。相反，在年龄为10～14岁的少年中自杀率较低，对于年龄为10岁以下的儿童自杀率极低。但是这里必须指出，就年龄本身而言，它是一个相当不可靠的预测因子。然而，传统上有几个年龄段被视为自杀的高危人群，这些人群包括青少年、大学生和老年人。

在年龄为15～19岁的青少年中，自杀率明显高于前几个年龄段。在15～24岁的人群当中，自杀率名列死亡原因的第三位。许多起致命的事故（导致青少年死亡的第二大原因）事实上很可能是自杀，而朋友、亲属以及主治医师之所以为此保密也许是因为与自杀相关联的耻辱。

大学生自杀的比率高于一般人群，占比为50%。一般说来，大学生自杀事件的多发可能与酒精使用、抑郁以及学业上的或人际上的问题有关。一些治疗师推测大学生的高自杀率可能是因为他们在努力逃避一种艰难的、充满压力的学习和生活局面。

（三）性别

根据自杀的数据可得出，有自杀倾向的女性是男性的3倍，但是男性中自杀身亡的人数竟然是女性的4倍。在晚年，男性和女性之间这种悬殊比率就更加显著。不均衡的一种解释是男性通常都采用更为极端致命的手段，而女性往往选择较为不致命的方式，例如服用毒药或药片。

（四）婚姻状况

离婚、孀居和分居的人群是自杀的另一类高危人群。单身的、未婚的个体中自杀率接近已婚个体中自杀率的 2 倍。婚姻，尤其是被子女加固了的婚姻关系，似乎是阻止自杀的一个缓冲器。然而，如前所述，自杀率随着年龄的增长而增长，即使在已婚的人群中也如此，未婚可能是 70 岁以上的单身男性自杀率高于其他人群的原因之一。

（五）工作状况

失业和退休的个体存在较高的自杀危险性。失业会使任何年龄、性别或种族背景的人都产生情绪上的忧郁；情绪忧郁作为自杀行为的一个原因与物质滥用和抑郁联系非常紧密。退休的个体某些时候陈述体验到缺失了个人同一性、意义和自尊，这可能与 60 岁以上的年龄段自杀率的上升有关。

（六）社会经济地位

在社会经济地位的两个极端上都存在着较高的自杀率，而中间部分的自杀率比较低，历史上，贫穷和经济上的劣势曾有一段时间与较高自杀率相联系，然而现在，较高的经济地位更经常与自杀率相联系。

（七）躯体健康

关于住院患者自杀率的绝大多数研究都聚焦于精神病患者身上，然而，自杀倾向在内科和外科的患者中同样发生。研究者认为下列因素与自杀危险的增长有联系：频繁的外科手术、持续的疼痛和身体功能的改变所引起的抑郁、对死亡和受难的恐惧、无能、打击以及失去社会支持。血分解和人类免疫缺陷病毒（Human Immuno deficiency Virus，HIV）的患者被认为是有特殊危险的人群，但总的来说，疾病的严峻、身体的痛楚以及对前景的预测似乎最有可能导致自杀行为，无论是否有特定的症状。与前面所提到的住院治疗的精神病患者相似的是，内科患者也显示了在接受医院治疗之后在非常短的时间内出现过自杀的念头。

（八）社会和个人因素

社会和个人资源在自杀中扮演的角色不容小觑，这些因素包括：① 可获得的衣、食、住、行。② 足够的保健。③ 躯体和精神力量。④ 有可行的、有产出的并且有意义的活动可以从事。⑤ 与他人是显著的并且是支持性的人际关系。对于个体来说，这些基本资源利用得越多，自杀的危险性越小。

一般认为独自生活增加了自杀危险性。然而，分离和孤独的感觉即使是与群体在一起生活的人也可能存在，而一个独自生活的人也可能有一个有回报的而且令人满意的支持体系可以利用。被孤立和社会分离的感觉比一个人的生活环境更为重要，但显而易见，二者在自杀评估的过程中都应该是考虑的因素。

如近期遭受到一个显著的损失的个体应被视为有高度自杀危险。这些损失可能有多种形式，其中包括：① 失去工作。② 失去地位。③ 失去心爱的人。④ 失去身体健康或身体活动能力。在某些特定的个体中，失去一只宠物也有可能增加危险性。

（九）物质滥用

有关将酒精和其他物质滥用者归为高危人群的研究十分明确。很显然自杀问题与物质滥用之间有紧密的联系。酒精和其他物质的滥用将个体置于自杀的危险之中，尤其是如果这些滥用与抑郁、社会分离以及其他自杀危险因素有联系时。

酒精和药物增加自杀危险性的方式之一是降低抑制力。人们在受到化学物质改变的状态下行为会变得更加冲动，而自杀通常被认为是一种冲动行为。无论在自杀行为之前进行的筹划，对于服下毒药、扣动扳机、割破手腕的那一刻，大多数理论家都认为通常是发生了某种形式的去抑制化。酒精和药物的使用可能带给恐惧死亡的人实行自杀计划所需的勇气。

（十）精神障碍

绝大多数自杀与一小部分精神障碍或精神状况相联系。情感障碍的患者（抑郁或双向障碍）和精神分裂症患者都会表现出高度的自杀危险。一些障碍偏执妄想体系和幻听到要其杀了自己或心爱的人，尤其是与抑郁心境联系在一起的时候，会把受害者推入高危之中。带有精神异常的抑郁行为的个体会表现出高度的自杀危险。

对于因精神障碍而入院的个体来说，在紧接着治疗的这段时间内会增加自杀的危险性。特别是当这些个体同时还具有以下经历：

（1）以前曾企图自杀过。

（2）长期受精神障碍折磨。

（3）近期入院接受治疗。

（4）独自生活。

（5）失业。

（6）未婚。

（7）受到抑郁病症的影响。

此外，最近对于精神分裂症患者的一次大量研究表明，在接受治疗的5天之内自杀危险性特别高。

危险因素并不是整齐地排列使你能够轻易判断低危险因素或者自动地筛选高危因素。要是像许多研究者陈述的那样，典型自杀倾向的个体就应该是一个抑郁的、滥用酒精的、与社会隔离的、上年纪的且伴有身体健康问题的男性。然而，在现实生活中，原型是不存在的，而且，对自杀的预测永远不会那样简单。

二、自杀的评估

大部分人在生命的某一时刻都曾想到过自杀。对于一部分人来说，这不过是一个闪念，很快就被活着的种种好处所说服。但是，对于另外一部分人来说，自杀是一个十分严肃的想法，而且对极少部分人来说，这种念头使他们陷入其中不能自拔。在一些案例中，再三重复的自杀姿态更容易被解释为求助或引起注意的呼叫而不是真的想死。在另外一些案例中却恰恰相反，如生活充满了不如意、失望或是痛楚以至于一个安静的、不引人注意的死亡比活着更具有吸引力。判断一个求助者是只经历过短暂的自杀念头还是严肃地将自杀作为当务之急是心理咨询师的责任。尽管有很多可以利用的标准化评估工具可以测量自杀的可能性，但如何用临床咨询来评估求助者是否有严重的自杀危机仍是讨论的重点。

另外，这里对有意义的危险因素再做一下分类，精细的自杀评估面谈内容包括以下五个方面：① 抑郁程度。② 自杀念头的出现。③ 探查自杀计划。④ 评价求助者的自控能力。⑤ 判断求助者是否有企图自杀的倾向。

（一）评估求助者的抑郁程度

因为抑郁程度牵涉到许多其他危险因素，因此心理咨询师必须对求助者体验到的抑郁程度有一个清楚的概念。先要询问的问题就是求助者感觉如何，如是否感到悲伤、惊恐、快乐、绝望？可以给求助者一个1～10分的量表协助评估，用1分表示充满希望，用10分表示毫无希望，然后让求助者估计希望的水平。

无助感也是要考察的重要体验之一。从求助者的视角看来，无助感可能表明了一种情绪或想法，他们无法使自己的感觉变得好过一点儿。当求助者表达自己的无助感时，这可能是向咨询者的一种间接的求助。求助者可能会认为，尽管他们自己不能使生活发生有效的变化，但是心理咨询师可能可以做到这一点。

可能有更极端的绝望的求助者认为没有任何人能够帮助他们，而且未来没有提供任何向好的转变的可能。依赖于求助者的人格类型，绝望可能通过多种方式表达并提及未来，例如“我认为事情永远不会有任何不同”或“从我有印象以来我感觉一直是如此，而且，我很可能永远感觉如此”。求助者设计未来和提出计划的能力是判断自杀潜在可能性的一个重要标准。

对未来感到绝望可能是比整体的抑郁程度更为精确的一个自杀危险的预测因子。就像心理咨询师能够料想的那样，自杀不太可能发生在一个相信未来还有希望的人身上，而且一个表达了对短期或长期的生活计划充满兴趣的人也被认为比那些表示几乎没有兴趣、希望、计划或梦想的人的自杀危险要低。

作为对绝望和无助的念头和感觉的补充，心理咨询师还必须了解个别求助者是否认为他们自己是毫无价值的，或者他们是否体验到了过度的有罪感。“正常的”或短暂的悲伤不包括过度的、持续的或反复的没有价值或罪恶的念头和感觉。

如果有绝望、无助、毫无价值或罪恶的想法或感觉出现，咨询者应该确定这些想法和感觉持续的时间、出现的频率以及强度。如以下提问或提示可能会有帮助：“你感到忧郁或者情绪低落有多长时间了?”“认为自己是毫无价值的人，这样的念头和感觉是出现后又消失，还是在绝大部分时间里都缠绕着你?”“告诉我最近一次你自我感觉良好是什么时候。”“明天你有什么有趣的计划……你觉得你五年之后会干什么?”

询问清晰或特定的问题而且着重对未来的想法和感受提出疑问是十分重要的。同时，如果可能，心理咨询师应在询问有关抑郁持续时间、出现频率以及强度的时候使用一些求助者自己的语言。例如，求助者可能把他们的抑郁描述成“悲伤”“痛苦”“羞耻”或者其他特质的术语，所有这些涉及抑郁的内容都可以结合在抑郁评估面谈中。

沃尔勒塞姆建议询问求助者下面的问题以评估心境的亮度，如：“这是蓝色的还是黑色的?”目的是用颜色的描述来评估抑郁的强度。一般来说，对于与相对激烈的抑郁症状做斗争，而症状长期没有好转也没有希望好转的求助者来说，自杀的危险性很可能更高。这些求助者更有可能把他们的心境描述成黑色的。

抑郁症状的一种常见表现是远离朋友、家人和不参与惯常的活动。因此，心理咨询师应该确定求助者是否陈述对以前喜欢的活动失去了兴趣和快感。倾听以寻找他们从朋友和家人那里撤回情感的迹象。许多时候，抑郁的人并没有完全意识到他们的社会性退行和孤立。如果心理咨询师有充足理由认为其并未全面掌握资料，那么就需要从了解求助者的人中获得更多的信息了。

抑郁症状通常伴随有明显的躯体变化，包括睡眠、食欲，以及精神性运动的变化（显著的迟缓或神经焦虑）。另外，性兴趣或动机也常常大幅度下降。考察这些方面的变化十分重要。睡眠的模式有没有变化？最近体重有没有增加或减少？近期的人际交往模式有没有什么变化？在性活动方面有没有什么变化呢？在咨询的过程中仔细观察求助者的行为也十分重要。精神性运动的迟缓可能很明显地表现在整个缓慢的谈话以及反应之前长时间的停顿上。求助者可能很少有口头的表达，对于一些极端的案例甚至可能是无言的。求助者可能表现出迟缓的躯体动作，或者恰恰相反，可能表现出激动和不安、快速地讲话、拉扯头发或衣服、搓手甚至踱步。激动也可以证实求助者陈述中的焦虑感觉以及感到好像有什么事情必须去做。当抑郁患者开始活跃地、精力充沛地从事某些事情时，自杀的危险性就上升了。可以通过焦虑、激动或者愤怒情绪来观察求助者，这些情绪可能表明了自杀的能量和动机。

心理咨询师还需要评估求助者的认知变化。抑郁的认知信号可能包括记忆丧失和注意困难。求助者可能在做出决断和思维迟缓、解决问题方面存在困难，这会导致管窥蠡测，认为求助者可以看到事物的两面性，从而可以减轻抑郁症状。但求助者也可能从他们自己选择的那一方面来看待自杀。

（二）探究自杀观念

如果心理咨询师认为求助者应该评估自杀的危险性，就直接而平静地询问求助者对此的想法和感觉。通常初学者会认为，性和自杀是最难向求助者提及的两个话题。询问时感觉不自然，而且当他们“推动”这个话题时，感觉十分尴尬。我们可以罗列出一系列如一个人可能问及另外一个人的荒谬而且困难的问题，然后进行提问练习。学会以一种从容的、同情的、专业的、不大惊小怪的态度去询问这些棘手问题对于绝大多数心理咨询师来说确实需要练习。长期研究表明，约97%自杀未遂的求助者对于在咨询的初始阶段与心理咨询师讨论自杀企图这论点持赞成态度或保持中立。

克服尴尬的办法之一是完善一套标准化的提问方式，使用能使心理咨询师感觉舒服的词语。沃尔勒塞姆提供了下列问题：“你好像确实有些过度的抑郁。感受这样的痛苦，你有没有发现你在考虑自杀？”一种常见的恐惧是，直接询问有关自杀的事可能会把自杀的念头灌输到求助者的头脑，但没有任何临床的证据显示这样的事情会发生。而且，绝大多数求助者由于有机会谈及自杀的想法而使自杀的念头得到了缓解。除此之外，这种分享自我毁灭念头的邀请再一次向求助者证实了心理咨询师在谈及关于这个话题时没有不适的感觉，可以控制事态，并且具有处理问题的能力。

大多数想自杀的求助者都准备在被问及时承认有自我毁灭的想法。然而，一些求助者会否认他们有这样的念头，可能是试图重申他们的自我控制能力。如果出现否认，不要松懈及迅速离开话题，而是应该使求助者可以更容易地接纳这样的想法。这里我们再次引用沃尔勒塞姆的一种技巧的案例：

呃，我问这个问题是因为几乎所有的人在生命中都会有一次或几次想到过自杀。这种想法并没有任何不正常的地方。事实上，当一个人在沮丧中感觉低落时，这是非常正常的事情，这种想法本身并没有任何害处。然而，如果我们发现自己非常专注或频繁地考虑自杀，这就暗示着事情不太妥，而且我们应该开始为能使生活更尽如人意而做出努力。

当求助者承认有自杀的想法时，就应该探查自杀想法持续的时间、频率以及强度，探究自杀想法总要引向估计求助者是否有自杀计划。

（三）评估自杀计划

一旦与心理咨询师建立了良好的咨访关系，大多数求助者都会讲述一些他们曾经考虑过的自杀计划的细节。用解释和疑问探查求助者的计划，例如："你曾觉得如果你死了对每个人都会更好一些。你有没有计划过如果你真的按照这种想法去做，你将用什么方法致死你自己呢?"很多求助者对这一问题的反应都会是重申，因为事实上他们并不是真正地对自杀的行动做过深思熟虑。他们可能引用宗教、恐惧、子女或一些他们为之而活的其他原因，声明他们只是有些时候想到过自杀，但永远也不会真的那么做。听完求助者放弃自杀的原因后，心理咨询师可以不必继续评估自杀计划了。然而，如果求助者确定了一个潜在的自杀计划的话，那么对这一计划的进一步探查就必不可少了。

当探查和评价求助者的自杀计划时，要考虑到以下四个方面：① 计划的具体性。② 手段的致命性。③ 计划的可行性。④ 与社会或援救资源的接近性。

1. 具体性

具体性指求助者自杀计划的细节。求助者有没有考虑到一个完整的自杀过程中的所有细节？这一计划的具体性越强，危险性就越大。

一些求助者会给出一个特定的自杀方式，而部分求助者则会回避这一问题。仍然会有一些人做出类似以下的声明："噢，我想如果我死了事情会变得多么轻松啊，但是我并没有一个真正的计划。"在这样的情境下，如何让求助者详述自杀计划就看心理咨询师的临床判断了。在这里，我们再一次提到沃尔勒塞姆的建议，像以下这样的问题会使大多数案例都按标准化进行，并且使求助者更容易正面回答问题，如，“你看，绝大多数考虑过自杀的人都至少闪现过他们将如何实施的念头。如果你曾决定自杀，你有过什么样的实现自杀的想法呢?”这种陈述表明了两个重要的客观事实。首先，这向求助者声明，有关于自杀计划的想法是非常常见的事情。其次，问题是开放式的；假设求助者有这样的想法然后询问它是什么，而不是简单地问是否有一个计划存在。

2. 致命性

致命性指的是求助者的计划一旦实施，在多快的时间之内会导致死亡。就像每一个人都可以设想得到的那样，致命性越强，自杀的危险性就越高。致命性的变化依赖于特定手段的使用。如果认为求助者有非常高的自杀危险，心理咨询师就不应该仅仅询问其自杀的一般方法（例如过量服药、利用利器），而且还要问及具体实施的手段。例如，求助者是打算服用毒性强的药物？还是想用利器残害自己的身体？显然后一种选择更为致命。

3. 可行性

可行性是指求助者在什么时间内会实施自杀计划。换句话说，求助者有没有可以马上实施计划的工具？如果求助者计划用一种特定的毒性强的药物自杀，检查一下有没有药物可以利用（头脑中要有这种观念：大多数人在家里的药橱里就存有足以完成自杀的药品）。夸张一点儿说，如果求助者打算驾车从悬崖上冲下去以达到自杀的目的，但是既没有可以利用的车也没有悬崖，这显然比一个想开枪自杀而卧室中恰有已上了膛的手枪的人自杀的危险性要小。在大多数案例中，评估自杀手段的可行性在判断自杀危险性和是否有必要采取危机干预的时候显得尤为重要。

4. 接近性

接近性是指与援助资源的接近性（也就是说，当求助者企图自杀的时候，其他可以干涉和解救求助者的人）。求助者是否和家人或室友生活在一起？是否独自生活，附近是否有朋友或邻居？求助者日常是大多数时间单独活动还是集体活动？一般来说，求助者距离潜在的援助资源越远，自杀的危险性越高。

心理咨询师与求助者进行基础部分的咨询，周期性地检查其关于自杀的计划是十分重要的。自杀计划的变化可能是标志着自杀危险性升高或降低的重要信号。

（四）评估求助者的自控能力以及过去的或家庭成员的自杀史

在评估自杀危险性时，考虑到求助者对自身的自控能力的观念是十分重要的。失去控制并实施自杀的个体处于高度危险之中，沃尔勒塞姆建议询问以下的问题：“你是否有时会感到害怕在某一个你十分沮丧的时期，可能会不顾一切实施自杀了?”如果求助者承认害怕失去控制，心理咨询师必须十分严肃地对待这个问题，有必要考虑住院治疗或者转介，使得外部控制可以被利用，直到求助者感到内部控制能力增强。

彻底探查求助者的自我控制能力是十分重要的。如果求助者过去曾产生过自杀念头，应询问是什么使其没有失去控制去实施自杀，这种信息可能会成为有价值的治疗联盟，过去曾经起作用的事情就有机会再次起作用。如以下案例：

求助者：“是的，我在夜里经常害怕失去控制。”

心理咨询师：“听起来夜晚是最艰难、最难熬的时间。”

求助者：“我痛恨午夜。”

心理咨询师：“所以，在深夜，尤其是接近午夜的时候，你有些时候会害怕自己失去控制而实施自杀。尽管如此，还是有些事情使你放弃自杀。”

求助者：“是啊。我想到早上起床的时候，我的孩子如果没法叫醒我的话，他们会有什么感觉。我就因为这种想法对自己大叫并放弃轻生念头。”

当求助者有这种类型的问题时，正当的做法是立即进行督导或讨论。虽然短暂的口头交流不足以判断求助者是否安全，是否需要住院治疗，但重要的是短暂的口头交流能让心理咨询师可以注意到一些缓和因素，如求助者对子女的爱，这些可以弥补自控能力的缺陷。

除了求助者自己对于有无自控能力的自我陈述之外，还应注意求助者过去行为中曾出现的冲动控制问题也是十分重要的。例如，如果求助者有言语过激或争辩的倾向，这可能表明存在冲动控制的问题。还有，在绝大多数时间内过度克制情感、然而偶尔会完全失去控制的求助者同样具有较高的自杀危险性。

最后，一定要问求助者过去是否曾经威胁过或尝试过自杀，还有没有亲密的朋友或家庭成员曾经尝试自杀或自杀身亡。这些经历会增加危险性。最终自杀身亡的人中有接近3/4 的人曾经有过自杀未遂的历史。过去的自杀行为中致命性越高，现在的危险性就越大。

（五）评估自杀意图

自杀的意图可以通过自我报告、同伴或家人的报告，或者行为观察的方法进行评估。基本上，评估意图包括确定求助者谈话或行为的方式是否透露出他们有意图杀死自己。

一些求助者在自杀的努力中坚持不懈而且具有创造性。我们听说过一些求助者吞针、吞刀片，实际上是任何他们能够找到的危险的物品。一些人在高速公路上裸奔，或者跳进湖中努力使自己淹死。另外一些人用枕套把自己吊起或用苏打瓶以及易拉罐的瓶口割自己的手腕。这些求助者可能并没有仔细考虑过用什么方法自杀，事实上，他们已准备好利用可以结束生命的任何手段。认为他们有意图自杀只是一种保守的推测，他们在拼命地寻求自我毁灭。

一般说来，心理咨询师对自杀意图的评价应分为不存在、轻度、中度、严重、极严重五个等级。然而，与我们前边提到的对情绪和希望的主观评估不同，询问求助者自杀意图的水平通常对评估没有多大帮助。如果求助者的自杀愿望很强烈，他们很可能不会对你承认，因为他们可能意识到心理咨询师会转介他们住院治疗以及阻止他们自杀。意图必须通过其他更间接的方法，如评价计划、过去的行为以及求助者的整体行为。显然这种意图越强烈，自杀的危险性就越高（见表7－1）。

表7－1　评估自杀意图

等　级	意　图
不存在	不存在自杀的想法或计划
轻度	有自杀的想法，但没有特定的或具体的计划存在。几乎没有自杀的危险性存在
中度	有自杀的想法和计划存在。自控能力完整；求助者有一些“活着的原因”，而且求助者没有“意图”杀死自己。有一定的危险性因素存在
严重	自杀的想法经常浮现而且强烈。计划是特定的而且致命的，手段是可行的，几乎没有临近的援助资源。自控能力有问题，但是求助者并不是真正“想”杀死自己；自杀意图很低。可能存在着较多危险性因素
极严重	除了求助者表达了明确的一旦有机会就自杀的意图之外，其余的描述与严重的情况一样。通常存在着许多危险性因素

在已经练习和熟悉了危险因素之后，表7－2可以用于练习阶段或角色扮演，它可以帮助心理咨询师在几乎任何情境下进行精确的自杀评估。练习如何从不同类型的求助者那里获得精确的信息是十分重要的，因为精力、环境、时间分配等都会给获取信息的过程带来有趣的挑战。

可以模拟进行一次自杀评估的角色扮演。运用下面的检查表，判断下列的危险因素哪些是符合你的求助者的。做另外一组眼前没有检查表的角色扮演也是很有帮助的，你能在检查表中填出多少项。

表 7－2　一般自杀评估危险因素检查表

1. 由于年龄或性别，求助者是属于易受攻击的群体。
2. 求助者过去曾有自杀未遂经历。
3. 求助者过度使用或滥用酒精或毒品。
4. 求助者符合 DSM－IV 的某种精神异常的诊断标准。
5. 求助者处于失业状态。
6. 求助者未婚、独居或隔离。
7. 求助者有躯体健康问题。
8. 求助者最近经历了重要的个人缺失（能力、物品或人）。
9. 求助者符合抑郁的诊断标准。
10. 如果抑郁的话，求助者同时体验到一个或几个下列症状：
    （1）惊恐发作。
    （2）一般精神性焦虑。
    （3）对于通常快乐的活动缺乏兴趣和快感。
    （4）在抑郁的时候会增加酒精用量。
    （5）集中能力下降。
    （6）完全失眠。
11. 求助者报告明显的绝望感、无助感或过度的有罪感。
12. 求助者报告有自杀想法存在。
    在你的评估中标明：
    （1）自杀念头的出现频率（这些想法的出现有多么频繁？）
    （2）自杀念头的持续时间（这些想法一旦出现，会持续多长时间?）
    （3）自杀念头的强度（在 1～10 分量表上评定这些的强迫性如何?）
13. 求助者报告有自杀计划的存在。
14. 求助者报告有特定的自杀计划。
15. 求助者报告了一个致命的或高度致命的计划。
16. 求助者报告了实施自杀计划的可行性手段。
17. 求助者没有临近的社会支持。
18. 求助者报告自我控制能力很低。
19. 求助者曾有强迫性行为的历史。
20. 求助者曾经有过度控制行为的历史，或者现在压制情感。
21. 求助者报告有中度到重度的杀死自己的意图（或者以前曾有过致命的尝试）。

三、对有自杀倾向的求助者的危机干预

以下的指导方针，虽然并不是绝对安全的，但至少可以为你提供一些在自杀危机时如何操作的基本观点。这些观点与施奈德曼为与有自杀倾向的求助者交谈的心理咨询师提出的建议相一致："减少痛苦；去除盲点；减轻压力，所有这三方面，甚至只是一点也可以。"

（一）倾听和共情

与想自杀的求助者工作的第一条原则就是仔细倾听他们的想法和感受。通常，想自杀的求助者感觉与他人是隔离的，所以与他们建立共情的关系是势在必行的。他们可能从来没有公开讨论过他们的抑郁或自杀的想法和感受。所以，心理咨询师需要开放地与他们站在一起，让他们知道心理咨询师真正明白他们是多么的痛苦和郁闷。

显而易见，当求助者开始讨论自杀，心理咨询师应该避免震惊和诧异的表情。对于一些心理咨询师来说，这一点说起来容易做起来难。心理咨询师必须以一种平常的举止对待求助者的想法和感受，这对于他们来说表明了心理咨询师以前曾经处理过这样的问题，这在某种程度上向他们重申了他们的体验并非那么不寻常。在某些情况下，心理咨询师可以用下面这样的话来重新说明和支持，甚至承认自杀的冲动有时只是一种自然的反应："你已经跟我讲了你近来有一些困难的经历：失去了妻子、工作，而且失去了健康的感觉，所以它们导致你可能会有一些自杀的想法。绝大多数的人在你这种境况之下都至少会偶尔想到他们是否有活下去的意义。"

（二）建立咨询关系

当心理咨询师努力与求助者共情的时候，心理咨询师同时应该着手建立咨询关系。心理咨询师是一个职业工作者，所以，拯救生命是心理咨询师的职责。继续共情，但是同时也要让求助者看到心理咨询师作为专家的姿态："你要知道，现在看来生命对你来说好像并不是很有意义，但是我想让你知道，事情可以而且很可能就会变好。事实上，很多人都曾感到抑郁但又克服了它，感觉就好起来了。而且你进入治疗后，你就与'感觉变好'的过程联系在一起了。"

研究表明，抑郁或处于精神上的或情感上的不良心境的人很难回忆起积极的事件或者在以前体验到的正性情感。所以，帮助求助者聚焦于积极事件

和过去的积极情感体验是十分重要的，但心理咨询师必须对大多数抑郁的想自杀的求助者很难回忆起任何积极事情这一事实保持共情。

由于想自杀的求助者可能正在经历着认知的或注意方面的机能障碍，所以听明白心理咨询师在说些什么对于他们来说很困难。当与抑郁的且想要自杀的求助者谈话时，心理咨询师要讲得缓慢而清晰，偶尔重复关键信息，这一点是极其重要的。

（三）确定自杀以外的选择

自杀中的基本思维障碍是一种病理性的思维狭窄，我们称之为思维收缩，这使得求助者只能看到两种选择：要么是一些痛苦的、不尽如人意的事情，要么就是终止生命。

自杀事实上可能是生活的另一种选择。与求助者争论自杀是否是一个哲学上可以接受的行为是没有意义的。与其与求助者争论他们是否应该自杀，还不如帮助他们确定自杀以外的其他选择。

鼓励求助者思索这样的问题："为什么我现在就要自杀?"个体在其他的生活选择出现之后，总是会把自杀向后拖延。事实上，由于自杀是一种耐久的选择，所以所有其他的选择都可以先其而出现。这里的关键是心理咨询师要抓住求助者生命的缰绳，让他们获得自然的回报和满足，这最终会降低他们自杀的渴望。

通常想自杀的求助者遭遇到某种形式的精神收缩，由此他们无法确定他们生活中的其他可行的选择。按照施奈德曼的建议，帮助求助者"扩展"他们人生选择的视野。他们需要去除精神上的障眼物，看到自杀并不是唯一的选择。施奈德曼写了一些例子，其中他列举了一个怀孕的少女可以拥有的一系列的选择方法用以去除她的障眼物。这是与求助者增进工作关系时可以使用的一种实践的而且具体的途径，同时它也开放了求助者的思想，使其能有更多的建设性的选择。拿出纸和笔就生活中某一特定的困难用头脑风暴法找出可供选择的行为方法。鼓励求助者为这份清单做出贡献，但心理咨询师也要提供选择。所有的选择都被列出之后让求助者按照好坏的顺序给这些选择排出等级。当然，一方面求助者很有可能认为自杀是最好的选择（从这一点上心理咨询师将获得非常重要的评估信息）；但另一方面，经常有一些想自杀的求助者从施奈德曼的方法当中发现了其他更好的选择，这着实令人惊奇。

（四）建立自杀干预的契约

许多心理咨询师建议建立自杀干预契约。尽管我们知道的许多心理咨询师采用口头的自杀干预契约的方法，这种契约同样也可以正式地写下来。典型的契约是求助者与心理咨询师（或治疗师）的一种口头上的协议，某些时候以握手为标记。一般来说这种协议可能像下面这样：

心理咨询师："你已经提到了一些事情促使你有自杀的欲望。你在一时冲动之下自杀的这种可能性对我来说关系重大。你能不能答应我，如果你心里又产生这种自杀的欲望，而且你害怕你可能会失去控制而真的杀了自己，你一定会先给我打电话？我们可以谈论整个事情而且你很有希望重新获得控制能力。"

求助者："好吧。是的，当我开始感到自己失去控制时，我会先给你打电话。"

心理咨询师："那样的话非常好。我确定你下一次来访的时间。"

在传统的口头自杀干预契约中存在着三个显著的问题。第一，尽管作为一个专业的心理咨询师感到对求助者负有责任，可能并不是在任何时候都愿意处理求助者的危险期，无论白天或黑夜。第二，心理咨询师可能不能马上对求助者做出反应。例如，你可能不在家，或者你可能在家处理一个你自己的小小的危机时刻。所以，如果你是以类似上述的形式完成的自杀干预契约，一定要为你的求助者提供一个当你无能为力时可供选择的另外的联系方式（例如，当地的自杀热线）。第三，如果求助者只是在最后行动的时候给心理咨询师打个电话那怎么办？例如："老师，我给您打电话只是因为您曾经要我在感到失去控制的时候先给您打电话。嗯，我只是想对您说再见；我许诺过我会这样做。不要有不好的感觉。您是一个好的心理咨询师，但是我不得不这样做。没有别的选择。再见。"

马奥尼建议与求助者达成自杀之前和心理咨询师见面的协议以取代"感到失控时先给我打电话"的契约。虽然这种做法有好处，但对于严重的想自杀的求助者很难诚心地同意这样一个约定。为了避免求助者与心理咨询师建立自杀干预契约的时候感到有压力，可以给他们一个拒绝接受契约的机会（例如，"我只是希望你在真正能够履行契约的情况下接受它"）。此外，在与求助者建立任何类型的自杀契约时，一定要清楚心理咨询师对于他们来说并不总是可以利用的。所以，心理咨询师还应该为他们提供几个当地的自杀热线的电话号码，以备他们在关键时刻而又联系不到你的情况下使用。

自杀干预契约（甚至只有电话联系的那种类型的契约）可能在绝大多数

的案例中都降低了自杀的危险性，因为它们在求助者与心理咨询师之间形成了一道生命线。所以，为了使其更加有效，心理咨询师应该在进入自杀干预契约之前建立可靠的治疗关系。在许多案例中，只要一次面谈就足以建立这种使自杀干预契约有效的、必要的人际关系。如果心理咨询师好像还不能与某一个特定的求助者建立这种良好的关系以完成自杀干预契约，这可能是这个求助者有严重的自杀倾向的一个信号，这时候要保证立即进行更多的咨询。

自杀干预契约还可以帮助心理咨询师评价求助者的自控能力和自杀意图。如果求助者愿意接受自杀干预契约，他们可能有一定的控制能力，并且只有较低或中等水平的自杀意图。自控能力低或者有高度自杀意图的求助者可能不愿意接受自杀干预契约。

（五）要有指导性和责任感

当求助者不愿意或不能保护他们自身的安全时，在我们的文化和法律角度来讲，保护求助者的安全就成了心理咨询师的责任。对于许多心理咨询师或治疗师而言，这就意味着要扮演比他们习以为常的身份更为主动的、负责任的角色。他们可能要直接告诉求助者该做些什么、该去哪里、该给谁打电话，等等。这还可能包括一些说明性的治疗干预，力劝求助者参与一些有潜在收益的活动，如日常锻炼、一贯的娱乐活动或者任何基于特定求助者需求的预防性活动。

被评估为有严重的或极严重的自杀倾向的求助者可能需要住院治疗。如果实际咨询过程中遇到这样的求助者，应该积极且直接地指出住院治疗的需要和潜在的好处。类似如下这样的陈述可能会有帮助：

“我想知道，如果你可能要在医院里住上一段时间，直到你感到更加安全和有控制能力，你对此有什么感觉（或想法）。”

“我想在医院里待上一段时间可能对你来说是件好事，你可以从日常生活的压力中解脱出来，可以休息并使自己感觉更好。而且医院中有很多工作人员，他们可以和你聊天，也可以让你独自休息。”

“一些人对可能要在医院待上一段时间感觉很不舒服。对于你这种情况，我觉得你应该试一试看看有没有帮助。如果没有帮助，你可以在一周左右离开医院。我的观点是生活对你来说可以变得更好，但是你需要完成一些过程以推动这种情况发生。住院进行治疗就是这些过程中的一部分：一个可以使你关注自身以及自己如何才能重新感到生活意义的机会。”

（六）决定住院和转介治疗

当用咨询的方法进行自杀评估时，大多数心理咨询师运用的是与本章描述类似的程序。一旦完成评估，仍然存在着如何继续对求助者进行专业的治疗问题。

在决策过程中遇到的第一个问题是，求助者自杀倾向的程度是什么？自杀倾向可以在从不存在到极端存在的一个连续体上进行衡量。有轻度或中度自杀潜在可能的求助者通常可以作为门诊患者进行治疗。显然，自杀想法越频繁越强烈，而且计划越清晰，求助者的行为就越需要严密的监控。我们这里再次强调应该与显示轻度或中度自杀可能的求助者建立口头的自杀干预契约。然而，我们往往对轻度或中度自杀意图的求助者比对严重和极严重的求助者给予的指导和所负的责任都少得多。

如果中度自杀倾向的求助者符合几条重要的高危标准，我们通常也把他们视为有严重自杀倾向的患者来对待。例如，一位55岁的患有抑郁症状的男性存在着持续的自杀念头和模糊的自杀计划。这位求助者处于社会性隔离而且当抑郁症状发作时增加了酒精的用量。根据大量的临床要点分析，这位求助者可能是一个符合精神病住院治疗的待定人选（一种常对严重和极严重自杀倾向的求助者使用的策略）。如果他曾经自杀未遂，这一点就一定是正确的了。

对严重和极严重自杀倾向的求助者应当采取迅速而直接的干预，如果完全可能的话，当心理咨询师考虑到自杀干预契约的意见的时候，这些求助者就不应该被允许一个人独处。取而代之的，心理咨询师应该以一种支持的但也是指导性的态度告知求助者，采取行动以保证他们的安全是心理咨询师的职业责任。这些行为可能包括与警方取得联系，除非心理咨询师经过特殊的训练，否则这是咨询工作的原则，永远不要尝试对一个重度或极重度的自杀倾向的求助者进行继续治疗。

住院治疗可能并不是中度或重度自杀倾向的求助者最好的选择（虽然这很可能是极重度自杀倾向的求助者最好的选择）。有工作并且有足够的社会支持网络的重度自杀倾向的求助者可能被有力地主张不要进行住院治疗。在这种情况下，心理咨询师可以加强与求助者的联系，可以在每个工作日都与他们有一次短暂的见面。

无论求助者在特定的某一天看起来多么想自杀，心理咨询师或治疗师都应该不断对求助者进行检查，以确定他们的自杀态度是否有所改变。不要以为求助者昨天只是有轻度的自杀倾向，今天就一定还保持轻度的自杀倾向。

第三节
团体危机干预

团体危机干预是在团体的环境下为成员提供心理帮助与指导的一种心理干预形式，团体是一种为了某些共同的目的将成员集中起来进行心理治疗的方法。它运用适当的辅导策略或方法，通过团体内部人际交互作用，促使个人在人际交往中观察、学习、体验，认识自我、分析自我、接纳自我，调整和改善人际关系，学习新的态度与行为方式，从而减轻或消除心理疾患，增加适应能力，以预防或解决问题，并激发个体潜能的干预过程。

团体让成员在倾诉中获得情感宣泄。心理咨询师会鼓励小组成员说出自己的困惑和心事。在团体活动过程中，他们可以将许多无奈、压抑、痛苦、坎坷、曲折的人生经历和心路历程完全倾吐，获得情绪的宣泄。

团体会让成员在“同是天涯沦落人”中获得支持。刚刚进入团体的成员总认为自己的不幸是独一无二的。此时，孤立感被放大，亲密关系也难以形成。通过团体治疗，当他们听到别人在用相同的语言叙述同样的感受时，便会消弭鼓励感。

团体的力量会让成员重新点燃希望的火焰。通过与成员的交谈，成员们可以获得许多正能量的信息，激发希望的信念，认为自己会与其他康复的伙伴一样，找回失去的健康。

团体会让成员在指导中学习和成长。团体危机干预时，心理咨询师会为成员创造一个相互学习的氛围，使他们学到疾病的发生、过程、症状方面的知识，也可获得如何面对、如何处理好人际关系等方面的启迪。

团体会让成员在团体凝聚力中感受到温暖。成功的团体会让成员间产生强烈的凝聚力。成员们在小组中会感觉到温暖和舒心，而后产生归属感。

在团体中，什么都可以发生，什么都可能成为成功干预的因素。有很多有价值的做法是成员自己创造的，或是大家互动的结果。每个成员都会在这个团体中获得帮助，每个成员也都在帮助着其他人。

目标：公开讨论内心感受，支持与安慰，资源动员，帮助当事人在心理上消化创伤体验。通常在伤害事件发生后24～48小时内实施。

干预者：需要受过训练的专业人员实施，如心理卫生工作者、心理咨询师。

时限：根据参加人员的数量，整个过程需要2～3小时。

团体干预：一般是以团体为单位进行的，以15个人为一组，最好在遭遇创伤后48～72小时内进行。3周后在接下来的干预中，可以考虑个别干预方式进行。

在灾区需要心理危机干预的人群是大量的。遇难者家属和幸存者、各类救援人员都有可能需要心理危机干预。人们在应激状态下不少人还能维持着积极的活动，丧失活力的人只是一部分。但当大局基本稳定下来了的时候，疲劳感开始释放，一些人就会开始出现创伤后应激障碍的症状，或者出现抑郁、恐惧症，也可能并发某些病症。此时就是需要较大规模的团体危机干预的时候了。

心理社会急救的目的：保证安全、存活和提供支持。

（1）评估和设法满足需要（你需要什么）。

（2）陪伴，而且要敏感（抚摸、拥抱和倾听，不要说太多的话）。

（3）安慰、关心、照顾（例如：不要逼迫受害人说话，安排受害人与亲人在一起）。

（4）药物不是缓解心理痛苦的首要办法。

（5）救援人员在行动中要把生存的希望、信心、安全感传递给受害人。

（6）媒体要提供正面、积极的信息，媒体不能成为后续应激源。

急性期的心理干预的目的：减轻危机的程度。

（1）对居丧的反应和干预，如死亡的理解、认领尸体、悼念、下一步的建议。

（2）对受害者进行评估，如心理压力、危险性（自杀）、卫生需要。

（3）强化和支持应对，如积极的适应（鼓励督促向别人倾诉、利用社会网络、寻求心理上的安慰）。

（4）支持受害人的家庭。

（5）对需要帮助的受害者进行心理危机干预。

（6）对适合的小组进行诉谈（如紧急救援小组成员）。

（7）识别和评估心理病理反应。

（8）对那些发展为急性精神疾病的受害者提供精神科干预（可以用药

物）。

向人群提供的信息包括：

（1）准确的死亡者和幸存者的数字和名单。

（2）避难所和支持中心的信息。

（3）提供幸存者家人的信息，并帮助其与家人联系。

（4）正确利用媒体的力量，提供积极、有利于增强幸存者生活信心的信息。

一、严重事件晤谈

（一）危机事件应激报告法 CISD（Critical Incident Stress Debriefing）

危机事件应激晤谈，又称集体（心理）晤谈或危机事件应激报告模式，是一种会谈式的心理危机干预技术，指在缓解个体在突发事件后可能出现的急性应激障碍（ASD）或创伤后应激障碍（PTSD），防止个体在经历突发事件后出现心理创伤。CISD 技术最初是由米歇尔（Mitchell）提出，主要运用于紧急服务机构的一线救援人员，如消防人员、警察、士兵、紧急医疗机构人员及其他灾难救援工作者，属于早期危机干预模型范畴，通常在危机发生后约 24 小时进行。而后，米歇尔、艾弗里（Everly）和弗兰纳雷（Flannery）对 CISD 进行修改完善并极力推广，使 CISD 的适用对象扩展到遭受各种心理创伤的个人和团体，CISD 也成为一种系统化的、全程性的危机干预模型。在理论层面，CISD 作为一种较为成熟而有效的心理危机干预技术，对其研究可以为我国的突发事件研究提供一些具有参考和借鉴价值的思想和方法，丰富和完善我国突发事件的研究；在实践层面，CISD 具有很强的可操作性，对突发事件的心理干预实践具有很强的现实指导意义，能为突发事件心理干预的实施提供实质性指导建议。

危机事件晤谈旨在危机事件结束后进一步减缓当事人的症状以及评估哪些人还需要后续干预，还能提供一种危机过后心理上的结束感。它是一种以暴露治疗理论为基础的干预方法，但是更加强调心理教育。通常在危机后的 1 ~ 10 天或者灾难后的 3 ~ 4 个星期内实施 CISD。在危机后 48 ~ 72 小时内进行回溯，可以产生最大的预防作用。CISD 以小组为单位进行，一般在 20 人左右，配备 1 名或多名执行者。组内成员必须是同质的，接触事件或经历危机的程度相似。他们不能正处于危机之中，应当已经完全结束了危机，或者已经过了最严峻的阶段。他们对讨论应当有心理准备，并且不能是特别疲惫或不舒服的状态。

（二）心理访谈的目的

（1）结构式的小组访谈（救援人员、受害者、受害者的亲人朋友）。
（2）保证参加者的基本需要得到满足，包括提供丰富的信息。
（3）讨论在生命中的意义。
（4）正常化情感反应，减少个体感觉和情感上的独特性。
（5）提供小组支持，强化受害者之间的社会支持，增强小组凝聚力。
（6）解释正常或不正常的应激反应表现。
（7）鼓励、教会、强化应对方式。
（8）教会减轻焦虑的方法。
（9）促进受害者恢复事件前的功能和生活习惯。
（10）识别急性应激反应的高危个体，保证能够随访或得到专业服务。

（三）具体步骤

参与人数：8～12 人为宜。

实施专业技术操作的六个时期：

（1）介绍期。实施者进行自我介绍，介绍 CISD 的规则，仔细解释保密原则。

（2）事实期。请参加描述危机事件发生时或者发生后他们自己及事件本身的一些实际情况，询问参加者在这些事件过程中的所在、所闻、所见和所为，每个参加者都要发言，最后参加者会感到整个事件由此真相大白。

（3）感受期。询问有关危机事件发生时或发生后的感觉。

（4）症状描述期。请参加者描述自己的应激反应综合症状，询问危机事件发生时或发生后参加者有何不寻常的体验，目前有何不寻常的体验，事件发生后生活有何改变，参加者讨论其体验对家庭、工作和生活造成的什么影响和改变。

（5）辅导期。介绍正常的反应，介绍正常的应激反应表现，提供准确的信息，讲解事件和应激反应模式及应激反应的常态化，动员自身和团队资源相互支持，强调适应能力，讨论积极的适应与应对方式，提供有关进一步服务的信息，提醒可能并存在的问题，根据各自情况给出减轻应激的策略，自我识别症状。

（6）恢复期。澄清并总结晤谈过程，回答问题，提供保障，讨论行动计划，重申共同反应，强调成员的相互支持、可利用的资源，心理危机干预者总结，需要 2 ~3 小时。严重事件应在后数星期或者数月进行随访。

实施专业技术操作的具体步骤包括：

（1）介绍和设置。介绍小组成员和干预过程，与受害者建立相互信任（目的、保密、基本规则等）。

（2）陈述事件。要求所有受害者从自己的观察角度出发，提供危机事件中发生的一些具体事实（每个组员按年龄大小解释事件）。

（3）谈感觉和想法。鼓励受害者揭示出与自己有关事件的最初和最痛苦的想法，让情绪表露出来。

（4）发掘受害者在危机事件中最痛苦的一部分经历，鼓励他们承认并表达各自情感（看到、听到、闻到，你认为发生了什么）。

（5）情绪反应。要求受害者回顾各自在事件中的情感、行为、认知和躯体体验，以便对事件产生更深刻的认识（事件时或事件后对自我、死者、同伴的感觉和情感）。

（6）症状。复习痛苦的症状和体征，描述正常的创伤性反应以说明它的普遍性，正常化成员的感觉。挑战过分的罪恶感和责任感。

（7）教育。要求受害者认识到，他们的应激反应是在非常压力之下正常、可理解的行为，并为他们提供一些如何促进整体健康的知识和技能（如何应对未来的应激；如何应对家人和朋友，处理 PTSD 的应对策略；如何能快速得到帮助）。

（8）结束。总结修改有关应对策略和计划。对突出的问题再讨论，可以给予建议。

CISD 模式对于减轻各类事故引起的心灵创伤，保持内在环境稳定，促进个体躯体疾病恢复有重要意义。

（四）注意事项

（1）处于抑郁症状的人或者以消极方式看待晤谈的人，可能会给其他参加者增加负面影响。

（2）建议晤谈与特定的文化性相一致，有时文化仪式可以替代晤谈（如哀悼仪式）。

（3）对于急性悲伤的人，并不适宜参加 CISD，如果介入时机不好，晤谈可能会干扰其认知过程，引发精神错乱。如果参加晤谈，受到高度创伤者可能为同一晤谈的其他人带来灾难性的创伤。

（4）CISD 是团体治疗方法，不支持只在个体中单次实施。

（5）受害者晤谈结束以后，训练危机干预团队要组织执行者急性团队晤谈，以缓解干预人员的压力。

（6）不要强迫受害者叙述灾难细节。

二、灾难后团体心理危机干预

（一）团体危机干预方法

危机灾难后心理卫生工作策略是一种团体危机干预方法，可分为三个阶段实施：

（1）执行任务前。制定应对危机的组织预案，通过演习明确各成员的任务，减轻预期的焦虑感，建立团队自信心。

负责人员应给予参加任务者充分的信任，并分担责任。

（2）执行任务之中。尽可能使每位救护人员都有同伴，通过共同承担工作量、解决问题和相互交流，以减轻其心理压力。

限制工作时间，最长不超过 12 小时，包含休息和活动时间，避免每个执行者摄入过多的咖啡因和酒精。

保证执行者在间歇时间与家人交流 1 ~ 2 次，配置专业心理咨询师共同执行任务，间歇利用各种缓解压力的技术，帮助救护人员适时减轻心理压力，一天值勤任务结束后，安排每个救护人员接受一次消融疗法。

（3）任务结束后。给每位参加任务的救护人员放松 1 ~ 2 周，尽快使他们在精神上从这次紧张性任务中解脱出来，如个别人仍觉得乏力、消沉，负责人应安排其进行适当的心理调整，预防创伤后应激障碍（PTSD）症状的发生。

（二）团体咨询的步骤

团体咨询的步骤包括以下六点：

（1）自由讨论对创伤事故的各种印象、感觉和行为反应。

（2）通过清楚地了解各种事故和行为反应，促进认知结构的建立。

（3）通过分享和感受以减少孤立感和异常行为反应，达到正常状态。

（4）在组内和组间共享各种可利用的资源，增强团体支持力、稳定感和凝聚力。

（5）随时准备应对可能发生的各种症状和反应。

（6）如果需要的话，提供进一步的援助方式。

三、危机干预中的社会支持

（一）社会支持与社会支持网络

社会支持是指个体在应激过程中从社会各方面能得到的精神上和物质上的支持。社会支持具有减轻应激的作用，是应激作用过程中个体可利用的外部资源。

社会支持系统的作用可分为工具性支持和情感性支持两部分，工具性支持包括各种物质性或策略性帮助，以解决问题为取向；情感性支持通常在应激过程中以针对情绪变化的应对为取向，对情绪失调者的恢复具有重要作用。亲子关系、家庭关系、亲密关系、婚姻关系、朋友关系、社团关系等均是重要社会支持。

个体的社会支持程度受多种因素的影响。生活事件、人格、认知过程、个体经历、应对方式、应激源及应激过程都影响着社会支持系统的形成和稳定性。

社会支持网络是危机的症状就像一张网，个体环境的所有方面都相互交叉在一起，因此个体的环境决定着处理危机的难度。个体的社会支持网络是指某些持久的社会联系，它把个体和建设性的资源联系起来以达到有效的个人适应。一个人的社会支持网络的成分包括家庭、朋友、邻居、工作联系以及个体与社会、宗教或组织机构成员的联系。

研究表明，社会支持提供广泛而多样的支持潜力，包括情感支持、指向任务协助、关于期待和反馈交流、获得多样新的信息和社会交流机会、陪伴和娱乐以及归属感等。

在我国的传统文化背景和专业人员供应不足的现状之下，社会支持网络在危机干预中的作用和运用更具有理论和现实的价值。相比较而言，社会支持网络成员较专业人员在危机干预过程中具有一些现实的优势。

（二）社会支持网络在危机干预中的作用

1. 淡化“医生”与“患者”的消极角色意识

无论是危机干预还是心理治疗，危机个体的自主性和责任心是控制治疗的主要动力。专业人员相对危机个体而言，是“医生”与“患者”的关系，危机个体在扮演“患者”的角色中被贴上了“患者”的标签，从而产生了（患者）服从和被（医生）支配的意识，处于被动状态之中，进而忽视了自身的能力，不利于健康心理的成长。

而社会支持网络成员与危机个体之间的关系是基于日常的工作和生活形成的平等关系，不是刻意制造的一种“医患”关系，在社会支持网络成员的危机干预过程中，危机个体自身是主动的、积极的，是自己的支配者，进而能够充分调动自身潜力，在社会支持网络成员的帮助下不自觉中走出危机。

2. 社会支持网络成员的干预的及时性和有效性

危机干预的效果取决于干预的时间，危机如果得到了及时的干预，危机个体就能顺利恢复平衡；反之，如果危机个体长期处于危机之中而没有得到解决，则有可能发展为慢性精神障碍或对自己或他人造成生理和心理上的伤害。在我国，传统的文化观念使人们对精神方面的疾患没有足够的重视，对危机的认识还没有上升到一种必需的高度。

从危机个体来说，一方面其往往将危机视为一种个人的隐私而不愿诉求于专业的危机干预工作者，以至处于危机中的个体无法得到专业人员的及时的帮助；从另外一个层面来说，由于我国专业从事危机干预的专业人员在数量上的不足，即使存在大量的干预需求，也由于专业人员的供给不足而使处于危机中的人无法得到及时的帮助。

在这种现状之下，充分地发挥社会支持网络成员对危机个体的帮助，既可以使不愿诉求于专业人员的危机个体得到及时的帮助，也可以解决由于专业人员不足而带来的危机干预需求方面的资源缺乏的难题。

从危机个体与其所处的社会支持网络成员之间的关系来看，危机个体与网络成员之间平时交往密切，网络成员很容易发现危机的存在，并对危机个体提供及时的帮助。因为处于危机中的个体感受极度的痛苦和难受，网络成员对危机个体的情况的熟知，了解个体的过去经历以及当前问题的所在，此时的干预可以准确地对症下药，从而提供清晰的、简单的、适当的、集中解决方法就能产生显著的效果。

从危机个体的选择角度来说，由于日常生活而与网络成员建立起的密切关系，在其面临危机而不能或不愿诉求于专业人员获得帮助时，其极大可能的选择便是从可能的支持力量中寻求最可靠的、最值得其信赖的网络成员的支持。因此说危机个体与网络成员之间的相互了解和信任是社会支持网络在危机干预中的及时和有效的重要保证。

此外，一方面危机个体通常有一种自我受到挑战和破坏的基本感觉，其在一定程度上依靠他人来维持和调节自我观念和自我感受，特别是家庭成员、恋人、亲密朋友的作用是专业危机干预工作者所无法代替的。另一方面，社会支持网络成员的干预则由于与危机个体的日常生活模式协调一致，有利于摆脱危机之后的个体恢复正常的生活。

研究表明，即使是得到专业危机干预工作者的帮助，其干预效果仍然要得到社会支持网络的配合、巩固，因为个体最终还是要回归到正常的社会当中。

3．网络成员与危机个体在危机干预过程中的共同成长

危机对个体来说是其成长的机会，其在经历危机之后能够从危机的解决过程中吸收人生经验，从而有利于个体日后的成长，对网络成员来说，他们也在危机干预的过程中通过与危机个体和其他成员之间的相互交流，了解有关的问题和应对策略等有用信息，网络成员自身也得到锻炼和成长，提高了对危机的免疫能力以及应付机制。

这种网络成员之间的相互作用以及其辐射性，从长远的角度来看，提高了社会预防危机的整体能力，实现了危机的初级预防。

（三）社会支持网络进行危机干预的操作

由于社会支持网络成员对危机的干预往往是在一种自觉或自发的状态之下来完成，一方面其缺乏必要的理论指导；另一方面其往往借助于自己的人生经验，在干预过程中有时由于受经验的局限或错误认知，反而对危机个体造成一些误导，继而可能产生负面的影响。

1．网络成员干预方式

网络成员可以为个体提供的帮助有以下两个方面：

（1）帮助危机个体认识到有许多可变通的应对方式可供选择，如环境支持，即有些人现在或过去能关心自己；应付机制，即危机个体可以用来战胜目前危机的行动、行为和环境资源；积极的、建设性的思维方式等。

（2）当危机个体选择了应对方式时，接下来网络成员可以为其提供制订应对计划的帮助。

计划的制订应该与危机个体合作，让其感到这是其自己的计划，网络成员并没有剥夺他们的权利、独立性和自尊。让危机个体将计划付诸实施的目的是恢复他们的自制能力和保证他们不依赖网络成员。计划还应包括危机个体的日常生活。

制订计划之后要得到危机个体恰当的保证，如让危机个体写出计划实施的各个步骤并复述具体计划。在此还要消除的一个误解是：避免危机个体触景生情。其实让危机个体完成“未完成的事项”能起到类似于“开闸引流”的作用，如对丧失亲人的个体允许一段时间的悼念更能助其恢复正常的情绪。

社会支持网络成员在对危机个体提供帮助的过程中还需要明确两点：

（1）网络成员应当了解危机个体需要什么样的帮助，实际可以提供什么样的帮助。因为危机个体需要的帮助和其想要的并不一定相同，如果大方给予个体表面上需要的东西，往往适得其反。如应危机个体的要求增加见面时间，则危机个体容易形成依赖，影响了自身潜能的发挥。

（2）每个网络成员的能力都是有限的，要积极地帮助危机个体及时地从其他网络成员那里获得帮助，当个体的认知、情感、行为已发展为严重障碍，超出了网络成员的能力时，及时劝导其向专业人员求助。

2. 危机干预的工作

以危机干预“六步骤法”为例，社会支持网络成员只要加强以下两个方面的工作即可取得较为理想的效果。

（1）确保危机个体安全。处于危机中的个体其认知、情感、行为方面都存在不同程度的障碍，极有可能发生伤人或自伤的行为，在危机干预过程中，应将保证危机个体的安全作为首要目标。

“我们所讲的求助者安全，简单来说就是对自我和对他人的生理和心理危险性降低到最小可能性。”网络成员在日常生活中如果发现个体潜在的危机可能或危机发生时，首先应从确保安全的价值目标出发，其次根据个体的危机发生的原因、情绪不安状态的程度，以及个体的言语、行为等方面来评估其安全性，最后确定进一步的干预策略。

（2）积极倾听。准确和良好的倾听技术是危机干预所必需的，实际上有时仅仅倾听就可以帮助所有的人。根据人本主义心理学家罗杰斯的观点，助人者只要能够提供投情、真诚与接纳这三种条件，则危机个体出现积极情绪活动的可能性就会增加。

因此社会支持网络成员在对危机个体进行干预的过程中，在倾听其诉说时要表现出全神贯注、对危机个体的诉说要能复述和反馈，表示出乐于并且有能力帮助其，使危机个体建立解决危机的信心。

倾听的第一步不需要说什么，更多的是看着对方、倾身、专心地听对方的叙述。……通过点头、保持眼神接触、微笑、给予适当的言语反馈、宽松、开放和与求助者保持较近的距离等，向对方传达出关心、参与和信任的态度。

3. 危机干预的身体言语

网络成员还可以在基于二者之间的亲密关系之上，通过与危机个体的拥抱、拍肩、握手等身体言语来表示其对个体的关心、支持。

研究发现，如下有四种表达方式最能对危机个体产生鼓舞作用，分别是：

（1）轻轻拍背。

（2）抚肩说话。这个动作可以拉近和危机个体的距离，表明专业人员并不害怕他们，而是把他们看作亲人、朋友。

（3）向危机个体竖大拇指，表示其情况不错、身体很棒、很坚强，这有利于稳定其情绪，增强危机个体战胜疾病的信心。

（4）“V”字手势。要离开病房时，可以向危机个体做“V”字手势，等待对方用同一手势回应后再转身离开。

在这里，需要纠正的三个误解是：

（1）劝解、阻止危机个体陈述危机或痛哭。

其实危机个体每一次的诉说相当于痛苦的再体验，逐渐地个体会变得不再那么恐惧，即诉说或痛哭可以起到宣泄作用。而且痛苦的情感能够提供有关个体的心理建构与真实的外部世界不相一致的主要信息，进而向外部寻找帮助，正如躯体的疼痛告知个体必须求医一样。

（2）凭着自己的感觉问过多的问题或急于做出结论，评价危机个体的经历与感受是否值得称赞。

网络成员此时能做的只是把自己对危机个体感受的理解做出反馈，危机个体从反馈中了解到别人的感受和反应，认识到痛苦感受并不如自己想象的那样可怕和危险，有助于维护危机个体的自我意识。例如有两种回答：“我能理解你此时的心情，任何有过这样经历的人都会像你那样的愤怒。”而非“你的愤怒是不对的，你应该……”后一种的应答容易使危机个体产生消极意识。

（3）提供帮助。实际上，危机干预的其中一个主要目的就是降低危机个体自己应付危机的难度，创设更加广泛的解决问题的机会。应避免的误解是：帮助不是“替”危机个体做些什么（这样只会降低危机个体的自立能力和独立性），而是和危机个体一起解决问题。除非危机个体完全丧失认识能力，否则网络成员应以引导、启发的方式使危机个体认识到解决危机的途径。

参考文献

［1］中国就业培训技术指导中心，中国心理卫生协会．心理咨询师（基础知识）［M］．北京：民族出版社，2015．

［2］中国就业培训技术指导中心，中国心理卫生协会．心理咨询师（三级）［M］．北京：民族出版社，2015．

［3］中国就业培训技术指导中心，中国心理卫生协会．心理咨询师（二级）［M］．北京：民族出版社，2015．

［4］岳晓东．心理咨询基本功技术［M］．北京：清华大学出版社，2015．

［5］萨默斯－弗拉纳根，等．心理咨询面谈技术（第四版）［M］．陈祉研，等译．北京：中国轻工业出版社，2014．

［6］吉利兰，等．危机干预策略［M］．肖水源，等译．北京：中国轻工业出版社，2000．